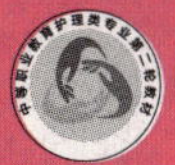
中等职业教育护理类专业第二轮教材

（供护理类专业用）

传染病护理

（第2版）

主　　编　刘忠立

副主编　付晓波　王丽芳　李金媛

编　　者　（以姓氏笔画为序）

王丽芳（甘肃省陇南市卫生学校）
王宝千（青岛市中心医院北院区）
付晓波（黑龙江省牡丹江市卫生学校）
刘英伟（牡丹江大学医护学院）
刘忠立（山东省青岛卫生学校）
李正学（日照市卫生学校）
李金媛（山东省青岛第二卫生学校）
范天利（青岛市第六人民医院）
侯晓丰（山东省青岛卫生学校）
郭莹莹（哈尔滨市卫生学校）
曾丽智（广东省食品药品职业技术学校）

学术秘书　侯晓丰

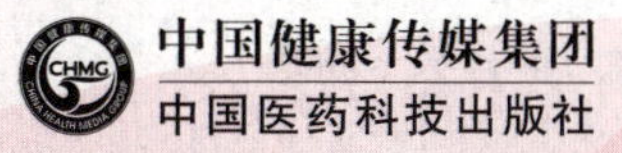
中国健康传媒集团
中国医药科技出版社

内容提要

本教材为“中等职业教育护理类专业第二轮教材”之一，依照贯彻《国家职业教育改革实施方案》精神，融合新的职业教育要求，严格执行《中等职业学校专业教学标准（试行）》。全书共分四篇，内容包括总论、病毒感染性疾病的护理、细菌感染性疾病的护理、寄生虫及其他感染性疾病的护理，重点介绍了常见传染病的表现、病原学特点、护理评估、护理措施及健康指导。本教材为书网融合教材，即纸质教材有机融合电子教材、教学配套资源（PPT、视频、图片等）、题库系统、数字化教学服务（在线教学、在线作业、在线考试）。

本教材适合医药卫生中等职业教育相同层次不同办学形式教学使用，也可作为医药行业培训和自学用书。

图书在版编目（CIP）数据

传染病护理/刘忠立主编．—2 版．—北京：中国医药科技出版社，2021.12

中等职业教育护理类专业第二轮教材

ISBN 978－7－5214－2626－7

Ⅰ.①传…　Ⅱ.①刘…　Ⅲ.①传染病－护理－中等专业学校－教材　Ⅳ.①R473.51

中国版本图书馆 CIP 数据核字（2021）第 176396 号

美术编辑　陈君杞

版式设计　友全图文

出版　**中国健康传媒集团**｜中国医药科技出版社

地址　北京市海淀区文慧园北路甲 22 号

邮编　100082

电话　发行：010－62227427　邮购：010－62236938

网址　www.cmstp.com

规格　787mm×1092mm $^{1}/_{16}$

印张　14 $^{1}/_{2}$

字数　323 千字

初版　2013 年 7 月第 1 版

版次　2021 年 12 月第 2 版

印次　2023 年 1 月第 2 次印刷

印刷　北京紫瑞利印刷有限公司

经销　全国各地新华书店

书号　ISBN 978－7－5214－2626－7

定价　39.00 元

获取新书信息、投稿、为图书纠错，请扫码联系我们。

出版说明

2012年，中国医药科技出版社根据教育部《中等职业教育改革创新行动计划（2010—2012年）》精神，组织编写出版了“全国医药中等职业教育护理类专业“十二五”规划教材”，受到广大医药卫生类中等职业院校师生的欢迎。为了进一步提升教材质量，紧跟学科发展，根据教育部颁布的《国家职业教育改革实施方案》（国发〔2019〕4号）、《中等职业学校专业教学标准（试行）》（教职成函〔2014〕48号）精神，中国医药科技出版社有限公司经过广泛征求各有关院校及专家的意见，于2020年3月正式启动组织第二轮教材的编写工作。在教育部、国家药品监督管理局的领导和指导下，在本套教材建设指导委员会专家的指导和顶层设计下，中国医药科技出版社有限公司组织全国相关院校教学经验丰富的专家、教师精心编撰了第二轮教材，该套教材即将付梓出版。

本套教材全部配套“医药大学堂”在线学习平台。主要供全国医药卫生中等职业院校护理类专业教学使用，也可供医药卫生行业从业人员继续教育和培训使用。

本套教材定位清晰，特点鲜明，主要体现如下几个方面。

1.立德树人，课程思政

教材内容将价值塑造、知识传授和能力培养三者融为一体，在教材专业内容中渗透我国护理事业人才必备的职业素养要求，潜移默化，让学生能够在学习知识的同时养成优秀的职业素养。优选“实例分析/岗位情景模拟”“你知道吗”内容，体现课程思政。

2.立足教改，适应发展

为了适应职业教育教学改革需要，教材注重以真实护理项目、典型工作任务为载体组织教学单元。遵循职业教育规律和技术技能型人才成长规律，体现中职护理类专业人才培养的特点，着力提高学生的临床操作能力。以学生的全面素质培养和行业对人才的要求为教学目标，按职业教育“需求驱动”型课程建构的过程，进行任务分析。强调教材的针对性、实用性、条理性和先进性，既注重对学生基本技能的培养，又适当拓展知识面，实现职业教育与终身学习的对接，为学生后续发展奠定必要的基础。

3.强化技能，对接岗位

教材体现中等职业教育的属性，使学生掌握一定的技能以适应岗位的需要，具有一定的理论知识基础和可持续发展的能力。理论知识把握有度，既要给学生学习和掌握技能奠定必要的、足够的理论基础，也不要过分强调理论知识的系统性和完整性；

注重技能结合理论知识，建设理论-实践一体化教材。

4.优化模块，易教易学

设计生动、活泼的教学模块，在保持教材主体框架的基础上，通过模块设计增加教材的信息量和可读性、趣味性。例如通过引入实际案例以及岗位情景模拟，使教材内容更贴近岗位，让学生了解实际岗位的知识与技能要求，做到学以致用；“请你想一想”模块，便于师生教学的互动；“你知道吗”模块适当介绍新技术、新设备以及科技发展新趋势、行业职业资格考试与现代职业发展相关知识，为学生后续发展奠定必要的基础。

5.产教融合，优化团队

现代职业教育倡导职业性、实践性和开放性，职业教育必须校企合作、工学结合、学作融合。专业技能课教材，鼓励吸纳1~2位具有丰富实践经验的岗位人员参与编写，确保工作岗位上先进技术和实际应用融入教材的内容，更加体现职业教育的职业性、实践性和开放性。

6.多媒融合，数字资源

本套教材全部配套“医药大学堂”在线学习平台。理论教材在纸质教材建设过程中，建设与纸质教材配套的数字化教学资源，增加网络增值服务内容（如课程PPT、习题库、微课、动画等），使教材内容更加生动化、形象化。此外，平台尚有数据分析、教学诊断等功能，可为教学研究与管理提供技术和数据支撑。

编写出版本套高质量教材，得到了全国各相关院校领导与编者的大力支持，在此一并表示衷心感谢。出版发行本套教材，希望得到广大师生的欢迎，并在教学中积极使用本套教材和提出宝贵意见，以便修订完善，共同打造精品教材，为促进我国中等职业教育护理类专业教学改革和人才培养做出积极贡献。

中等职业教育护理类专业第二轮教材

建设指导委员会名单

主任委员

史瑞芬	南方医科大学护理学院		

常务副主任委员（以姓氏笔画为序）

张志强	黑龙江医药卫生学校	宫晓波	哈尔滨市卫生学校
蒋忠元	上海市医药学校		

副主任委员（以姓氏笔画为序）

田　晖	上海市医药学校	杨衡铭	哈尔滨市卫生学校
宋向前	天水市卫生学校	陈　方	山东省青岛卫生学校
娄金兰	黑龙江医药卫生学校		

委　员（以姓氏笔画为序）

马　芳	临夏现代职业学院（分校区）	马　强	临沂卫生学校
王书敏	天水市卫生学校	牛秀美	山东省青岛卫生学校
卢　净	上海市医药学校	巩周荣	天水市卫生学校
伞　宁	哈尔滨市卫生学校	刘　斌	天水市卫生学校
刘　蔚	广西中医学校	刘忠立	山东省青岛卫生学校
刘鸿业	山东省青岛第二卫生学校	杨永庆	天水市卫生学校
苏禄晖	上海市医药学校	李　赟	天水市卫生学校
李世杰	山东省青岛第二卫生学校	邱尚瑛	黑龙江医药卫生学校
张　霞	哈尔滨市卫生学校	苗晓琦	甘肃卫生职业学院
谢会平	天水市卫生学校	裴建奎	天水市卫生学校

数字化教材编委会

主　　编　刘忠立

副主编　付晓波　王丽芳　李金媛

编　　者　（以姓氏笔画为序）

王丽芳（甘肃省陇南市卫生学校）

王宝千（青岛市中心医院北院区）

付晓波（黑龙江省牡丹江市卫生学校）

刘英伟（牡丹江大学医护学院）

刘忠立（山东省青岛卫生学校）

李正学（日照市卫生学校）

李金媛（山东省青岛第二卫生学校）

范天利（青岛市第六人民医院）

侯晓丰（山东省青岛卫生学校）

郭莹莹（哈尔滨市卫生学校）

曾丽智（广东省食品药品职业技术学校）

前言

在人类的发展史中，传染病始终是威胁人类身心健康的重要疾病。随着新型冠状病毒肺炎的暴发流行，传染性非典型肺炎、人禽流感、甲型H1N1流感、手足口病等传染病的反复流行，疫情的防控以及医护工作已经引起社会各界的高度重视。

习近平总书记指出，重大传染病和生物安全风险是事关国家安全和发展、事关社会大局稳定的重大风险挑战。而事实证明，护理工作在传染病防治过程中起到了非常重要的作用。所以，《传染病护理学》作为护理专业的重要课程之一，也占据了举足轻重的地位。同时，为了体现教改精神和职教特色，我们根据卫生职业教育的发展趋势和最新版《中等职业学校专业教学标准（试行）》及护士执业资格考试大纲要求，编写了本教材。本教材突出以社会需求为导向，以技能培养为目标，以培养能够适应护理工作第一线的高素质实用技能型人才为根本任务。本教材在编写过程中注重突出以下几点：

1. 全书结构体例规范 教材编写遵循“三基”（基本理论、基本知识、基本技能）、“五性”（思想性、科学性、先进性、启发性、适用性）、“三特定”（特定的对象、特定的要求和特定的限制）原则，强调全书结构体例规范，编写风格一致，内容科学严谨。在每一章节统一设置了学习目标，明确各章“掌握”“熟悉”及“了解”的内容。各章疾病介绍按照“案例提出问题”“疾病概要”“护理评估”“护理问题”“护理措施”“健康指导”“目标检测”的结构进行编写。穿插“知识链接”“本章小结”等内容，紧密结合教学大纲要求，理论知识适度、加强任务分析内容、加强实际能力培养。

2. 突出实用性和先进性 本教材在第一版的基础上不仅增加麻疹、水痘、流行性腮腺炎、手足口病等常见传染病，还将近年来全世界大流行的新型冠状病毒肺炎等传染病护理知识扩充进来，使教材内容更加充实、新颖，紧跟传染病疫情变化。

3. 校企合作开发教材 本次有两位来自临床一线的传染病专家参与教材编写并对教材修改提出宝贵意见，同时有多位“双师型”传染病护理教师参与教材编写，确保教材的真实性和准确性，更加贴近临床、贴近护理岗位。

4. 多媒融合，数字化教学 我们在教材编写中力求语言生动、简洁，图文并茂，增强可读性。本教材同步配有 PPT 课件、微课、题库等教学辅助手段，同时书中配有知识链接、二维码等教学资源，可以帮助学生加深对相关知识的理解，加强对相关内容的掌握。

参与本教材编写的人员主要是来自全国部分中职卫生学校资深教师及来自临床一线有多年临床经验的高年资医务工作者。全体编者均以科学严谨、高度负责的态度参与教材的编写工作，经过多次讨论、研究、反复修改，付出了大量心血，参考和采纳了国内外有关教材及专著的一些观点，得到了各有关学校的大力支持，在此一并表示诚挚的感谢。

但由于时间紧，任务重，内容新，编者水平有限，教材中难免有疏漏和不妥之处，敬请各校师生在使用过程中提出宝贵意见，以求再版时完善和改进。

编　者

2021 年 9 月

目录

第一篇　总论

第三篇　细菌感染性疾病的护理

第四篇　寄生虫及其他感染性疾病的护理

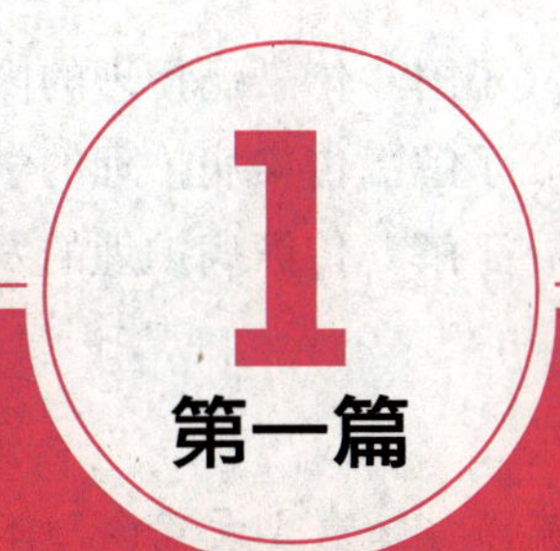

第一篇 总论

第一章 绪 论

PPT

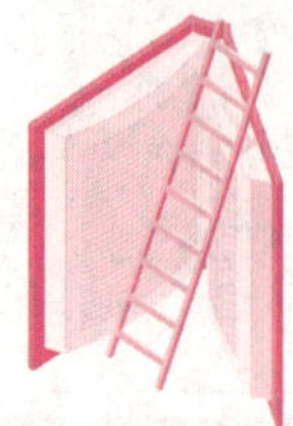

【学习目标】

1. 了解 传染病护理的内容和结构。
2. 了解 传染病护理的学习方法。
3. 了解 传染病护理的发展趋势。

案例分析

案例1：男，2岁，发热、流涕、咳嗽3天就诊，体温39.5℃。查体：耳后发际处可见红色斑疹，疹间皮肤正常，在第一臼齿相对应的颊黏膜处可见灰白色点。入院诊断为麻疹。

案例2：女，41岁，因"食欲缺乏、恶心、呕吐、厌油、乏力"诊断为甲型肝炎被传染病医院隔离治疗。

问题

1. 上述病案患者均需隔离治疗和护理，为什么？
2. 作为护士，护理上述病案患者需要哪些自身防护措施？
3. 作为护士，怎样对患者、家属、公众进行健康指导？

传染病护理是研究传染性疾病的发生、发展规律，运用护理理论、知识、技能对患者实施优质护理，以达到减轻痛苦、促进和维持健康、杜绝或局限传染与流行的一门临床护理学科。传染病护理是临床护理的重要组成部分。

一、传病病护理的内容及结构

传染病护理全书共分四篇，分别为总论、病毒感染性疾病的护理、细菌感染性疾病的护理、寄生虫及其他感染性疾病的护理，书末附传染病相关法律条例、实训指导、传染病护理教学大纲、参考文献。本教材编写结构的纵向逻辑为"预习项目、学习项目、实训项目、拓展项目和复习项目"五个模块。预习项目为学生提供典型病例，并提出相关问题，培养学生解决问题的能力和临床思维能力，引导学生主动学习、主动思考；学习项目以学习目标作为开端，从了解、熟悉、掌握三个方面对本章知识进行归类，便于学生把握重点。在教学内容的编排密切临床实际，根据临床护理岗位的需求选择编写的侧重点，知识内容以实际够用为原则，符合中职学生的实际教学及学生学习的需要，对难点部分插入表格、图谱等，提高学生感知能力，便于学生记忆；实训项目把实训教学直接列入在整章节中，通过编排技能训练、综合性实训和角色体验等多样化的教学设计，督促学生自主学习和动手操作；拓展项目以知识链接方式将本学科新进展、新的诊断标准等列入教材，以拓展学生的思维和知识面，链接的知识点涉及的范围广阔，是对教学知识的补充；复习项目以课程小结的形式，将本章节内容进行梳理，便于学生对本章主要知识的回顾。教材在阐述具体疾病护理时统一用“病案提出问题”“疾病概要”“护理评估”“护理问题”“护理措施”“健康指导”的结构进行编写。在编写内容和方法上体现护理专业特色，统一各章节的编写风格和体例。

二、传染病护理学习方法

1. 注重基本理论、基本知识和基本技能学习 按照学习目标的要求，掌握比较扎实的理论知识，熟练掌握教学大纲要求知识体系。教材中“知识链接”和“目标检测”等内容能帮助学生理解、记忆学习内容，提高执业考试合格率。正确理解整体护理、优质护理的理念和要求，形成一种基本的护理思维习惯和工作方法，将来在临床工作岗位上能自觉地关注患者在生理、心理、社会等各方面对健康问题的反应和对护理的需求，积极、主动去工作，满足和维护患者的各种合理需要，促进其早日康复。

2. 理论学习与实践技能训练相结合 职业教育的本质特征是以满足岗位需求为出发点和归宿的教育，中等卫生职业教育的培养目标是培养技能型、服务型的高素质劳动者。传染病护理是理论性及实践性非常强的学科，在重视基本理论知识掌握的同时强调实践技能的操作和训练。传染病实践技能技术操作的熟练程度直接影响着护理和抢救患者的效果。本教材在内容选择、编写体例和对实践指导的处理上，都充分体现了与临床护理“零距离对接”的思想，突出实用性和实践性，为今后的临床工作和发展打下坚实的基础。

三、传染病科护理人员应具备的专业特殊要求

传染病起病急，病情复杂多变，容易发生并发症。同时传染病还有相互传染的特点。因此，传染病护理工作有着其特殊的要求。

1. 传染科护理人员应具备高度的责任感和同情心，克服害怕被传染的心理，建立以患者为中心的整体护理观，按照护理程序对传染病患者实施整体护理。

2. 熟练掌握隔离消毒的知识和技能，严格执行消毒隔离制度和传染病报告制度，防止传染病扩散和院内交叉感染。

3. 熟悉各种常见传染病的传染源、传播途径、易感人群及其预防措施，能够对患者及家属进行卫生宣教，指导他们进行家庭护理及自我保健。

4. 护理人员在做好患者护理的同时还应高度重视个人防护，严格执行标准防护原则。

四、传染病护理的发展趋势

1. 传染病护理从医院走向社区和家庭，范围更广阔 随着社会进步、经济发展及

医疗改革的深入，疾病谱已发生了明显变化，传染性疾病的传播、流行与人们的生活方式，生活环境及社会环境密切相关，加上人口老年化进程的加速，人们对卫生服务的需求数量、需求质量日益增长，防病重于治病的理念不断深入人心，传染性疾病治疗和护理的重点可以由医院扩展到社区和家庭，传染病的卫生保健、健康指导、宣传和预防将成为重点。护理对象由患者扩展到健康人群，传染病护理工作的范围也超越了疾病的护理，扩展到更为广阔的领域。

2. 随着传染病学的发展，传染病护理的内容不断丰富 随着传染性疾病病因、发病机制研究的进展，部分传染性疾病的护理、防护措施也需不断改进，新的传染性疾病如人感染高致病性禽流感、新型冠状病毒肺炎及发热伴血小板减少综合征的发生，旧的传染病如布氏杆菌病的复发，与生活方式和环境因素影响密切相关，护理方法和措施也有不同的要求和提高。少数传染性疾病如人感染高致病性禽流感随时可能死灰复燃，会引起人群一定程度的恐慌，掌握其传播途径，主要是病禽传染给人，而非人传人，就可大大降低人群恐慌程度。因此，传染性疾病的预防和对人群进行健康教育显得极其重要。随着循证护理学的发展，护理人员在护理实践中运用最新最佳的科学证据对患者实施护理，以更科学、更成熟的护理技术为传染性疾病患者提供优质护理服务。

3. 心理护理更重要，护士整体素质要求高 部分传染性疾病病程长，如慢性乙型肝炎、艾滋病等易反复或恶化，治疗效果不显著，特别是需要隔离治疗和护理，患者易产生急躁、焦虑、抑郁、沮丧、悲观、孤独、恐惧、绝望等各种消极心理反应。患者会出现退缩、敌对、沉默、不合作等表现，会产生被抛弃的感觉，不同程度地影响治疗和护理的效果，延缓患者的康复。因此，心理护理至关重要。要做好患者的心理护理工作，要求传染病区护士不但要有较高职业道德素质、扎实的专业理论和技能，还要掌握一定的人文科学及社会科学知识，如人际沟通及其技巧、心理学知识、法律知识等。总之，扎实的专业理论知识、规范的操作能力、敏锐地观察能力、分析解决问题能力、独立学习和创新能力、评判性思维能力、灵活的应变能力、心理素质及身体素质等对传染病区护士都非常重要，应能针对患者不同的心理反应，做好心理疏导和精神调适，使患者保持良好的精神状态，以利于治疗和康复。

（付晓波）

书网融合……

本章小结

第二章 概 论

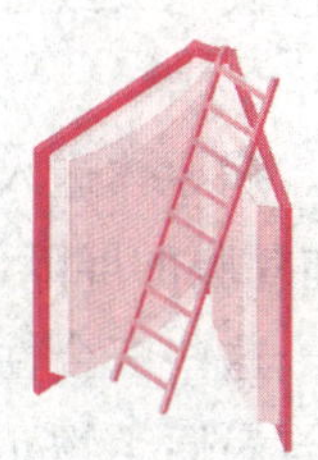

【学习目标】

1. **掌握** 感染过程的表现，传染病的基本特征及临床特点，传染病流行过程及影响因素，传染病的预防，传染病的护理。

2. **熟悉** 感染过程中病原体的作用，传染病的诊断及治疗原则。

3. **了解** 感染过程中免疫反应的作用。

案例分析

案例1：女，21岁，大三学生，平素体质较差，不喜运动，与室友同吃同住，但偏食。同寝室中独自己患“伤寒”百思不得其解。你知道是什么原因吗？

案例2：男，28岁，2020年“新冠肺炎”流行期间因“发热、头痛、咳嗽”等症状被接诊。护士立即上报卫生行政主管部门，并被强行隔离进行医学观察和治疗，后诊断为“普通感冒”康复出院，当时非常困惑。他为什么被强行隔离进行医学观察和治疗。

传染病是由病原微生物，如朊粒、病毒、衣原体、立克次体、支原体、细菌、真菌、螺旋体和寄生虫，感染人体后引起，具有传染性，在一定条件下可造成流行的疾病。传染病的流行过程必须具备传染源、传播途径和易感人群三要素。一些传染病如鼠疫、天花等已被消灭或得到控制；部分曾经被控制的传染病如肺结核、血吸虫病、布鲁菌病等却出现流行扩散趋势，一些新发传染病如艾滋病、传染性非典型肺炎、人感染高致病性禽流感、新型冠状病毒肺炎、发热伴血小板减少综合征等对人类危害被人所知。因此，传染病的研究与防治工作仍然任重道远。传染病护理是传染病防治工作中的重要组成部分，不仅关系到传染病患者的早日康复，对控制和终止传染病在人群中的流行也十分重要。

第一节 感染与免疫

一、感染的概念

感染是病原体侵入机体后与人体相互作用、相互斗争的过程。引起感染的病原体有五百种以上，可来自宿主体外，也可来自宿主体内。来自宿主体外病原体引起的感染称为传染。

二、感染过程的表现

感染是否能形成传染，此过程主要取决于病原体的致病力和机体的免疫功能，也与外界环境因素影响如受凉、劳累、药物等有关。当人体防御能力低下或病原体致病力较强时，病原体可在人体内生长、繁殖，使人患病；反之，病原体被消灭或者被清除。病原体与人体双方斗争结果产生了感染过程的五种表现。

1. 病原体被清除 病原体被清除是通过以下两种机制来实现的。病原体进入人体后，首先可被机体非特异性防御能力所清除，这种防御能力有皮肤和黏膜的屏障作用、胃酸的杀菌作用、正常体液的溶菌作用、组织内细胞的吞噬作用等。这些综合性的能力就是所谓人体的非特异性免疫，是人类在长期进化过程中，不断与病原生物斗争而逐渐形成的，并可遗传给后代。同时，亦可由事先存在于体内的特异性体液免疫与细胞免疫物质（特异性免疫球蛋白与细胞因子）将相应的病原体清除。

2. 隐性感染 隐性感染又称亚临床感染，是指病原体侵入人体后，仅诱导机体产生特异性免疫应答，而不引起或只引起轻微的组织损伤，因而在临床上不显出任何症状、体征甚至生化改变，只能通过免疫学检查才能发现。在大多数病毒性传染病中隐性感染是最常见的表现，其数量常远远超过显性感染（10 倍以上）。隐性感染过程结束以后，大多数人获得不同程度的特异性免疫病原体被清除。少数人可转变为病原携带状态，病原体持续存在于体内，成为无症状携带者。隐性感染在传染病流行期间，对防止流行的扩散有积极意义，因为隐性感染者的增多，人群对某一种传染病的易感性就降低，该种传染病的发病率就下降。但另一方面隐性感染者也可能处于病原携带状态，在传染病流行期间成为重要的传染源。

3. 显性感染 显性感染又称临床感染，是指病原体侵入人体后，不但诱导机体发生免疫应答，而且通过病原体本身的作用或机体的变态反应，导致组织损伤，引起病理改变和临床表现。在大多数传染病中，显性感染只占全部受感染者的小部分，有些传染病在显性感染过程结束后，病原体可被清除，感染者可获得较为稳固的免疫力，不易再受感染。但另有一些传染病病后的免疫力并不牢固，可以再受感染而发病。小部分显性感染者亦可成为慢性病原携带者。

4. 病原携带状态 病原携带状态是指病原体侵入人体后，可以停留在入侵部位或侵入较远的脏器继续生长、繁殖，而人体不出现任何的疾病状态，但能携带并排出病原体，成为传染病流行的传染源。按病原体不同，可分为带病毒者、带菌者或带虫者等。按其携带病原体持续时间，可分为急性携带者（<3 个月）和慢性携带者（>3 个月）。对乙型肝炎病毒感染者，超过 6 个月才算慢性携带者。按发生的时期不同，可分为潜伏期病原携带者（发生于显性感染临床症状出现之前）、恢复期病原携带者（发生于显性感染临床症状出现之后）和无症状携带者（发生于隐性感染之后）。所有病原携带者都有一个共同的特点，即无明显临床症状而携带病原体，因而，在许多传染病中，如伤寒、细菌性痢疾、霍乱、白喉、流行性脑脊髓膜炎和乙型肝炎等，成为重要的传染源。但并非所有传染病都有慢性病原携带者，如恙虫病、甲型病毒性肝炎、登革热和流行性感冒等，慢性病原携带者极为罕见。

5. 潜伏性感染 潜伏性感染又称潜在性感染。病原体感染人体后，寄生于某些部位，由于机体免疫功能足以将病原体局限而不引起显性感染，但又不足以将病原体清除时，病原体便可长期潜伏起来，待机体免疫功能下降时，则可引起显性感染。潜伏性感染期间，病原体一般不排出体外，不会成为传染源。

上述五种感染表现形式以隐性感染最常见，病原携带状态次之，显性感染所占比重最低，而且，上述感染的五种表现形式不是一成不变的，在一定条件下可相互转变，同一种病的不同阶段可以有不同的表现形式。

三、感染过程中病原体的作用

病原体侵入人体后能否引起疾病，取决于病原体的致病能力和机体的免疫功能两方面因素。致病能力包括以下四个方面。

1. 侵袭力 侵袭力是指病原体侵入机体并在机体内生长、繁殖的能力。有些病原体可直接侵入人体，如钩端螺旋体、钩虫丝状蚴和血吸虫尾蚴等。有些病原体依靠自身荚膜和酶破坏组织或抑制机体吞噬作用而促进病原体的扩散。

2. 毒力 毒力包括毒素和其他毒力因子。毒素包括外毒素与内毒素。前者以白喉杆菌、破伤风杆菌和霍乱弧菌为代表。后者以伤寒沙门菌、志贺菌为代表。其他毒力因子有：穿透能力（钩虫丝状蚴）、侵袭能力（志贺菌）、溶组织能力（溶组织内阿米巴）等。

3. 数量 在同一种传染病中，入侵病原体的数量一般与致病能力成正比。但在不同的传染病中，能引起传染病发生的最低病原体数量差异较大，如伤寒需要 10 万个菌体，而细菌性痢疾仅需 10 个菌体。

4. 变异性 病原体可因环境、药物或遗传等因素而发生变异，病原体变异可能出现毒力增强或减弱。病原体的抗原变异可逃避机体的特异性免疫作用而引起疾病的持续感染或反复流行。

此外，传染病的发病与病原体的入侵门户和特异性机体内定位密切相关。病原体在机体内定居、繁殖而发生病变需要适合的入侵门户。病原体成功入侵后，在入侵部位或远离部位或某一靶器官繁殖或病变可有不同结果。各种病原体的机体内定位不同，每种传染病都有自身的规律。

四、感染过程中免疫应答的作用

机体的免疫应答对感染过程的表现和转归起着重要的作用。免疫应答可分为有利于机体抵抗病原体的保护性免疫答应和促进病理改变的变态反应两大类。保护性免疫应答又分为非特异性免疫应答和特异性免疫应答两类。

（一）非特异性免疫

非特异性免疫是机体对体内异物的一种清除作用。通过遗传而获得，无抗原特异性，又称为先天性免疫。

1. 天然屏障 包括外部屏障，即皮肤、黏膜及其分泌物，如溶菌酶、气管黏膜上的纤毛等；以及内部屏障，如血－脑屏障和胎盘屏障等。

2. 吞噬作用 单核－吞噬细胞系统包括血液中的游走大单核细胞，肝、脾、淋巴结、骨髓中固有的吞噬细胞和各种粒细胞（其是中性粒细胞）。它们都具有非特异性吞噬功能，可清除机体内的病原体。

3. 体液因子 包括存在于体液中的补体、溶菌酶、纤连蛋白、各种细胞因子和细胞激素样肽类物质等，如白细胞介素、肿瘤坏死因子、γ－干扰素、粒细胞－巨噬细胞集落刺激因子等，可直接或通过免疫调节作用清除病原体。

（二）特异性免疫

通过对病原体抗原识别后产生的针对该抗原的特异性免疫反应，是后天获得的一种主动免疫，包括由 B 淋巴细胞介导的体液免疫和由 T 淋巴细胞介导的细胞免疫。

知识链接

免疫球蛋白（Ig）：分为 5 类，即 IgG、IgA、IgM、IgD、IgE，各具不同功能。在感染过程中 IgM 首先出现，但持续时间不长，是近期感染的标志。IgG 随后出现，并持续较长时间。IgA 主要是呼吸道和消化道黏膜上的局部抗体。IgE 则主要作用于入侵的原虫和蠕虫。

第二节　传染病的流行过程及影响因素

传染病的流行过程就是传染病在人群中发生、发展和转归的过程。流行过程的发生需要有三个基本条件，包括传染源、传播途径和人群易感性。这三个环节必须同时存在，若切断任何一个环节，流行即告终止。流行过程本身又受自然因素、社会因素和个人行为因素的影响。

一、流行过程的基本条件

（一）传染源

传染源是指体内有病原体生存、繁殖并能将病原体排出体外的人和动物。传染源包括下列四个方面。

1. 患者 是大多数传染病重要的传染源。不同病期的患者其传染强度可有不同，一般情况下，以发病早期的传染性最大。慢性感染患者可长期排出病原体，可成为长期传染源。

2. 隐性感染者 在某些传染病中，如流行性脑脊髓膜炎、脊髓灰质炎等，隐性感染者在病原体被清除前是重要的传染源。

3. 病原携带者 慢性病原携带者无明显临床症状而长期排出病原体，在某些传染病中，如伤寒，细菌性痢疾等，有重要的流行病学意义。

4. 受感染的动物 以啮齿动物最为常见，其次是家畜、家禽。这些以动物为传染源传播的疾病，称为动物源性传染病。有些动物本身发病，如鼠疫、狂犬病、布鲁菌病等；有些动物不发病，表现为病原携带状态，如地方性斑疹伤寒、恙虫病、流行性乙型脑炎等。以野生动物为传染源传播的疾病，称为自然疫源型传染病，如鼠疫、钩端螺旋体病、肾综合征出血热、森林脑炎等。由于动物传染源受地理、气候等自然因素的影响较大，动物源性传染病常存在于一些特定的地区，并具有严格的季节性。

（二）传播途径

病原体离开传染源到达另一个易感者的途径称为传播途径，同一种传染病可以有多种传播途径。

1. 呼吸道传播 病原体存在于空气中的飞沫或气溶胶中，易感者吸入时获得感染，如麻疹、白喉、结核病、禽流感和严重急性呼吸综合征等。

2. 消化道传播 病原体污染食物、水源或食具，易感者于进食时获得感染，如伤寒、细菌性痢疾和霍乱等。

3. 接触传播 易感者与被病原体污染的水或土壤接触时获得感染，如钩端螺旋体病、血吸虫病和钩虫病等。伤口被污染，有可能患破伤风。日常生活的密切接触也有可能获得感染，如麻疹、白喉、流行性感冒等。不洁性接触可传播 HIV、HBV、HCV、梅毒螺旋体、淋病奈瑟菌等。

4. 虫媒传播 ①机械性传播：是通过昆虫媒介机械携带病原体，污染水源和食物而传播疾病。②生物性传播：是通过吸血节肢动物在患病动物与人之间叮咬、吸吮血液而传播疾病。

5. 血液、体液传播 病原体存在于携带者或患者的血液或体液中，通过应用血制品、分娩或性交等传播，如疟疾、乙型病毒性肝炎，丙型病毒性肝炎和艾滋病等。

6. 医源性感染 指在医疗工作中人为造成的某些传染病的传播。一类是指易感者在接受治疗、预防、检验措施时，由于所用器械受医护人员或其他工作人员的手污染而引起的传播，如乙型肝炎、丙型肝炎、艾滋病等；另一类是药品或生物制品受污染而引起的传播，如输注因子Ⅷ引起的艾滋病。

上述途径传播统称为水平传播，母婴传播属于垂直传播。婴儿出生前已从母亲或父亲获得的感染称为先天性感染。

（三）人群易感性

对某种传染病缺乏特异性免疫力的人称为易感者。易感者在某一特定人群中的比例决定该人群的易感性。人群易感性的高低影响该传染病的发生和传播。易感人群越多，人群易感性越高，传染病越容易发生流行。进行有计划的预防接种，普遍推行人工主动免疫，可降低人群易感性。

二、影响流行过程的因素

（一）自然因素

主要包括地理、气候和生态环境等，对流行过程的三个环节都有重要影响。寄生虫病和虫媒传染病受自然因素影响尤其明显。传染病的地区性和季节性与自然环境关系密切。自然因素可直接影响病原体在外界环境中的生存能力，也可通过降低机体的非特异性免疫力而促进流行过程的发展。

（二）社会因素

社会因素包括社会制度、经济状况、生活条件、文化水平、风俗习惯、宗教信仰等，对传染病流行过程有重大影响，其中社会制度起主导作用。

（三）个人行为因素

人类自身不文明、不科学的行为和生活习惯，也有可能造成传染病的发生与传播，这些行为和习惯往往体现在旅游、打猎、集会、日常生活、豢养宠物等过程中。因此，个人旅游应有的防病准备、公共场合的卫生防范、居家卫生措施、自身健康教育均显示其重要性。

第三节　传染病的基本特征及临床特点

一、传染病的基本特征

传染病与其他疾病的主要区别在于其具有下列四个基本特征。

（一）病原体

每种传染病都是由特异性病原体引起的，病原体可以是微生物或寄生虫。其中以病毒和细菌最常见。近年还证实一种不同于微生物和寄生虫，缺乏核酸结构的具有感染性的变异蛋白质，称为朊粒，是人类几种中枢神经系统退行性疾病——克－雅病、库鲁病及变异性克－雅病即人类疯牛病等的病原。特定病原体的检出在确定传染病的诊断和流行中有着重大意义。

（二）传染性

传染性是指病原体由宿主体内排出，经一定途径传染给另一个宿主的特性。任何传染病都具有一定的传染性，但强弱不等；同一疾病的不同病期，其传染性也不同。传染病患者具有传染性的时期称为传染期，其长短是确定患者隔离期限的重要依据。传染性是传染病与其他感染性疾病最重要的区别。

（三）流行病学特征

传染病的流行过程在自然和社会因素的影响下，表现出各种流行病学特征。

1. 流行性 在一定条件下，传染病能在人群中广泛传播蔓延的特性称为流行性。可分为散发、暴发、流行和大流行。散发是指某传染病在某地区的发病率处于常年的一般水平。可能是由于人群对某病的免疫水平较高，或某病的隐性感染率较高，或某病不容易传播等。暴发是指在某一局部地区或集体单位中，短期内突然出现许多同一疾病的患者，大多是同一传染源或同一传播途径，如食物中毒、流行性感冒等。流行是指当某病发病率显著超过该病常年发病率水平或为散发发病率的数倍（一般 3 ~ 10 倍）。大流行或称世界性流行是指当某病在一定时间内迅速传播，波及全国各地，甚至超出国界或洲境时，如 2003 年的传染性非典型肺炎大流行、2009 年的甲型 H1N1 流感大流行、2019 - nCoV 肺炎的大流行。

2. 季节性 某些传染病在每年一定季节出现发病率升高的现象称为季节性。主要原因为气温的高低和昆虫媒介的有无。如冬春季节呼吸道传染病发病率高；而夏秋季节消化道传染病发病率高；虫媒传染病则与媒介节肢动物活跃季节相一致。

3. 地方性 某些传染病由于受地理气候等自然因素或人们生活习惯等社会因素的影响，仅局限在一定地区内发生，称为地方性传染病。某些自然环境有利于某些传染病在野生动物之间传播，野生动物为主要传染源，人进入这个地区就有可能受感染发病，称为自然疫源性传染病。存在这种疾病的地区称为自然疫源地。自然疫源性传染病属于地方性传染病。

4. 外来性 指在国内或地区内原来不存在，而从国外或外地通过外来人口或物品传人的传染病，如霍乱、裂谷热、基孔肯雅热等。

（四）感染后免疫

感染后免疫指免疫功能正常的人体经显性或隐性感染某种病原体后，都能产生针对该病原体及其产物（如毒素）的特异性免疫。通过血清中特异性抗体的检测可知其是否具有免疫力。感染后获得的免疫力和疫苗接种一样都属于主动免疫。通过注射或从母体获得抗体的免疫力都属于被动免疫。病原体不同，感染后免疫持续时间长短和强弱亦不同。一般而言，病毒性传染病的感染后免疫时间最长，甚至可保持终身；但有例外，如流感。细菌、螺旋体、原虫性传染病的感染后免疫时间较短，仅为数月或数年；但也有例外，如伤寒。蠕虫感染后一般不产生保护性免疫，因而常可重复感染。

二、传染病的临床特点

（一）病程发展的阶段性

急性传染病的发生、发展和转归，通常分为以下四个阶段。

1. 潜伏期 从病原体侵入人体起至开始出现临床症状为止的时期，称为潜伏期。潜伏期相当于病原体在体内定位、繁殖和转移、引起组织损伤和功能改变导致临床症状出现之前的整个过程。每一个传染病的潜伏期都有一个范围（最短、最长），并呈常态分布，其长短不一，随病原体的种类、数量、毒力与人体免疫力的强弱而定。是检疫工作观察、留验接触者的重要依据。

2. 前驱期 从起病至症状明显开始为止的时期称为前驱期。在前驱期中的临床表现通常是非特异性的，如头痛、发热、疲乏、食欲下降和肌肉酸痛等，与病原体繁殖产生的毒性物质有关，为许多传染病所共有，一般持续1～3天，起病急骤者，可无前驱期。多数传染病前驱期已具有传染性。

3. 症状明显期 指前驱期后，病情逐渐加重而达到高峰，出现某种传染病特有的临床表现的时期。本期传染性较强且易产生并发症。

4. 恢复期 当机体的免疫力增长至一定程度，体内病理生理过程基本终止，患者的症状及体征基本消失，临床上称为恢复期。部分患者体内的病原体已被清除，不再成为传染源；部分患者仍可排出病原体，引起疾病复发或成为病原携带者。恢复期结束后，机体功能仍长期未能恢复正常者称为后遗症，多见于中枢神经系统传染病。

有些传染病患者进入恢复期，体温恢复正常一段时间后，由于潜伏于体内的病原体再度繁殖至一定程度，使初发病的症状再度出现，称为复发。当病情进入恢复期时，体温尚未恢复至正常，又再发热，称为再燃。

（二）常见的症状与体征

1. 发热 是大多数传染病所共有的最常见、最突出的症状。热型是传染病的重要特征之一，在诊断和鉴别诊断上有重要意义。如稽留热见于伤寒、斑疹伤寒等传染病的极期；弛张热常见于败血症；间歇热见于疟疾及败血症；回归热见于布鲁菌病；不规则热见于流行性感冒等。

2. 发疹 许多传染病在发热的同时常伴有发疹，称为发疹性感染。发疹时可出现皮疹，分外疹和内疹（黏膜疹）两大类。了解疹的形态、出疹时间、分布部位、出疹顺序、疹的消退等对传染病的诊断和鉴别诊断有重要参考价值。水痘、风疹多发生于病程第1天，猩红热于第2天，天花于第3天，麻疹于第4天，斑疹伤寒于第5天，伤寒于第6天等；水痘的皮疹以躯干多见，伤寒的玫瑰疹主要分布在腹、胸及背部，流行性出血热的出血点多见于腋下；麻疹的皮疹先出现于耳后、发际、面部，然后向躯干、四肢蔓延，最后达手，足等；麻疹呈糠麸样脱屑，猩红热呈片状脱皮，水痘痂皮脱落后不留瘢痕。

皮疹的形态可分为四大类：

①斑丘疹：斑疹呈红色不凸出皮肤，可见于斑疹伤寒、猩红热等。丘疹呈红色凸出皮肤，可见于麻疹、恙虫病和传染性单核细胞增多症等。玫瑰疹属于丘疹，呈粉红色，可见于伤寒、沙门菌感染等。斑丘疹是指斑疹与丘疹同时存在，可见于麻疹、登革热、风疹、伤寒、猩红热及柯萨奇病毒感染等传染病。

②出血疹：亦称瘀点，多见于肾综合征出血热、登革热和流行性脑脊膜炎等传染病。出血疹可相互融合形成瘀斑。

③疱疹：多见于单纯疱疹、水痘和带状疱疹等病毒性传染病，亦可见于立克次体痘及金黄色葡萄球菌败血症等。若疱疹液呈脓性则称为脓疱疹。

④荨麻疹：可见于病毒性肝炎、蠕虫蚴移行症和丝虫病等。

有些疾病，如登革热、流行性脑脊膜炎等，可同时出现斑丘疹和出血疹。焦痂发生于昆虫传播媒介叮咬处，可见于恙虫病、北亚蜱媒立克次体病等。

3. 毒血症 由病原体及其代谢产物引起的发热以外的多种症状称为毒血症状。可见疲乏、畏食、头痛、关节和骨疼痛等，严重者可有意识障碍、脑膜刺激征、中毒性脑病、呼吸衰竭等表现。是多种传染病常见的共同表现。

4. 单核－吞噬细胞系统反应 在病原体及其代谢产物的作用下，单核－吞噬细胞系统可出现充血、增生等反应，临床上表现为肝、脾和淋巴结种大。

（三）临床类型

根据传染病临床过程的长短可分为急性、亚急性和慢性；根据病情轻重可分为轻型、中型、重型和暴发型；根据临床特征可分为典型和非典型传染病。临床分型对治疗、隔离及护理等具有重要指导意义。

第四节 传染病的预防

传染病的预防也是传染病工作者的一项重要任务。作为传染源的传染病患者总是由临床工作者首先发现，因而及时报告和隔离患者就成为临床工作者不可推卸的责任。同时，应当针对构成传染病流行过程的三个基本环节采取综合性措施，并且根据各种传染病的特点，针对传播的主要环节，采取适当的措施，防止传染病继续传播。

一、管理传染源

（一）对患者的管理

早发现、早诊断、早报告、早隔离、早治疗是预防传染病传播的重要措施。根据《中华人民共和国传染病防治法》，将40种法定传染病依据其传播方式速度及对人类危害程度的不同。分为甲类、乙类和丙类，实行分类管理。

甲类传染病：鼠疫、霍乱。

乙类传染病：传染性非典型肺炎、病毒性肝炎、艾滋病、脊髓灰质炎、人感染高致病性禽流感、麻疹、流行性出血热、狂犬病、流行性乙型脑炎、登革热、炭疽、细菌性和阿米巴性痢疾、肺结核、伤寒和副伤寒、流行性脑脊髓膜炎、百日咳、白喉、新生儿破伤风、猩红热、布鲁菌病、淋病、梅毒、钩端螺旋体病、血吸虫病、疟疾、新型冠状病毒性肺炎。

丙类传染病：流行性感冒、甲型H1N1流感、流行性腮腺炎、风疹、急性出血性结膜炎、麻风病、流行性和地方性斑疹伤寒、黑热病、棘球蚴病、丝虫病以及除霍乱、细菌性和阿米巴性痢疾、伤寒和副伤寒以外的感染性腹泻病、手足口病。

其中，对乙类传染病中传染性非典型肺炎、脊髓灰质炎、炭疽中的肺炭疽、人感染高致病性禽流感和新型冠状病毒性肺炎，采取甲类传染病的预防、控制措施。突发原因不明的传染病采取甲类传染病的预防、控制措施。

知识链接

目前，我国共有40种法定传染病，其中甲类2种，乙类27种，丙类11种。2020年1月20日，经国务院批准，国家卫生健康委员会发布公告将新型冠状病毒感染的肺炎纳入乙类传染病，并采取甲类传染病的预防、控制措施。

为强制和严格管理传染病，甲类传染病城镇要求发现2小时内（通过网络直报或其他最快方式如电话或传真）上报，农村不超过的6小时；乙类传染病要求于6小时内上报当地卫生防疫机构，农村不超过12小时；丙类传染病要求于发现后24小时内上报当地卫生防疫机构。

（二）对接触者的管理

对接触者采取的防疫措施叫检疫。检疫期限是从最后接触之日算起，至该病的最长潜伏期。在检疫期内可根据情况采取医学观察、留验或卫生处理、紧急免疫接种或预防服药。

医学观察是指对接触者的日常活动不加限制，但要每天进行相关或必要检查，了解有无早期发病的征象。适用于乙类传染病的接触者。

留验又称隔离观察，是将接触者收留在指定场所，限制活动范围，不能与他人接触，并进行医学观察，确诊后立即隔离治疗。对集体单位的留验又称集体检疫。适用于甲类传染病接触者。

（三）对病原携带者的管理

应做到早期发现。凡是患过传染病及传染病的接触者、流行区高危人群和某些行业人员（托幼机构、饮食、供水等），均应定期做病原学检查，以便早期发现病原携带者。对病原携带者须做好登记，指导、督促病原携带者养成良好的卫生、生活习惯，并定期随访观察，必要时应调换工作，进行隔离治疗，尽可能减少其传播机会。

（四）对动物传染源的管理

应根据动物的病种和经济价值，予以隔离、治疗或杀灭。对捕杀的动物尸体进行焚化或深埋。在流行地区对家禽、家畜进行预防接种，可降低发病率，患病动物的分泌物，排泄物要彻底消毒。

二、切断传播途径

对于各种传染病，尤其是消化道传染病、虫媒传染病和寄生虫病，切断传播途径通常是起主导作用的预防措施。其主要措施包括隔离和消毒。

（一）隔离

隔离是指将患者或病原携带者妥善地安排在指定的隔离单位，暂时与人群隔离，积极进行治疗、护理，并对具有传染性的分泌物、排泄物、用具等进行必要的消毒处理，防止病原体向外扩散的医疗措施。隔离的种类有以下几种。

1. 严密隔离 对传染性强、病死率高的传染病，如霍乱、鼠疫、狂犬病等，应住单人房，严密隔离。

2. 呼吸道隔离 对由患者的飞沫和鼻咽分泌物经呼吸道传播的疾病，如传染性非典型肺炎、流感、流脑、麻疹、白喉、百日咳、肺结核等，应作呼吸道隔离。

3. 消化道隔离 对由患者的排泄物直接或间接污染食物、食具而传播的传染病，如伤寒、菌痢、甲型肝炎，戊型肝炎及阿米巴病等。最好能在一个病房中只收治一个病种，否则应特别注意加强床边隔离。

4. 血液－体液隔离 对于直接或间接接触感染的血及体液发生的传染病，如乙型肝炎、丙型肝炎、艾滋病、钩端螺旋体病等，在一个病房中只住由同种病原体感染的患者。

5. 接触隔离 对病原体经体表或感染部位排出，他人直接或间接与破损皮肤或黏膜接触感染引起的传染病，如破伤风、炭疽、梅毒、淋病和皮肤的真菌感染等，应作接触隔离。

6. 昆虫隔离 对昆虫作为媒介传播的传染病，如乙脑、疟疾、斑疹伤寒、回归热、丝虫病等，应作昆虫隔离。

7. 保护性隔离 对抵抗力特别低的易感者，如长期大量应用免疫抑制剂者、严重烧伤患者、早产婴儿和器官移植患者等，应做保护性隔离。

（二）消毒

消毒是切断传播途径的重要措施。狭义的消毒是指消灭污染环境的病原体而言。广义的消毒包括消灭传播媒介在内。消毒有疫源地消毒及预防性消毒两大类。消毒方法包括物理消毒法和化学消毒法等，可根据不同的传染病选择采用。

三、保护易感人群

保护易感人群可以提高人体对传染病的抵抗力和免疫力，从而降低传染病的发病率。保护易感人群应采取以下措施。

（一）增强非特异性免疫力

包括加强体育锻炼、生活规律、调节饮食、改善营养、养成良好卫生习惯、改善居住条件、协调人际关系、保特愉快心情等。

（二）增强特异性免疫力

关键措施指采取有重点、有计划的预防接种，提高人群的特异性免疫水平，特别是儿童计划免疫接种对传染病预防起着非常重要的作用。

1. 人工自动免疫 将减毒或灭活的病原体、纯化的抗原和类毒素制成菌（疫）苗接种到人体内，使人体在接种后1～4周内产生抗体，称为人工自动免疫。免疫力可保持数月至数年，免疫次数1～3次，主要用于预防传染病。用病毒制成的免疫制剂称为疫苗。用细菌制成的称为菌苗。

计划免疫是根据规定的免疫程序，对易感人群有计划地进行有关生物制品的预防接种，以提高人群的免疫水平。儿童计划免疫要求对所有的适龄儿童全部接种百白破联合菌苗、卡介苗、脊髓灰质炎疫苗、麻疹疫苗、乙肝疫苗等五种免疫制品，使儿童获得恒定的免疫，实现基本消灭脊髓灰质炎、百日咳、白喉，把结核病、麻疹、破伤风、乙型肝炎的发病率控制在最低水平的目标。

2. 人工被动免疫 将制备好的含抗体的血清或抗毒素注入易感者体内，使机体迅速获得免疫力的方法，称为人工被动免疫。免疫持续时间仅2～3周，免疫次数多为1次，常用于治疗某些外毒素引起的疾病或与某些传染病患者接触后的紧急措施。常用制剂有抗毒血清、人血丙种球蛋白、胎盘球蛋白和特异性高价免疫球蛋白等。

对某些尚无特异性免疫方法或免疫效果不理想的传染病，在流行期间可通过口服预防药物降低发病率和控制其流行。

第五节 传染病的诊断和治疗原则

一、传染病的诊断

早期明确传染病的诊断有利于患者的隔离和治疗。传染病的诊断要综合分析下列三个方面的资料。

（一）临床资料

传染病种类多，临床表现比较复杂，全面而准确的临床资料来源于详尽的询问病史、全面而仔细的体格检查，特别是有诊断价值的症状和体征。

（二）流行病学资料

流行病学资料在传染病的诊断中占重要地位。包括：①传染病的地区分布：有些传染病局限在一定的地区范围，如黑热病、血吸虫病，有些传染病可由一些特定的动物为传染源和传染媒介，在一定条件下才传给人或家畜；②传染病的时间分布：不少传染病的发生有较强的季节性和周期性，如流行性乙型脑炎好发于夏、秋季；③传染病的人群分布：许多传染病的发生与年龄、性别、职业有密切关系，如百日咳和猩红热多发于1～5岁儿童。此外，了解传染病的接触史，预防接种史，也有助于建立诊断。

（三）辅助检查资料

辅助检查对传染病的诊断具有特殊的意义，包括一般实验室检查（血液、尿液、粪便检查和生化检查）、病原学检查（直接检查病原体、分离培养病原体、检测特异性抗原和检测特异性核酸）、特异性抗体检测等。

二、传染病的治疗原则和治疗方法

（一）治疗原则

传染病治疗的目的，不但在于促进患者的康复，还在于控制传染病，防止传染病进一步传播，因此要坚持综合治疗的原则，即治疗、护理与隔离、消毒并重，一般治疗、对症治疗与病原治疗并重的原则。

（二）治疗方法

1. 一般治疗

（1）隔离和消毒　按其所患传染病的传播途径和病原体的排出方式及时间，隔离可分为空气隔离（黄色标志）、飞沫隔离（粉色标志）、接触隔离（蓝色标志）等，并应随时做好消毒工作。

（2）护理　保持病室安静清洁、空气流通、光线充沛（破伤风、狂犬病者除外）、温度适宜、使患者保持良好的休息状态。对休克、出血、昏迷、窒息、呼吸衰竭、循环障碍等患者有专项特殊护理。

（3）心理治疗　医护人员良好的服务态度、工作作风、对患者的关心和鼓励等是心理治疗的重要组成部分，心理治疗有助于提高患者战胜疾病的信心。

2. 支持治疗　饮食、补充液体及盐类、给氧等这些措施对调节患者机体的防御和免疫功能起着重要的作用。

3. 病原或特异性免疫治疗　病原治疗亦称特异性治疗，是针对病原体的治疗措施，具有抑杀病原体的作用，达到根治和控制传染源的目的。常用药物有抗生素、化学治疗制剂和血清免疫制剂等。

4. 对症治疗　对症治疗主要针对传染病症状明显期出现的复杂的病理生理异常，不但有减轻患者痛苦的作用，而且可通过调节患者各系统的功能，达到减少机体消耗、保护重要器官、使损伤降至最低的目的。例如，在高热时采取的各种降温措施，颅内压升高时采取的脱水疗法，抽搐时采取的镇静措施，昏迷时采取的恢复苏醒措施，心力衰竭时采取的强心措施，休克时采取的改善微循环措施，严重毒血症时采用肾上腺糖皮质激素疗法等，能使患者度过危险期，促进康复。

5. 康复治疗　某些传染病，如脊髓灰质炎、脑炎和脑膜炎等可引起某些后遗症，需要采取针灸治疗、理疗、高压氧等康复治疗措施，以促进机体恢复。

6. 中医治疗　中医治疗对调节患者各系统的功能起着相当重要的作用。某些中药，如黄连、大蒜、鱼腥草、板蓝根和山豆根等还有一定的抗微生物作用。

第六节　传染病的护理

一、严格执行消毒隔离制度

护理人员要熟悉各种传染病的流行过程，掌握各种隔离技术和消毒方法，熟悉各种管理制度并严格执行，以防止和控制传染病的扩散和院内感染。

二、准确及时报告疫情

护士是传染病的责任报告人之一，应严格按照传染病报告制度准确及时报告疫情。

三、护理措施

按照整体护理程序、优质护理要求对患者进行一般护理、病情观察、对症护理、心理护理、用药护理等，方法得当，措施有力，促进患者身心康复。

四、开展健康指导

护理人员应宣传传染病基本知识，让患者及家属甚至广大人群知道传染的流行过程，做好传染病预防工作。指导患者及家属遵守隔离和探视制度，正确进行家庭护理、自我保健和疫苗接种，对防治传染病有重要意义。

目标检测

单选题

1. 关于感染的概念错误的是（　　）

A. 感染病原体以后是否发病在很大程度上取决于人体的抗病能力

B. 感染过程是人体与病原体相互作用、相互斗争的过程

C. 感染也可以称为传染，所以感染性疾病就是传染病

D. 感染病原体以后不一定都发病

E. 构成传染过程必须具备传染源、易感人群、传播途径三个环节

2. 下列哪项不可作为传染源（　　）

A. 隐性感染患者　　B. 显性感染患者

C. 病原携带者　　D. 潜伏性感染患者

E. 受感染的动物

3. 下列哪种疾病应按甲类传染病报告管理（　　）

A. 艾滋病　　B. 肺炭疽　　C. 流脑

D. 菌痢　　E. 伤寒

4. 下列哪项不是传染病的基本特征（　　）

A. 有流行病性　　B. 有病原性

C. 有传染性　　D. 有感染中毒症状

E. 有感染后免疫

5. 关于病原携带者的论述，正确的是（　　）

A. 所有的传染病均有病原携带者

B. 病原携带者不是重要的传染源

C. 发生于临床症状出现之前者称为健康携带者

D. 病原携带者不显出临床症状而能排出病原体

E. 处于潜伏性感染状态者就是病原携带者

6. 保护易感人群最重要的主动免疫措施是

A. 接种疫苗、类毒素　B. 注射免疫球蛋白

C. 应用抗生素　D. 饭前便后洗手

E. 注射胎盘球蛋白

7. 当疑有传染源存在时应采取的措施是

A. 随时消毒　B. 预防性消毒　C. 临时性消毒

D. 定时消毒　E. 终末消毒

8. 接种类毒素可产生

A. 人工被动免疫　B. 人工主动免疫

C. 自然自身免疫　D. 自然被动免疫

E. 过继免疫

9. 属于传染病预防措施的是

A. 计划免疫　B. 封锁疫区　C. 环境消毒

D. 限制集会　E. 停工停课

10. 女，19 岁，学生，其母因“甲型病毒性肝炎”被隔离住院治疗。想照顾母亲又怕被传染，适宜的处理办法是（　　）

A. 不能照顾

B. 穿好隔离衣后再照顾

C. 隔离病房外守候

D. 接种甲型肝炎疫苗后再照顾

E. 肌内注射丙种球蛋白或特异性高价免疫球蛋白后再照顾

（付晓波）

书网融合……

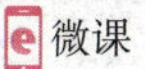

微课

本章小结

自测题

2

第二篇

病毒感染性疾病的护理

第三章 流行性感冒患者的护理

PPT

【学习目标】

1. **掌握** 流行性感冒的护理评估、护理措施及健康教育。
2. **熟悉** 流行性感冒的护理问题。
3. **了解** 流行性感冒的病原学特点及发病机制。

案例分析

患者，男，37岁，2020年11月29日晚夜间因淋雨受凉，回家后第二天感到头痛、头晕、全身不适，1小时后患者出现寒战、高热、头痛加重，全身酸痛，乏力明显。此时正值该市甲型流感流行。

问题

1. 该患者可能发生什么疾病？
2. 当前最主要的护理问题是什么？
3. 接诊时我们如何对人群进行预防指导？

【疾病概要】

流行性感冒简称流感，是由流感病毒引起的一种急性呼吸道传染病。典型临床表现为起病急，高热伴明显的头痛、肌痛、乏力纳差等。全身症状重，而呼吸道症状相对较轻。主要通过空气和飞沫传播，潜伏期短，具有高度传染性，传播速度快，可在人群中引起流行。

流感病毒属于正黏病毒科，是一种RNA病毒。根据病毒核蛋白的抗原性不同分为甲、乙、丙三型流感病毒，三型流感病毒之间无交叉免疫。按病毒外膜的H和N抗原结构不同，同型病毒又分若干亚型：H可分为15个亚型（H1～H15），N有9个亚型（N1～N9）。甲型流感病毒极易变异，可引起反复流行和大流行。

流感病毒对热敏感，56℃30分钟可灭活。另对干燥、酸、乙醇、甲醛、紫外线等均敏感。病毒一般不进入血液引起毒血症，少数情况下，病毒侵袭全呼吸道，可致流感病毒性肺炎。

【护理评估】

（一）流行病学资料

1. 传染源 主要是病人和隐性感染者。病毒存在于病人的鼻涕、唾液和痰液中，病后1～7天均有传染性，病初3天内传染性最强，传染期约为7天。

2. 传播途径 主要通过空气飞沫传播，病毒随咳嗽打喷嚏、说话等经飞沫传播到空气中。在空气中可存活30分钟，易感者吸入后可发病；也可通过污染的手、日常生活用品间接接触传播，特别是空气不流通，人多拥挤处更易传播。

3. 易感人群 人群普遍易感，病后获得同型病毒的免疫力，但短暂，各型及亚型流感病毒之间无交叉免疫力。流感病毒易发生变异，再次感染变异后的病毒人群无免疫力，易引起流行。

4. 流行特征 可引起流行和大流行，传播快发病率高。流行过程极短，好发于冬、春季。儿童、老年人、慢性病患者及免疫功能低下者更易发病，如并发肺炎时病死率较高。

5. 评估要点 该区域有无流感正在流行，患者是否到过人群集中的地方或参加过活动，有无慢性病，是否长期服用免疫抑制药物，既往传染病史和预防接种史。

（二）临床表现

潜伏期通常为1～3天，短者3小时，长者可达4天。

1. 症状

（1）单纯型流感　最常见，以全身中毒症状为主，而呼吸道症状相对较轻。起病急、发热高，短时间内可出现寒战、高热、头痛、全身酸痛、乏力等全身症状。少数病人可出现鼻塞、流涕、喷嚏、咽痛、干咳等呼吸道症状，部分患者可出现食欲减退、恶心、呕吐、纳差等消化道症状。发热可在3～4天内消退，热退后呼吸道症状减轻。病程多为4～7天，但咳嗽、乏力可持续数周，病情较轻者发热一般39℃以下，1～2天即可痊愈。

（2）肺炎型流感　小儿、老年人或体弱多病、免疫力低者多见，病死者又多见于小儿。起病初类似单纯型流感，24小时后病情迅速加重，出现高热不退、剧烈咳嗽、呼吸困难、咯血、发绀等症状，可伴有心、肝、肾衰竭。抗生素治疗无效，痰培养无细菌生长，多于5～10天内发生呼吸循环衰竭，预后较差。

（3）其他类型流感　流感流行期间，患者除了有单纯型流感的表现外并有如下症状：①伴有意识障碍、脑膜刺激征阳性等神经症状和体征称为脑膜脑炎型；②伴恶心呕吐等消化道症状为胃肠型；③病变累及心肌、心包，分别为心肌炎型和心包炎型。

2. 体征 患者呈急性病容，面颊潮红，结膜充血红肿，重者可有发绀。肺部呼吸音减弱，可闻及干湿性啰音，但无肺实变体征。

3. 并发症 主要为继发性细菌性上呼吸道感染，如急性鼻旁窦炎、急性化脓性扁桃体炎。细菌性气管炎、细菌性支气管炎和细菌性肺炎。也可继发中毒性休克、心脏损害、瑞氏综合征等肺外并发症。

知识链接

瑞氏综合征：是由脏器脂肪浸润所引起的以脑水肿和肝功能障碍为特征的一组临床综合征。偶见于14岁以下儿童，尤其是使用阿司匹林、水杨酸类解热镇痛药物者。查体常发现肝大，无黄疸，脑脊液检查正常。

（三）心理－社会状况

患者常因发热、全身酸痛等出现情绪低落。病情加重，出现并发症时，可有精神紧张、焦虑，甚至恐惧等心理反应。

（四）辅助检查

1. 血液检查 白细胞正常或偏低，淋巴细胞增加。合并细菌性感染时，白细胞总数和中性粒细胞增多。

2. 病原学相关检查 用荧光或酶标记的流感病毒免疫血清染色检出抗原，出结果快，灵敏度高，有助于早期诊断。分离出流感病毒，是确定诊断的重要依据。

3. 血清学检查 用血凝抑制实验或补体结合试验等测定急性期和恢复期（两周后）血清中和抗体，如有4倍以上增长，则为阳性，有诊断意义。这类检查有助于回顾性诊断和流行病学调查。对急性期不起作用。

4. X线胸片 部分病人可出现双肺散在分布的絮状阴影。

（五）治疗要点

对疑似和确诊的病人进行隔离，及时向疾病控制部门报告。患者强调卧床休息，多喝水，加强营养等支持治疗，高热者可用解热药，止咳、祛痰等对症处理。中毒症状重者吸氧和补充液体。抗病毒治疗，应在发病48小时内使用。目前尚无确切有效的抗病毒药物，常用的有金刚烷胺、奥司他韦、扎那米韦等药物。有继发细菌感染者，应合理使用有效抗菌药物。免疫低下者可用免疫调节剂如干扰素等，以增强机体免疫力。

【护理问题】

1. 体温过高 与病毒感染有关。

2. 气体交换受损 与肺部感染引起的呼吸面积减少有关。

3. 急性疼痛 头痛、全身酸痛与病毒感染导致的毒血症、发热有关。

【护理措施】

（一）一般护理

1. 休息与隔离 急性期应卧床休息，取舒适体位，协助患者做好生活护理。患者宜安置在单人房间，严格执行呼吸道隔离，隔离时间为1周或至主要症状消失。

2. 饮食护理 发热期应多饮水，给予易消化、营养丰富的富含维生素的饮食。

（二）病情观察

密切观察患者的生命体征，注意体温、脉搏的变化，观察病人有无高热不退、呼吸急促、发绀等，有无继发性细菌感染等并发症。

（三）对症护理

1. 高热 卧床休息，监测体温，可用冰袋冷敷、温水或乙醇擦浴等物理方法降温，必要时遵医嘱应用药物降温。

2. 协助 并发肺炎患者取半卧位，予以吸氧，必要时吸痰。

（四）用药护理

注意观察药物疗效及不良反应，金刚烷胺对甲型流感有效，应48小时内用药，不良反应主要有头晕、失眠、共济失调等神经精神症状，老年人镇用，孕妇及癫痫病患者禁用。奥司他韦对甲、乙型流感均有效，亦应48小时内服用，但1岁以下儿童不推荐使用。儿童患者不宜服用含阿司匹林成分的药物，以避免产生瑞氏综合征。

（五）心理护理

向患者及家属讲解流行性感冒的知识，增强治疗信心，积极配合治疗与护理。

【健康指导】

（一）疾病知识指导

指导患者如何减少病毒传播，室内空气每天用消毒剂进行消毒，也可开窗通风换气。病人用过的食具要消毒，衣物等可用含氯的消毒剂消毒或阳光下暴晒2小时。

（二）疾病预防指导

加强锻炼身体，增强机体的抵抗力。流感流行期间，应尽可能减少公众集会和集体娱乐活动，尤其是室内集会，出门戴口罩。接种流感疫苗是预防流感的基本措施。老年人、儿童、慢性病患者、应用免疫抑制剂的人和易出现并发症的易感人群接种流感疫苗是最合适的。

目标检测

单选题

1. 流行性感冒的高发季节为（　　）

A. 夏秋季　B. 冬春季　C. 春夏季
D. 秋冬季　E. 一年四季

2. 流行性感冒的典型表现不包括（　　）

A. 畏寒或寒战伴高热　B. 头痛、乏力
C. 急性病容　D. 腹痛、腹泻

E. 全身症状重，呼吸道症状轻

3. 流行性感冒的主要传染源为（　　）

A. 急性期患者　　B. 隐性感染者　　C. 恢复期患者

D. 康复后患者　　E. 急性期患者和隐性感染者

4. 女，34 岁，因流行性感冒住院隔离治疗。护士对其健康指导哪项不合适（　　）

A. 遵医嘱用药　　B. 咳嗽不要对着人

C. 日常生活用品不会传播　　D. 勤洗手，不随地吐痰

E. 外出戴口罩

（李正学）

书网融合……

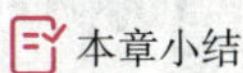

自测题

PPT

第四章 人禽流感患者的护理

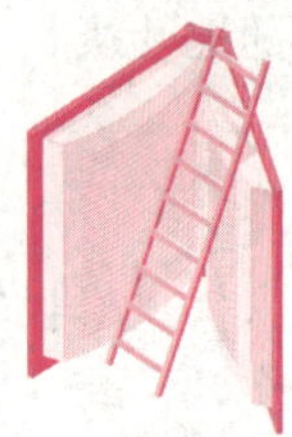

【学习目标】

1. **掌握** 人禽流感的护理评估、护理措施及健康教育。
2. **熟悉** 人禽流感的护理问题。
3. **了解** 人禽流感的病原学特点。

案例分析

男，24岁，2018年3月1日出现发热、头痛、全身酸痛，经当地人民医院治疗2天，无好转。病情加重后转入省人民医院救治。3月11日，经疾控中心对其呼吸道标本复核检测，确诊为人禽流感（H5N1）病例。3月14日10时52分，患者因病情恶化，多器官功能衰竭，经省人民医院抢救无效离世。

问题

1. 人禽流感（H5N1）的临床表现？
2. 该患者是如何被感染上人禽流感的？
3. 接诊人禽流感（H5N1）我们如何护理？
4. 我们如何对人群指导预防人禽流感（H5N1）？

【疾病概要】

禽流感是由禽流感病毒引起的一种急性传染病，人禽流感的临床表现有咳嗽、发热、呼吸急促等主要症状，但病情轻重不一，病情严重的是高致病性禽流感。

人禽流感病毒是甲型流感病毒的亚型，甲型流感病毒为常见、最易发生变异的流感病毒。病毒基因变异后能够感染人类。此病毒可通过消化道、呼吸道、皮肤损伤和眼结膜等多种途径传播，人员和车辆往来是传播本病的重要因素。目前已鉴定出16个H亚型（H1～H16）和9个N亚型（N1～N9）。其中的H5和H7亚型毒株（H5N1和H7N7为代表）能引起严重的禽类疾病，称为高致病性禽流感。目前感染人类的禽流感病毒亚型主要为H5N1、H9N2、H7N7，其中感染H5N1亚型的患者病情重，死亡率高。

禽流感病毒对乙醚、三氯甲烷等有机溶剂均敏感。常用的消毒剂如氧化剂、稀酸等很容易将其灭活。对热敏感，65℃加热30分钟或100℃ 2分钟可使病毒灭活。如果用紫外线直接照射可迅速破坏其传染性。在自然条件下，存在于口腔、鼻腔和粪便中的病毒由于受到有机物的保护，具有较强的抵抗力。病毒对低温抵抗力较强。

【护理评估】

（一）流行病学资料

1. 传染源 人禽流感的传染源主要为患禽流感或携带禽流感病毒的鸡、鸭、鹅、鸽、麻雀等禽类，其它如猪等也有可能成为传染源。人禽流感患者目前没有确切证据能作为传染源。

2. 传播途径 人禽流感传播的途径多种多样，主要经呼吸道传播，也可通过消化道传播以及通过密切接触传播。因传染途径多种多样，故传染性比较强。在感染禽流感禽类的粪便中病毒含量相对较高，在处理禽类分泌物和排泄物时都应戴口罩。

3. 易感人群 人群普遍易感，但以 12 岁以下儿童发病率较高，且病情较重。与不明原因病死家禽或感染、疑似感染禽流感禽类密切接触者为高危人群。

4. 流行特征 一年四季均可发病，但冬春季节多发。禽流感病毒一般只是禽类间引起感染和传播，通常不会感染人类。自 1997 年国内香港首次发现禽流感病毒由禽传播到人，近年来发现病例增多。可家庭内传播，聚集性发病；可跨海跨洋，远距离传播；乡村疫情重，儿童、青壮年发病者多，病死率高；隐性感染者，有高度的职业相关性。

5. 评估要点 患者年龄、职业、有无与鸡、鸭、鹅等家禽及其分泌物、排泄物密切接触，有无接触受病毒污染的水，是否到过人禽流感暴发区。

（二）临床表现

潜伏期-般在 7 天以内，通常为 2 ~4 天。

1. 症状

（1）轻症患者多为感染 H9N2 亚型和感染 H7N7 亚型。感染 H9N2 亚型患者通常仅有轻微的上呼吸道感染症状。感染 H7N7 亚型常表现为结膜炎。

（2）重症患者一般均为 H5N1 亚型病毒感染。患者起病急，早期表现类似普通型流感，主要为发热，大多持续 39℃以上，热程 1 ~7 天，多为 3 ~4 天。可伴有流涕、鼻塞、咳嗽、咽痛、头痛、肌肉酸痛、全身不适等。常在发病 1 ~5 天后出现呼吸急促及明显的肺炎表现。重症患者病情发展迅速，发病 1 周内出现 ARDS，肺出血，胸腔积液及瑞氏综合征，肾衰竭，脓毒症及休克而很快死亡。部分患者可有恶心、腹痛、腹泻、稀水样便等消化系统症状。极少数患者只有腹泻及昏迷的表现。

2. 体征 轻者可无明显体征，或有面颊潮红，眼结膜、口咽部充血红肿。重症患者肺部出现实变。

3. 并发症 重症患者可出现肺炎、肺出血、胸腔积液、全血细胞减少、肾衰竭和感染性休克。

⇄ 知识链接

休克是机体受到强烈的致病因素侵袭后，导致有效循环血量锐减，组织灌注不足、细胞代谢紊乱和功能受损为特点的一种危急临床综合征。

（三）心理－社会状况

患者因发热、全身酸痛等可出现情绪低落。病情加重，可有精神紧张、焦虑。因被强行隔离或出现并发症时，可有恐惧、悲观、绝望等心理反应。

（四）辅助检查

1. 血常规检查 轻症患者多有白细胞总数正常，重症患者多有白细胞总数及淋巴细胞下降。

2. 病毒抗原及基因检测 从患者呼吸道中取标本检测甲型流感病毒核蛋白抗原及禽流感病毒 H 亚型抗原。对疑似诊断、确定诊断提供重要依据。

3. 病毒分离 可从患者呼吸道标本中分离禽流感病毒，是确定诊断的重要依据。

4. 血清学检查 采集发病初期和恢复期双份血清检测禽流感病毒抗体，如前后滴度有 4 倍或以上升高，是回顾性诊断的参考指标。

5. 影像学检查 X 线胸片可见肺内斑片状、弥漫性或多灶性浸润，但缺乏特异性。重症患者肺内病变进展迅速，呈大片毛玻璃状或肺实变影像，少数可伴有胸腔积液。

（五）治疗要点

在适当隔离的条件下，给予对症、抗感染处理，保证组织供氧、维持器官功能。注意休息，多饮水，加强营养。应在发病 48 小时内使用金刚烷胺、奥司他韦等抗病毒药物。重症患者治疗要点：①营养支持；②加强血氧监测和呼吸支持；③防治继发性细菌感染；④预防并发症，短期使用肾上腺皮质激素可改善毒血症状及呼吸窘迫。

【护理问题】

1. 体温过高 与病毒感染或继发细菌感染产生毒素吸收，引起体温调节中枢失调有关。

2. 气体交换受损 与肺部感染引起的肺实变有关。

3. 焦虑 与隔离治疗、病情加重、担心预后有关。

4. 潜在并发症 肺炎、肺出血、胸腔积液、全血细胞减少、ARDS、瑞氏综合征、肾衰竭、败血症和感染性休克。

【护理措施】

（一）一般护理

1. 隔离与休息 患者宜安置在单人房间，严格执行呼吸道隔离，做好消毒工作。急性期卧床休息，取舒适体位，协助患者做好生活护理。

2. 饮食护理　多饮水，给予易消化、营养丰富、富含维生素的流质或半流质饮食。

（二）病情观察

观察患者的生命体征，尤其注意观察呼吸情况。监测有无并发症。

（三）对症护理

1. 高热　用冰袋冷敷，温水或乙醇擦浴等物理方法降温，必要时遵医嘱应用药物降温。

2. 有肺炎、多器官功能衰竭等并发症　协助患者采取半卧位，吸氧，湿化气道，协助咳嗽、吸痰，出现呼吸衰竭时及早应用机械通气等。

（四）用药护理

早期发病 48 小时（尤其 24 小时）内用金刚烷胺、奥司他韦等疗效较佳，同时注意观察药物不良反应，金刚烷胺的不良反应主要有头晕、失眠、共济失调等神经精神症状，老年人慎用，孕妇及癫痫患者禁用。奥司他韦含有阿司匹林成分，1 岁以下儿童不推荐使用，以避免产生瑞氏综合征。

（五）心理护理

向患者及家属讲解人禽流感的有关知识。重点说明隔离和支持疗法的重要性，说明精神放松有利于疾病康复，多安慰和鼓励患者，增强其治疗信心，以积极配合治疗与护理。

【健康指导】

（一）疾病知识指导

向患者及家属解释人禽流感的发病流行特征。实施隔离和消毒的必要性。生活要规律，劳逸结合，避免过劳和重体力活动。加强营养，严格遵医嘱用药。

（二）疾病预防指导

健康的生活方式非常重要，勤洗手，养成良好的个人卫生习惯。保持室内清洁，每天开窗换气 2 次，每次至少 10 分钟，尽量少去空气不流通的场所。要特别注意饮食卫生，进食禽肉、蛋类要彻底煮熟，加工、保存食物时要注意生、熟分开。不喝生水，不生食禽肉和内脏。解剖家禽、家畜及其制品后要彻底洗手。普通人群尤其是儿童应避免密切接触家禽和野禽。密切接触者可试用抗流感病毒药物或按中医药辩证施治。

目标检测

单选题

1. 高致病性禽流感主要由下列哪种禽流感病毒引起（　　）

A. H5N1　　B. H7N7　　C. H9N2

D. H1N1　　E. H16N9

2. 人禽流感的潜伏期通常为（　　）

A. 2～4 天　　B. 4～6 天　　C. 6～8 天

D. 8～10 天　　E. 10～12 天

3. 女，31 岁，因高致病性禽流感住院隔离治疗，护士对其健康指导哪项不合适（　　）

A. 尽量少去空气不流通的场所　　B. 进食禽类、蛋类要彻底煮熟

C. 杀鸡后要彻底洗手　　D. 养成健康的生活方式

E. 除鹅外，要避免密切接触禽类

（李正学）

书网融合……

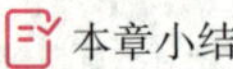

自测题

第五章 传染性非典型肺炎患者的护理

【学习目标】

1. **掌握** 传染性非典型肺炎的护理评估、护理措施及健康教育。

2. **熟悉** 传染性非典型肺炎的护理问题。

3. **了解** 传染性非典型肺炎的病原学特点及发病机制。

案例分析

患者，女性，31岁，2003年3月15日突感发热，伴寒战、头痛、全身不适、干咳被发热门诊收住院，20日出现胸闷、呼吸急促，呼吸困难。查体：体温39.5℃，肺部有少许湿啰音，X线可见肺部片状阴影。当地有传染性非典型肺炎流行。

问题

1. 该患者可能发生了什么？
2. 当前最主要的护理问题是什么？
3. 你如何对她进行护理？
4. 你如何对人群进行预防指导？

【疾病概要】

传染性非典型肺炎又称严重急性呼吸综合征（SARS），是由SARS冠状病毒（SARS-CoV）感染导致的一种急性呼吸道传染病。临床上以发热、乏力、头痛、肌肉关节酸痛等全身症状和干咳、胸闷、呼吸困难等呼吸道症状为主要表现。严重者出现明显的呼吸困难，并可迅速发展为急性呼吸窘迫综合征（ARDS），如抢救措施不及时，可导致死亡。

SARS冠状病毒属冠状病毒科，为β属B亚群冠状病毒，是有包膜的单股正链RNA病毒，直径80~120nm，多呈球形。病毒包膜上有排列较宽、形如日冕的刺突蛋白（spikeprotein）。病毒对脂溶剂、去污剂敏感，不耐酸和紫外线。常用的病毒灭活剂如甲醛、过氧化氢、含氯消毒剂等均可以灭活SARS冠状病毒。

该病的发病机制尚不清楚，目前研究认为：SARS冠状病毒由呼吸道进入人体，在呼吸道黏膜上皮内复制，侵犯气管上皮细胞、肺泡上皮细胞，损伤呼吸膜的血气屏障，引起炎性充血水肿、渗出。主要病理改变是肺损害，与病毒感染引发SARS患者免疫系统过度反应，释放细胞因子、肿瘤坏死因子等物质损伤肺组织有关。死亡病例可见肺实变、瘀血、出血；支气管、细支气管炎症改变，气管上皮损伤、坏死、脱落，管腔内可见坏死物、脱落上皮细胞和炎症细胞；弥漫性全小叶性、间质性肺炎，透明膜形成，肺泡腔及间隔散在或小灶性淋巴细胞，浆细胞及中性粒细胞浸润；间质可见单核、多核巨噬细胞浸润。

【护理评估】

（一）流行病学资料

1. 传染源 传染性非典型肺炎患者是主要传染源，特别是重症患者。

2. 传播途径 传播途径以近距离呼吸道飞沫传播为主，也可通过手接触呼吸道分泌物等接触传播。

3. 易感人群 人群普遍易感，感染后可获得较持久免疫力。儿童感染率较低，医护人员和患者亲属是高危人群。

4. 流行特征 本病流行冬春季节多见。有家庭和医院聚集现象，男女性别之间无明显差异。发病年龄以青壮年为主，但死亡病例中老年人比例较大。

5. 评估要点 该区域有无传染性非典型肺炎流行，有无到过疫区，有无接触过疫区患者等。

（二）临床表现

潜伏期通常为2～12天，长者可达21天，多数患者在感染后4天左右发病。

起病急，传染性强，以发热为首发症状，可有畏寒，体温常超过38℃，呈不规则热或弛张热，稽留热等，热程多为1～2周；伴有头痛、肌肉酸痛、全身乏力和腹泻。起病3～7天后出现干咳、少痰，偶有血丝痰，肺部体征不明显。病情于10～14天达到高峰，发热、乏力等感染中毒症状加重，并出现频繁咳嗽，气促和呼吸困难，略有活动则气喘、心悸，被迫卧床休息。这个时期易发生呼吸道的继发感染。

病程进入2～3周后，发热渐退，其他症状与体征减轻乃至消失。肺部炎症的吸收和恢复则较为缓慢，体温正常后仍需2周左右才能完全吸收恢复正常。轻型患者临床症状轻。重症患者病情重，易出现呼吸窘迫综合征。儿童患者的病情较成人轻。有少数患者不以发热为首发症状，尤其是有近期手术史或有基础疾病的患者。

（三）心理－社会状况

传染性非典型肺炎传染性强，病情进展快，缺乏特效治疗手段，重症患者病死率高，患者易出现精神紧张、焦虑、孤独，甚至恐惧、悲观等心理反应。

（四）辅助检查

1. 血常规 早期白细胞总数不高或降低，中性粒细胞可增多。晚期合并细菌感染时，白细胞总数可增高，部分患者血小板可减少。重症患者白细胞总数减少，T淋巴细胞亚群中CD_3^+、CD_4^+、CD_8^+均减少，以CD_4^+减少明显。

2. 生化检查 多数患者出现肝功能异常，丙氨酸氨基转移酶（ALT）、乳酸脱氢酶

（LDH）、肌酸激酶（CK）升高。少数患者血清白蛋白降低。肾功能及血清电解质大多正常。

3. 血气分析　部分患者出现低氧血症和呼吸性碱中毒，重者出现Ⅰ型呼吸衰竭。

4. 病原学和血清学检测　采集患者呼吸道分泌物、血液进行培养分离病毒或双份血清进行 SARS 冠状病毒及其特异性抗体检测，有助于诊断。国内已建立间接荧光抗体法（IFA）和酶联免疫吸附试验（ELISA）来检测血清中 SARS 病毒特异性抗体。IgG 型抗体在起病后第 1 周检出率低或检不出，第 2 周末检出率 80% 以上，第 3 周末 95% 以上，且效价持续升高，在病后第 3 个月仍保持很高的滴度。

5. 肺部影像学检查　绝大部分患者在起病早期即有胸部 X 线检查异常，多呈斑片状或网状改变。起病初期常呈单灶病变，短期内病灶迅速增多，常累及双肺或单肺多叶。部分患者进展迅速，呈大片状阴影。双肺周边区域累及较为常见。对于胸片无病变而临床又怀疑为本病的患者，1～2 天内要复查胸部 X 线检查。胸部 CT 检查以玻璃样改变最多见。肺部阴影吸收、消散较慢；阴影改变与临床症状体征有时可不一致。

（五）治疗要点

1. 对症治疗　高热者给予冰敷、乙醇擦浴等物理降温措施，全身酸痛明显者可使用解热镇痛药。咳嗽、咳痰者给予镇咳、祛痰药。有心、肝、肾等器官功能损害者应作相应的处理。气促明显、轻度低氧血症者应及早给予持续鼻导管或面罩吸氧。腹泻患者注意补液及纠正水电解质酸碱平衡紊乱。

2. 预防和治疗继发细菌感染　根据临床情况可使用大环内酯类、喹诺酮类及其他抗生素。

3. 抗病毒治疗　可早期使用利巴韦林、干扰素等抗病毒药物。

4. 糖皮质激素的应用建议应用指征　①有严重中毒症状，高热 3 日不退；②48 小时内肺部阴影进展超过 50%；③有急性肺损伤或出现急性呼吸窘迫综合征。应规律使用，时间不宜过长，具体剂量根据病情调整，儿童慎用。

5. 免疫治疗　重症患者可使用已康复患者的血清进行治疗，或使用免疫增强剂如胸腺肽、免疫球蛋白等治疗。

6. 重症病例的处理　须加强对患者的严密动态监护：尽可能收入重症监护病房；使用无创伤正压机械通气（NPPV）；NPPV 治疗后，若血氧饱和度改善不满意，应及时进行有创正压机械通气治疗；对出现 ARDS 病例，宜直接应用有创正压机械通气治疗；出现休克或多器官功能衰竭（MODS），应予相应支持治疗。使用呼吸机通气，须注意医护人员的防护，谨慎处理呼吸机废气，吸痰、冲洗导管均应严格按照规程操作，以防发生感染。

知识链接

传染性非典型肺炎的诊断必须排除其他可以解释患者流行病学史和临床经过的疾病。临床上要注意排除上呼吸道感染、流行性感冒、细菌性或真菌性肺炎、获得性免疫缺陷综合征（AIDS）合并肺部感染、军团菌病、肺结核、流行性出血热、非感染性间质性肺疾病、肺嗜酸性粒细胞浸润症、肺血管炎等呼吸系统疾患。

【护理问题】

1. 体温过高 与病毒感染或继发细菌感染有关。

2. 气体交换受损 与肺部感染引起的呼吸面积减少有关。

3. 焦虑 与缺乏疾病知识及疾病所致不适和担心预后有关。

4. 潜在并发症 休克、呼吸衰竭、多器官功能衰竭。

【护理措施】

（一）一般护理

1. 休息与隔离 卧床休息，取舒适体位，避免剧烈咳嗽。协助患者做好生活护理。患者宜收住在专门隔离病区，安置在单人房间，严格执行隔离制度与措施，患者的分泌物、排泄物及污染物严格消毒处理。

2. 饮食护理 给予易消化、富含蛋白质、维生素和热量的流质或半流质饮食。

（二）病情观察

密切观察患者的生命体征，尤其注意呼吸频率与节律的变化，如发现患者有气促、呼吸困难、发绀等表现时，应立即报告医生，并做好气管插管、气管切开和机械通气等抢救的准备和护理。

（三）对症护理

1. 高热 卧床休息，定时观察并记录体温，可用冰袋冷敷、温水或乙醇擦浴等物理方法降温，必要时遵医嘱应用药物降温，同时应加强皮肤、口腔等的护理，防止感染。

2. 咳嗽、咳痰 定时翻身拍背，有效咳嗽，促进排痰，保持呼吸道通畅。

3. 氧疗 呼吸困难、气促者予以不同方式的氧疗：①鼻导管或鼻塞给氧是常用而简单的方法，适用于低浓度给氧，患者易于接受。②面罩给氧面罩上有调节装置，可调节罩内氧浓度，不需湿化，耗氧量较少。③气管插管或气管切开者，经插管或切开处射流给氧效果好，且有利于呼吸道分泌物的排出和保持气道通畅。④呼吸机给氧是抢救重症患者最佳的氧疗途径和方法。

（四）用药护理

遵医嘱使用抗病毒药物、抗生素及糖皮质激素等药物，严格掌握适应证，注意观察药物疗效及不良反应。对重型高血压、胃十二指肠溃疡、精神病、癫痫、糖尿病及妊娠期患者，应慎用激素。

（五）心理护理

多与患者沟通，关心患者，鼓励患者积极配合治疗，消除焦虑、恐惧等不良心理反应，保持乐观稳定的心态。

【健康指导】

（一）疾病知识指导

向患者及家属解释传染性非典型肺炎的发病与流行特征，宣传实施隔离和消毒的重要性和必要性。遵医嘱正确用药，不能随意增减、更换或停止使用药物。注意保暖，避免疲劳，保证充足的睡眠以及在空旷场所做适量运动等，这些良好的生活习惯有助于提高人体对呼吸道疾病的抵抗能力。

（二）疾病预防指导

平时注意锻炼身体，加强营养，养成良好的卫生习惯。不随地吐痰，避免在人前打喷嚏、咳嗽，平时注意清洁鼻腔，勤洗手；确保住所或活动场所清洁，定时空气消毒和通风换气；减少大型群众性集会或活动，避免去人多或相对密闭的地方，并注意正确佩戴口罩。

（三）疫情报告指导

2004 年 12 月 1 日，我国将传染性非典型肺炎列入《中华人民共和国传染病防治法》法定传染病乙类首位，并规定按甲类传染病进行报告、隔离治疗和管理。发现或怀疑本病时，应自觉隔离，尽快到发热门诊的专门通道就诊，同时 2 小时内向卫生防疫机构报告，做到早发现、早隔离、早治疗。

目标检测

单选题

1. 传染性非典型肺炎的病原体是（　　）

　A. 肺炎杆菌　　B. 支原体　　C. 衣原体

　D. 冠状病毒　　E. 轮状病毒

2. 传染性非典型肺炎的最主要传染源是（　　）

　A. SARS 患者　　B. 隐性感染者　　C. 病原携带者

　D. 治愈患者　　E. 动物

3. 传染性非典型肺炎的英文缩写正确的是（　　）

　A. AIDS　　B. ARDS　　C. SARS

　D. SAS　　E. MODS

4. 传染性非典型肺炎的主要症状是（　　）

A. 持续性高热
B. 头痛、全身酸痛
C. 干咳、少痰
D. 呼吸道卡他症状
E. 腹痛、腹泻

5. 传染性非典型肺炎流行期间，以下个人防护措施不恰当的是（　　）
A. 勤洗手，不随地吐痰
B. 咳嗽、打喷嚏不要对着人
C. 适量运动增强免疫力
D. 外出戴口罩
E. 注射干扰素

（曾丽智）

书网融合……

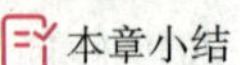

本章小结　　自测题

第六章 新型冠状病毒肺炎患者的护理

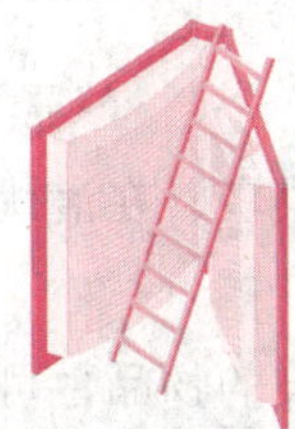

【学习目标】

1. **掌握** 新型冠状病毒肺炎的护理评估、护理措施及健康教育。
2. **熟悉** 新型冠状病毒肺炎的护理问题。
3. **了解** 新型冠状病毒肺炎的病原学特点。

案例分析

患者，男性，46岁，境外人员回国。回国后在隔离酒店隔离期间，出现发热、干咳、乏力，随后体温逐日上升，近3日出现胸闷、呼吸困难加重表现，转入定点医院隔离治疗。查体：体温39.8℃，呼吸23次/分，脉搏98次/分，血压100/92mmHg，鼻咽拭子核酸检测阳性，新型冠状病毒特异性IgM抗体、IgG抗体阳性。胸部影像显示多发小斑片阴影及间质改变，以肺外带明显。

问题

1. 该患者可能患何种疾病？
2. 要确诊该病例，需要做什么检查？
3. 如何对该患者进行护理？
4. 如经治愈后出院，应给患者做什么健康教育？

【疾病概要】

新型冠状病毒肺炎（Corona Virus Disease2019，COVID－19），简称“新冠肺炎”，世界卫生组织命名为“2019冠状病毒病”，是指2019新型冠状病毒感染导致的肺炎，为新发急性呼吸道传染病，目前已成为全球性重大的公共卫生事件。

新型冠状病毒（2019－nCoV）属于β属的冠状病毒，有包膜，颗粒呈圆形或椭圆形，直径60～140nm。具有5个必需基因，分别针对核蛋白（N）、病毒包膜（E）、基质蛋白（M）和刺突蛋白（S）4种结构蛋白及RNA依赖性的RNA聚合酶（RdRp）。核蛋白（N）包裹RNA基因组构成核衣壳，外面围绕着病毒包膜（E），病毒包膜包埋有基质蛋白（M）和刺突蛋白（S）等蛋白。刺突蛋白通过结合血管紧张素转化酶2（ACE－2）进入细胞。体外分离培养时，新型冠状病毒96个小时左右即可在人呼吸道上皮细胞内发现。新型冠状病毒对紫外线和热敏感，56℃30分钟、乙醚、75%

乙醇、含氯消毒剂、过氧乙酸和三氯甲烷等脂溶剂均可有效灭活病毒，但氯己定不能有效灭活病毒。

该病的发病机制尚不清楚，目前研究主要认为，病毒进入人体，侵犯气管、肺泡上皮细胞，损伤呼吸膜的血气屏障，引起炎性充血水肿、渗出导致肺损害，严重者引发全身感染，致休克、呼吸衰竭、多器官功能衰竭。

【护理评估】

（一）流行病学资料

1. 传染源 传染源主要是新型冠状病毒感染的患者和无症状感染者，在潜伏期即有传染性，发病后5天内传染性较强。

2. 传播途径 主要经呼吸道飞沫和密切接触传播。接触病毒污染的物品也可造成感染。在相对封闭的环境中长时间暴露于高浓度气溶胶情况下存在经气溶胶传播的可能。由于在粪便、尿液中可分离到新型冠状病毒，应注意其对环境污染造成接触传播或气溶胶传播。

3. 易感人群 人群普遍易感。危重型病例、死亡病例中有基础疾病者、免疫功能缺陷者、老年人比例较大。感染后可获得一定的免疫力，但持续时间尚不明确。

4. 流行特征 本病流行四季均可发生、但以冬季多见。有家庭和医院聚集现象，男女性别之间无明显差异。

5. 评估要点

（1）发病前14天内有病例报告社区的旅行史或居住史。

（2）发病前14天内与新型冠状病毒感染的患者或无症状感染者有接触史。

（3）发病前14天内曾接触过来自有病例报告社区的发热或有呼吸道症状的患者。

（4）聚集性发病（2周内在小范围如家庭、办公室、学校班级等场所，出现2例及以上发热和/或呼吸道症状的病例）。

⇄ 知识链接

新型冠状病毒肺炎疑似病例的确诊方法

疑似病例同时具备以下病原学或血清学证据之一者可确诊。

1. 实时荧光RT－PCR检测新型冠状病毒核酸阳性。

2. 病毒基因测序，与已知的新型冠状病毒高度同源。

3. 新型冠状病毒特异性IgM抗体和IgG抗体阳性。

4. 新型冠状病毒特异性IgG抗体由阴性转为阳性或恢复期IgG抗体滴度较急性期呈4倍及以上升高。

（二）临床表现

潜伏期1～14天，多为3～7天。临床分型分为轻型、普通型、重型和危重型，要根据症状和检查指标及时救治。

1. 以发热、干咳、乏力为主要表现。部分患者以嗅觉、味觉减退或丧失等为首发症状，少数患者伴有鼻塞、流涕、咽痛、结膜炎、肌痛和腹泻等症状。重症患者多在发病一周后出现呼吸困难和（或）低氧血症，严重者可快速进展为急性呼吸窘迫综合征、脓毒症休克、难以纠正的代谢性酸中毒和出凝血功能障碍及多器官功能衰竭等。极少数患者还可有中枢神经系统受累及肢端缺血性坏死等表现。值得注意的是重型、危重型患者病程中可为中低热，甚至无明显发热。

2. 轻型患者可表现为低热、轻微乏力、嗅觉及味觉障碍等，无肺炎表现。少数患者在感染新型冠状病毒后可无明显临床症状。

3. 多数患者预后良好，少数患者病情危重，多见于老年人、有慢性基础疾病者、晚期妊娠和围产期女性、肥胖人群。儿童病例症状相对较轻，部分儿童及新生儿病例症状可不典型，表现为呕吐、腹泻等消化道症状或仅表现为反应差、呼吸急促。极少数儿童可有多系统炎症综合征（MIS－C），出现类似川崎病或不典型川崎病表现、中毒性休克综合征或巨噬细胞活化综合征等，多发生于恢复期。主要表现为发热伴皮疹、非化脓性结膜炎、黏膜炎症、低血压或休克、凝血障碍、急性消化道症状等。一旦发生，病情可在短期内急剧恶化。

（三）心理－社会状况

新型冠状病毒肺炎传染性强，病情进展快，目前仍缺乏特效治疗手段，重症患者及老年人病死率高，患者易出现精神紧张、焦虑、孤独，甚至恐惧、悲观等心理反应。

（四）辅助检查

1. 一般检查　发病早期外周血白细胞总数正常或减少，可见淋巴细胞计数减少，部分患者可出现肝酶、乳酸脱氢酶、肌酶、肌红蛋白、肌钙蛋白和铁蛋白增高。多数患者 C 反应蛋白（CRP）和血沉升高，降钙素原正常。重型、危重型患者可见 D－二聚体升高、外周血淋巴细胞进行性减少，炎症因子升高。

2. 病原学及血清学检查

（1）病原学检查　采用 RT－PCR 和（或）NGS 方法在鼻咽拭子、痰和其他下呼吸道分泌物、血液、粪便、尿液等标本中可检测出新型冠状病毒核酸。

（2）血清学检查　新型冠状病毒特异性 IgM 抗体、IgG 抗体阳性，发病 1 周内阳性率均较低，且因各种因素，抗体检测可能会出现假阳性。一般不单独以血清学检测作为诊断依据，需结合流行病学史、临床表现和基础疾病等情况进行综合判断。对以下患者可通过抗体检测进行诊断：①临床怀疑新冠肺炎且核酸检测阴性的患者；②病情处于恢复期且核酸检测阴性的患者。

3. 胸部影像学　早期呈现多发小斑片阴影及间质改变，以肺外带明显。进而发展为双肺多发磨玻璃影、浸润影，严重者可出现肺实变，胸腔积液少见。MIS－C 时，心功能不全患者可见心影增大和肺水肿。

（五）治疗要点

1. 根据病情确定治疗场所

（1）疑似及确诊病例应在具备有效隔离条件和防护条件的定点医院隔离治疗，疑似病例应单人单间隔离治疗，确诊病例可多人收治在同一病室。

（2）危重型病例应当尽早收入ICU治疗。

2. 一般治疗

（1）卧床休息，加强支持治疗，保证充足能量摄入；注意水、电解质平衡，维持内环境稳定；密切监测生命体征、指尖血氧饱和度等。

（2）根据病情监测血常规、尿常规、CRP、生化指标（肝酶、心肌酶、肾功能等）、凝血功能、动脉血气分析、胸部影像学等。有条件者可行细胞因子检测。

（3）及时给予有效氧疗措施，包括鼻导管、面罩给氧和经鼻高流量氧疗。

（4）必要时抗菌药物治疗。

3. 抗病毒治疗 目前较为一致的意见认为，具有潜在抗病毒作用的药物应在病程早期使用，建议重点应用于有重症高危因素及有重症倾向的患者。不建议同时应用3种以上抗病毒药物，出现不可耐受的毒副作用时应停止使用相关药物。

4. 免疫治疗 根据病情可使用康复者恢复期血浆、静注COVID-19人免疫球蛋白和托珠单抗的方法。

5. 糖皮质激素治疗 对于氧合指标进行性恶化、影像学进展迅速、机体炎症反应过度激活状态的患者，酌情短期内（一般建议3~5日，不超过10日）使用糖皮质激素，建议剂量相当于甲泼尼龙0.5~1mg/(kg·d)，应当注意较大剂量糖皮质激素由于免疫抑制作用，可能会延缓对病毒的清除。

6. 重型、危重型病例的治疗 在上述治疗的基础上，积极防治并发症，治疗基础疾病，预防继发感染，及时进行器官功能支持、呼吸支持，必要时启用有创机械通气、体外膜肺氧合（ECMO）、循环支持、血液净化治疗等措施。原则是多学科合作，尽早抗炎、抗感染、纠正休克和出凝血功能障碍、保证脏器功能支持。

7. 中医治疗 本病属于中医“疫”病范畴，病因为感受“疫戾”之气，各地可根据病情、当地气候特点以及不同体质等情况，参照《新型冠状病毒肺炎诊疗方案（试行第八版修订版）》推荐进行辨证论治。

【护理问题】

1. 体温过高 与病毒感染或继发细菌感染有关。

2. 气体交换受损 与肺部感染引起的呼吸面积减少有关。

3. 焦虑 与缺乏疾病知识及疾病所致不适和担心预后有关。

4. 潜在并发症 休克、呼吸衰竭、多器官功能衰竭。

【护理措施】

（一）一般护理

1. 休息与隔离 宜卧床休息，取舒适体位，避免剧烈咳嗽。卧床患者定时变更体位，预防压力性损伤。协助患者做好生活护理。患者宜收住在专门隔离病区，安置在单人房间，严格执行隔离制度与措施，患者的分泌物、排泄物及污染物严格消毒处理。

2. 饮食护理 多饮水，给予易消化、富含蛋白质、维生素和热量的流质或半流质饮食。

（二）病情观察

根据临床分型、患者病情，明确护理重点并做好基础护理。重型以上患者密切观察患者生命体征和意识状态，重点监测 SpO_2。危重型患者 24 小时持续心电监测，每小时测量患者的心率、呼吸频率、血压、SpO_2，每 4 小时测量并记录体温。合理、正确使用静脉通路，并保持各类管路通畅，妥善固定。如发现患者有气促、呼吸困难、发绀等表现时，应立即报告医生，并做好气管插管、气管切开和机械通气等抢救的准备和护理。

（三）对症护理

1. 高热 嘱患者卧床休息，定时观察并记录体温，可用冰袋冷敷、温水或乙醇擦浴等物理方法降温，必要时遵医嘱应用药物降温。特别注意患者口腔护理和液体出入量管理，有创机械通气患者防止误吸。

2. 咳嗽、咳痰 定时翻身拍背，有效咳嗽，促进排痰，保持呼吸道通畅。

3. 氧疗 呼吸困难、气促者予以不同方式的氧疗：包括鼻导管、面罩给氧和经鼻高流量氧疗。有条件可采用氢氧混合吸入气（H_2/O_2：66.6%/33.3%）治疗。严格按护理规范做好无创机械通气、有创机械通气、人工气道、俯卧位通气、体外膜肺氧合诊疗的护理。

（四）气道管理

加强气道湿化，建议采用主动加热湿化器，有条件的使用环路加热导丝以保证湿化效果；建议使用密闭式吸痰，必要时气管镜吸痰；积极进行气道廓清治疗，如振动排痰、高频胸廓振荡、体位引流等；在氧合及血流动力学稳定的情况下，尽早开展被动及主动活动，促进痰液引流及肺康复。

（五）用药护理

遵医嘱使用抗病毒药物、抗生素素及糖皮质激素等药物，严格掌握适应证，注意观察药物疗效及不良反应。

（六）心理护理

多与患者沟通，关心患者，鼓励患者积极配合治疗，消除焦虑、恐惧等不良心理反应，保持乐观稳定的心态。

【健康指导】

（一）出院后防控指导

1. 定点医院要做好与患者居住地基层医疗机构间的联系，共享病历资料，及时将出院患者信息推送至患者辖区或居住地基层医疗卫生机构。

2. 建议出院后继续进行14天隔离管理和健康状况监测，佩戴口罩，有条件的居住在通风良好的单人房间，减少与家人的近距离密切接触，分餐饮食，做好手卫生，避免外出活动。

3. 建议在出院后第2周、第4周到医院随访、复诊。

（二）疾病预防指导

保持良好的个人及环境卫生，均衡营养、适量运动、充足休息，避免过度疲劳。提高健康素养，养成“一米线”、勤洗手、戴口罩、公筷制等卫生习惯和生活方式，打喷嚏或咳嗽时应掩住口鼻。保持室内通风良好，科学做好个人防护，出现呼吸道症状时应及时到发热门诊就医。近期去过高风险地区或与确诊、疑似病例有接触史的，应主动进行新型冠状病毒核酸检测。

（三）疫情报告指导

为控制新型冠状病毒肺炎传播、蔓延，医务人员应做到早发现、早报告、早诊断、早隔离、早治疗。各级各类医疗机构的医务人员发现符合病例定义的疑似病例后，应当立即进行单人单间隔离治疗，院内专家会诊或主诊医师会诊，仍考虑疑似病例，在2小时内进行网络直报，并采集标本进行新型冠状病毒核酸检测，同时在确保转运安全前提下立即将疑似病例转运至定点医院。与新型冠状病毒感染者有密切接触者，即便常见呼吸道病原检测阳性，也建议及时进行新型冠状病毒病原学检测。疑似病例连续两次新型冠状病毒核酸检测阴性（采样时间至少间隔24小时）且发病7天后新型冠状病毒特异性IgM抗体和IgG抗体仍为阴性可排除疑似病例诊断。如为确诊病例应在发现后2小时内进行网络直报。

目标检测

单选题

1. 为控制“新型冠状病毒感染的肺炎”疫情传播、蔓延，医务人员应做到（　　）

A. 早发现、早报告、早诊断、早治疗

B. 早发现、早报告、早诊断、早转院、早治疗

C. 早发现、早隔离、早诊断、早治疗

D. 早发现、早报告、早诊断、早隔离、早治疗

E. 早发现、早报告、早诊断、早治疗、早处置

2.《传染病防治法》规定新型冠状病毒肺炎目前按哪类传染病进行管理（　　）

A. 甲类　　B. 乙类　　C. 丙类
D. 其他类　　E. 未定类

3. 发现新型冠状病毒肺炎的报告时间为（　　）
A. 1 小时　　B. 2 小时　　C. 4 小时
D. 12 小时　　E. 24 小时

4. 新型冠状病毒肺炎的病毒命名为（　　）
A. MERSr - CoV　　B. SARS - CoV　　C. 2019E
D. 2019 - nCoV　　E. 2020 - nCoV

5. 新型冠状病毒肺炎主要的传播途径是（　　）
A. 飞沫传播和亲密接触传播　　B. 飞沫传播和粪口传播
C. 接触传播和血液传播　　D. 血液传播和性传播
E. 接触传播和粪口传播

（曾丽智）

书网融合……

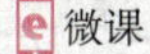
微课

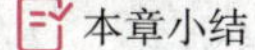
本章小结

自测题

第七章 麻疹患者的护理

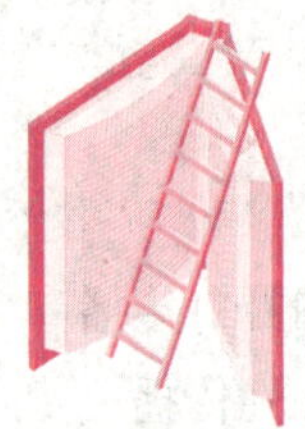

【学习目标】

1. **掌握** 麻疹的护理评估、护理措施及健康教育。
2. **熟悉** 麻疹的护理问题。
3. **了解** 麻疹的病原学特点及发病机制。

案例分析

中午11点，一位母亲抱着一个1岁小女孩急急忙忙来门诊看病。母亲焦急地说孩子昨天晚上发热，咳嗽，流涕，以为感冒了，到社区门诊就诊，具体不详，服“感冒药”已3天，未见好转。今天上午，发现孩子眼睛红，流眼泪，面部发红，于是来医院就诊。

问题

1. 该患儿可能患何种疾病？
2. 请给家长讲解消毒知识及治疗原则。

【疾病概要】

麻疹是麻疹病毒所致的急性呼吸道传染病。儿童多见，临床以发热、咳嗽、流涕、结膜炎、口腔麻疹黏膜斑（又称柯氏斑）及全身皮肤斑丘疹为主要特点。好发于6个月~5岁的小儿。本病任何季节均可发生，但以冬春季节多见。

麻疹病毒为RNA病毒，属副黏液病毒，只有一种血清型，球形颗粒。人是唯一宿主。病毒不耐热，对阳光和普通消毒剂均敏感，阳光照射20分钟可失去致病力。在流通的空气中30分钟可失去活力。

【护理评估】

（一）流行病学资料

1. 传染源 麻疹患者是唯一的传染源。

2. 传播途径 病毒在患者呼吸道大量繁殖，带病毒的飞沫经呼吸道吸入为主要传播途径。

3. 易感人群 人群普遍易感，病后能获持久免疫，年龄在6个月~5岁小儿更易发病。

4. 流行特征 全年均可发病，以冬春多见。

5. 评估要点 患儿年龄，询问有无麻疹患者密切接触史，有无麻疹减毒活疫苗接种史及接种时间，发热与皮疹的关系、皮疹的出疹时间、出疹部位和出疹顺序等。既往是否患过麻疹。

（二）临床表现

典型的麻疹临床经过可分为4期：

1. 潜伏期　一般为6～18天（平均为10天）。在潜伏期末可出现低热、精神萎靡、全身不适。

2. 前驱期（也称出疹前期）　一般发热3～4天后出疹。主要表现有：

（1）发热　常为首发症状，体温可达39～40℃，热型不一。

（2）上呼吸道炎　发热同时出现咳嗽、流涕、喷嚏、咽部充血等症状，结膜充血、流泪、畏光等结膜炎表现。

（3）麻疹黏膜斑　绝大多数患儿可出现麻疹黏膜斑，是麻疹早期的特异性体征，有助于早期麻疹诊断。麻疹黏膜斑在出疹前1～2天出现，开始见于下磨牙相对应的颊黏膜上，可出现直径1.0mm大小的灰白色小点，周围有红晕（出疹后1～2天迅速消失）。

（4）其他表现　有些患儿可出现一些非特异性症状，如精神萎靡、食欲下降、呕吐及腹泻、肺部有啰音等。

3. 出疹期　多在发热3～4天后出疹，3～5天出齐。出疹位置先见耳后、发际、额面、颈、躯干、四肢，最后达手掌与足底。皮疹初为红色斑丘疹，皮疹间皮肤正常不伴痒感，部分患者红色斑丘疹融合呈暗红色，大小不等。此期全身中毒症状重，高热、精神萎靡、嗜睡，重者有谵妄、抽搐、咳嗽加剧、易并发肺炎、喉炎。

4. 恢复期　一般3～5天。皮疹出齐后按出疹顺序消退。可有糠麸样脱屑及色素沉着，一般7～14天完全消退。此期体温开始减退，全身症状逐渐好转。

5. 并发症　麻疹患儿发病过程中易并发肺炎、喉炎、中耳炎、心肌炎、脑炎、营养不良和维生素A缺乏等。如果患者同时患有结核病，可使其恶化。其中肺炎是麻疹最常见的并发症，也是患儿死亡的主要原因。

知识链接

结核病是由结核杆菌所引起的呼吸道传染病。患者主要表现为发热、盗汗、食欲不佳、疲劳等症状。治疗原则为早期、适量、联合、规律、全程、分段治疗。

（三）心理－社会状况

应注意评估家长及社会人群对麻疹的认知程度，家长对麻疹的防治态度和对该病的应对措施。虽然麻疹传染性强，但经过正确治疗及护理，绝大多数预后良好。若处理不当可导致严重并发症甚至死亡。评估护理能力，有无恐惧及焦虑。评估患儿及家庭是否有孤独和无助感，是否得到社会支持。

（四）辅助检查

1. 血常规　外周血白细胞计数总数正常或减少，淋巴细胞相对增多。若白细胞总数增多，可提示继发细菌感染。若有淋巴细胞明显降低，可提示预后不佳。

2. 病原学检查 检测到麻疹病毒或从呼吸道分泌物中分离出麻疹病毒，均可明确诊断。

3. 血清学检查 皮疹出现2天内可从血中检测特异性IgM抗体，病后5~20天IgM抗体出现最高，可作为诊断麻疹的标准方法。

（五）治疗要点

目前麻疹没有特异性疗法，主要是加强护理、对症治疗和防治并发症。鼓励患儿加强营养、多饮水，同时注意补充维生素A，可减少并发症的发生。体温超过40℃时遵医嘱给予药物降温、有烦躁不安或惊厥者遵医嘱用镇静剂。

【护理问题】

1. 体温过高 与麻疹病毒产生毒素被吸收和菌体裂解及继发感染有关。

2. 皮肤完整性受损 与麻疹病毒感染所致皮疹有关。

3. 有传播感染的危险 与病毒在呼吸道繁殖排出有关。

4. 潜在并发症 肺炎、喉炎、脑炎、心肌炎。

【护理措施】

（一）一般护理

1. 休息与降温 绝对卧床休息至皮疹消退、体温正常。保持室内空气新鲜，避免对流风，防止受凉。监测体温变化，处理高热时需兼顾透疹，不宜用药物及物理方法强行降温，尤其禁用冷敷及乙醇擦浴，因体温骤降可引起末梢循环障碍而使皮疹突然隐退。如体温升至40℃以上，可用小剂量退热剂或温水擦浴，以免惊厥。

2. 饮食 给予清淡、易消化、营养丰富的饮食，少食多餐，以增加患儿食欲利于消化，以保证机体有足够的营养。鼓励患儿多饮水，必要时遵医嘱可适量静脉补液，以利排毒、退热、透疹。恢复期应给予高蛋白、高热量、多种维生素的食物。

3. 加强皮肤护理 皮肤清洁，在保暖的情况下，每日用温水擦浴（忌用肥皂），更衣1次。剪短指甲避免抓伤皮肤引起继发感染。

4. 口、眼、鼻的护理 用生理盐水或2%硼酸溶液洗漱，保持口腔清洁、舒适。室内光线柔和。眼部因炎性分泌物多，常用生理盐水清洗双眼，再滴入抗生素滴眼液或眼膏，一日数次，可使用维生素A预防干眼。及时清除鼻痂，保持呼吸道通畅。

（二）病情观察

麻疹并发症较多且重，应仔细观察，早期发现。若出疹期透疹不畅、疹色暗紫、持续高热、咳嗽加剧、发绀、肺部湿啰音增多等，可能并发了肺炎；若患儿出现频咳、声嘶、气促、吸气性呼吸困难、三凹征等可能并发了喉炎；若患儿出现嗜睡、抽搐、昏迷等可能并发了脑炎。如出现上述并发症及时报告医生并配合进行处理。

【健康指导】

（一）疾病知识指导

应向家长介绍麻疹的相关知识，尤其是出疹期护理，重点向家长说明隔离的重要性，使其能积极配合隔离、消毒、治疗和护理。做好家长及患儿的心理疏导，以消除疾病对身心产生的不利影响。

（二）疾病预防指导

1. 被动免疫　在接触麻疹后5天内立即给于免疫血清球蛋白，可预防麻疹发病；超过6天则无法达到上述效果。

2. 主动免疫　采用麻疹减毒活疫苗是预防麻疹的重要措施，其预防效果可达90%。

3. 控制传染源　要做到早期发现，早期隔离。一般病人隔离至出疹后5天，合并肺炎者延长至10天。接触麻疹的易感者应检疫观察3周。

目标检测

单选题

1. 麻疹的主要传播途径（　　）
   A. 血液传播　　B. 虫媒传播　　C. 胃肠道传播
   D. 呼吸道传播　　E. 接触传播
2. 麻疹患者面颊处出现白色麻疹黏膜斑是在哪一期（　　）
   A. 潜伏期　　B. 前驱期　　C. 出疹期
   D. 恢复期　　E. 后遗症期
3. 麻疹皮疹最先出疹部位（　　）
   A. 耳后发际　　B. 面部　　C. 颈部
   D. 四肢　　E. 躯干
4. 患儿，女，4岁。患麻疹后第5天出现高热、咳嗽、气急发绀，听诊肺部有湿罗音。该患儿可能出现的并发症是（　　）
   A. 支气管肺炎　　B. 心肌炎　　C. 麻疹脑炎
   D. 结核病恶化　　E. 小儿肺炎

（李正学）

书网融合……

本章小结

自测题

PPT

第八章 水痘患者的护理

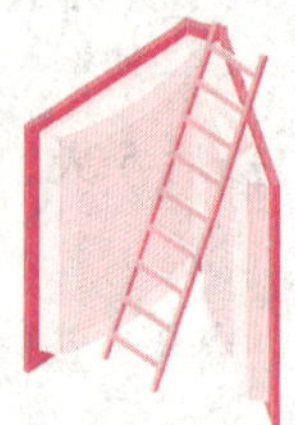

【学习目标】

1. **掌握** 水痘的护理评估、护理措施及健康教育。
2. **熟悉** 水痘的护理问题。
3. **了解** 水痘的病原学特点及发病机制。

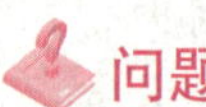

案例分析

女童4岁，9小时前出现发热，胸、背、颈部皮肤出现红斑、丘疹，水疱。检查发现头面部、躯干、四肢密集红斑、丘疹、米粒至黄豆大小水疱，疱疹周围有红晕，少数结痂。四肢远端皮疹较少，口腔黏膜有水疱，左侧额面部数个水疱破溃有渗液。询问家长知其姐姐11天前患水痘，现已基本痊愈。

问题

1. 该患儿可能患何种疾病？
2. 患儿目前存在的护理问题有哪些？
3. 护理的重点是什么？

【疾病概要】

水痘是由水痘－带状疱疹病毒引起的，儿童常见的急性出疹性传染病病。临床特征是皮肤和黏膜相继出现并同时存在斑疹、丘疹、疱疹和结痂。患儿感染后可获得持久免疫力，但带状疱疹还可能发生。全年发病但冬春季多发。

水痘－带状疱疹病毒即人类疱疹病毒3型，人类是唯一宿主。水痘－带状疱疹核心为双股DNA，仅有一个血清型。病毒在体外抵抗力弱，不能存活，对热，酸和各种有机溶剂敏感，不能在痂皮中存活。小儿感染该病毒，可为水痘，后该病毒可长期在脊髓后神经根神经节或脑神经的感觉神经节内潜伏，在青春期或成年后，可激活病毒，再次发病，该次发病表现为带状疱疹而非水痘。

水痘病毒通过鼻咽部黏膜进入人体，在局部黏膜和淋巴组织内繁殖，而后进入血液到达单核巨噬细胞系统内，再次繁殖后释放入血引起各器官病变，损害皮肤和黏膜较重，少数可累及内脏。在皮疹出现1～4天后产生特异性免疫和抗体病毒血症，症状随之缓解，因皮肤损害表浅，痊愈后不留瘢痕。

【护理评估】

（一）流行病学资料

1. 传染源　水痘患者是唯一的传染源。无并发症的患儿可在家隔离治疗，隔离至疱疹全部结痂为止。易感儿接触后隔离观察3周。

2. 传播途径　经呼吸道传播和接触传播。病毒存在于患儿上呼吸道分泌物及疱疹液中，经飞沫传播和直接接触传播。

3. 易感人群　人群普遍易感，主要见于小儿，以2～6岁儿童多发。

4. 流行特征　一年四季均可发病，但以冬春季多见。

5. 评估要点　发病年龄、发病的季节、近期有无水痘患者或带状疱疹患者密切接触史，有无水痘－带状疱疹病毒减毒活疫苗接种史及接种时间，询问有无发热、食欲减退等前驱症状，询问出疹时间、出诊的特点。

（二）临床表现

1. 典型水痘　潜伏期14天左右，前驱期1天。出疹前可出现前驱症状，出现发热、流涕、咳嗽、不适，食欲减退等症状。在发病的当天或次日可出疹。其特点为：分批出现，开始为红色斑疹和斑丘疹，迅速发展为透明饱满的水泡，后疱液由透明变为浑浊，中央凹陷，因壁薄而易破，瘙痒感较重，2到3天迅速结痂。皮疹呈向心性分布，头面躯干较多，继而扩展到四肢，末端稀少。因皮疹分批出现，故高峰期可见斑疹、丘疹、疱疹和结痂同时存在。若皮疹出现在口腔、眼结膜、生殖器等处，破溃后易形成溃疡。全身症状较轻，病程长短不一，大多10天左右可自愈。是一种自限性疾病。

2. 重症水痘　重症水痘多数发生免疫力低下或患恶性疾病的小儿，持续高热和有明显全身中毒症状，皮疹分布广泛，可出现出血性皮疹，皮疹可融合形成大泡型疱疹，继发感染几率大，可引起败血症，病情重，病死率较高。

3. 并发症　最常见的为皮肤继发性细菌感染。肺炎主要发生在有免疫缺陷患儿，少数患儿可并发脑炎、心肌炎。

⇄ 知识链接

自限性疾病，就是疾病发展到一定程度后自动停止，并逐渐恢复痊愈，不需特殊治疗，只需对症治疗或不治疗。

（三）心理－社会状况

水痘疱疹可引起皮肤瘙痒，影响患儿睡眠，患儿易产生焦虑烦躁。水痘病毒传染性极强，要评估家长，保育人员及教师对此病认知水平。

（四）辅助检查

1. 血常规　外周血白细胞总数大于正常，继发细菌感染时常增高。

2. 疱疹刮片检查 刮取新鲜疱疹基底组织涂片，瑞氏染色见多核巨细胞，苏木素－伊红染色可查到细胞核内包涵体，此刮片检查可快速诊断。

3. 血清学检查 双份血清特异性抗体滴度 4 倍以上增高，有助于诊断。

（五）治疗要点

没有特殊措施，主要采取对症治疗。炉甘石洗剂对抑制皮肤瘙痒有一定的效果。抗病毒药物首选阿昔洛韦，越早服用效果越理想。若继发细菌感染，可给予抗生素治疗。

【护理问题】

1. 皮肤完整性受损 与水痘病毒感染导致的皮疹及继发细菌感染有关。

2. 体温过高 与病毒血症有关。

3. 有传播感染的可能 与呼吸道分泌物排出病毒及疱液排出病毒有关。

4. 潜在并发症 肺炎、心肌炎、脑炎等。

【护理措施】

（一）加强皮肤护理，恢复皮肤完整性

1. 室内温度舒适，被褥内裤清洁，保持患儿皮肤清洁、干燥，以增加患儿的舒适度。婴幼儿可带并指手套，以免抓伤引起继发感染。

2. 减轻皮肤瘙痒 用炉甘石洗剂或 5% 碳酸氢钠溶涂抹对抑制皮肤瘙痒有效果，也可遵医嘱口服抗组胺类药物。若皮肤继发感染可局部涂抗生素软膏，或遵医嘱给予抗生素，以控制感染。皮肤瘙痒较重的可用患儿感兴趣的事物转移注意力以减轻瘙痒的程度。

（二）观察病情

水痘是自限性疾病，临床过程一般顺利，极少数可发生播散性水痘，应密切观察皮疹的变化，防治肺炎，心肌炎等并发症。

（三）对症护理

患儿通常有中低度发热，不必用药物降温，若有高热要物理降温或遵医嘱服用退热剂，服用阿司匹林退热有引发瑞氏综合症的可能，故禁用阿司匹林退热。多饮水、营养丰富、清淡饮食，保证机体营养。

【健康指导】

（一）疾病知识指导

宣传水痘的相关知识，尤其讲解水痘传染性强，注意隔离的重要性，以便理解支持；同时重点指导家长做好皮肤护理，注意皮肤清洁，防止继发感染；也要对社区居民讲解水痘的预防知识，有皮疹期间要避免去公共场所以预防感染的传播。

（二）疾病预防指导

1. 注意保持环境整洁，空气流通 在学校等场所应加强教室的通风换气，也可采

取紫外线照射等方法进行空气消毒。

2. 注意隔离　水痘病人在出疹期间，要严格隔离到皮疹完全结痂为止。

3. 儿童接种冻干水痘减毒活疫苗　是预防和控制水痘的有效手段，另外还要培养良好的卫生习惯，做到勤洗手，保持皮肤清洁，尽可能的减少皮肤的破溃，防止继发感染。

目标检测

单选题

1. 水痘皮肤病变的病理特征是（　　）
   A. 仅限表皮　　B. 仅限黏膜　　C. 仅限真皮
   D. 可侵及肌层　　E. 可侵及皮下组织
2. 水痘患儿具有传染性的时期是（　　）
   A. 潜伏期
   B. 出疹期
   C. 出疹前～12 天至全部疱疹结痂
   D. 出疹前 5 天至第一批疹退
   E. 出疹前 10 天至出疹后 5 天
3. 患儿，男，5 岁。发热 24 小时后出现皮疹，初为红色斑疹，后变为丘疹并发展疱疹，皮疹呈向心性分布分批出现，主要位于驱干。该患儿最可能的诊断是（　　）
   A. 麻疹　　B. 猩红热　　C. 腮腺炎
   D. 幼儿急疹　　E. 水痘

（李正学）

书网融合……

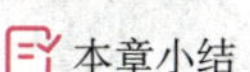
本章小结

自测题

第九章 流行性腮腺炎患者的护理

PPT

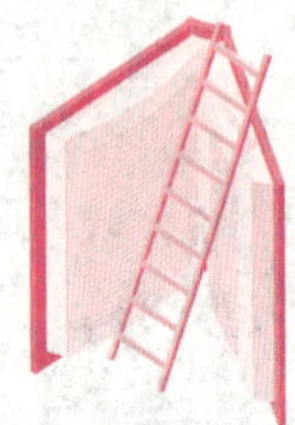

【学习目标】

1. **掌握** 流行性腮腺炎的护理评估、护理措施及健康教育。

2. **熟悉** 流行性腮腺炎的护理问题。

3. **了解** 流行性腮腺炎的病原学特点。

案例分析

患儿，男性，10 岁。发热伴右耳下疼痛 4 天，腹痛半天入院，查体：体温 41℃，右腮腺肿胀压痛明显，左上腹压痛，无反跳痛。血清检查示特异性 IgM 抗体增高。

问题

1. 该患者可能患何种疾病？
2. 要确诊该病例，需要做什么检查？
3. 如何对该患儿进行护理？
4. 如何对该患儿家属进行健康教育？

【疾病概要】

流行性腮腺炎是由腮腺炎病毒引起的小儿时期常见的急性呼吸道传染病。其临床表现以腮腺肿大、疼痛为特征，大多有发热、咀嚼受限，并可累及其他腺体组织或脏器，系非化脓性炎症。主要发生于年长儿。本病一年四季均可发病，但以冬春季为主。本病为自限性疾病，大多数预后良好，极少发生死亡。

腮腺炎病毒为 RNA 病毒，存在于患者唾液、血液、尿液及脑脊液中。此病毒在外界抵抗力弱，加热至 56℃20 分钟或甲醛、紫外线等很容易使其灭活，但在低温条件下可存活较久。

【护理评估】

（一）流行病学资料

1. 传染源 早期患者和隐性感染者为传染源。腮腺肿大前 1 天到消肿后 3 天均有传染性。

2. 传播途径 病毒主要通过直接接触、飞沫传播，也可经唾液污染的食具、玩具等传播。

3. 易感人群　15 岁以下小儿是主要的易感者。

4. 流行特征　在幼儿园中容易造成流行，感染后可获持久免疫。

5. 评估要点　询问患儿发病前 2～3 周内有无流行性腮腺炎患者接触史，本次发病前有无体温升高、头痛和肌痛等症状，既往有无腮腺反复肿大或腮腺炎病史，有无腮腺炎疫苗接种史。

（二）临床表现

潜伏期 14～25 天，平均 18 天。

部分患儿有发热、头痛、乏力、食欲不振等前驱症状。1～2 天后腮腺逐渐肿大，体温上升可达 40℃。通常一侧先肿大，约 4 天后累及对侧，也有两侧同时肿大或始终限于一侧者。肿大的腮腺以耳垂为中心，向前、后、下发展，局部不红，边缘不清，同时伴周围组织水肿，局部皮肤紧张发亮、灼热，疼痛明显，咀嚼食物时疼痛加重。在上颌第二磨牙旁的颊黏膜处，可见红肿的腮腺导管口。腮腺肿大 3～5 天达高峰，1 周左右逐渐消退。颌下腺、舌下腺、颈部淋巴结可同时受累。腮腺炎病毒有嗜腺体和嗜神经性，故病毒常侵入中枢神经系统及其他腺体或器官，可使患儿并发脑膜脑炎、睾丸炎、急性胰腺炎等。

（三）心理－社会状况

流行性腮腺炎为学龄儿童最常见的传染病，由于疼痛明显、进食困难、外表形象的改变及担心学习成绩落后等，可导致患儿焦虑、抑郁等心理变化，家长因为孩子患病而焦急。

（四）辅助检查

1. 血清和尿淀粉酶测定　病程早期约 90% 患儿血清和尿液淀粉酶增高，其增高程度与腮腺肿大的程度成正向关系。

2. 血清学检查　血清中特异性 IgM 抗体增高。

3. 病毒分离　患儿唾液、脑脊液、血液及尿液中可分离出病毒。

（五）治疗要点

本病是自限性疾病，主要对症处理和支持治疗。头痛和腮腺胀痛可应用镇痛药。睾丸胀痛可用棉花垫和丁字带托起。对重症或并发脑膜脑炎、心肌炎者，可用地塞米松每日 5～10mg，静脉滴注 5～7 天。发病早期可用利巴韦林每日 15mg/kg，静脉滴注，疗程 5～7 天。

⇄ 知识链接

根据《中华人民共和国传染病防治法》规定，流行性腮腺炎属丙类传染病，应做好监测管理，要求于发现后 24 小时内上报当地卫生防疫机构。

【护理问题】

1. 有传播感染的危险 与患儿排出病原体有关。

2. 疼痛 与腮腺炎症有关。

3. 潜在并发症 脑膜脑炎、睾丸炎、胰腺炎。

【护理措施】

（一）预防感染的传播

患儿隔离至腮腺肿大消退后 3 天。对患儿呼吸道分泌物及其污染的物品进行消毒。流行期间应加强托幼机构的晨检。

（二）减轻疼痛

1. 饮食管理 给予富有营养、易消化的半流质或软食，忌酸、辣、干、硬食物，以免唾液分泌及咀嚼使疼痛加剧。

2. 减轻腮腺肿痛 局部冷敷，以减轻炎症充血及疼痛，亦可用中药如青黛散调醋局部湿敷。

3. 保持口腔清洁 常用温盐水漱口，多饮水，以减少口腔内残余食物，防止继发感染。

（三）病情观察

1. 患儿腮腺肿大后 1 周左右如出现持续高热、剧烈头痛、呕吐、颈强直、嗜睡、烦躁或惊厥等表现，提示可能发生了脑膜脑炎，及时报告医生，予以相应治疗及护理。

2. 患儿如出现睾丸肿大、触痛、睾丸鞘膜积液和阴囊水肿，提示可能发生了睾丸炎。可用丁字带托起阴囊消肿或局部冰袋冷敷止痛，或按医嘱采用药物治疗。

3. 腮腺肿胀数日后如出现中上腹剧痛，有压痛和肌紧张，伴发热、寒战、呕吐、腹胀、腹泻或便秘等，提示可能发生了胰腺炎，及时报告医生并协助处理。

（四）健康教育

无并发症的患儿在家中隔离治疗，指导家长隔离患儿至腮腺肿大消退后 3 天。注意观察病情，如出现剧烈呕吐、头痛，男性患儿睾丸肿大，中上腹部疼痛等，提示可能发生了并发症，应及时到医院就诊。

【健康指导】

（一）疾病知识指导

对腮腺肿痛的患儿，指导家长局部冷敷，或用中药局部湿敷。饮食忌酸、辣、干、硬食物，给予富营养、易消化的半流质或软食，以免疼痛加剧。

（二）疾病预防指导

对 8 个月以上易感儿接种腮腺炎减毒活疫苗，有效保护期可达 10 年。腮腺炎流行期间，避免带孩子到人群密集的公共场所。

目标检测

单选题

1. 流行性腮腺炎患者腮腺肿大的特征为（　　）
   A. 以下颌为中心　B. 以舌下为中心　C. 以甲状腺为中心
   D. 以耳垂为中心　E. 以耳廓为中心
2. 对流行性腮腺炎健康指导，不正确的是（　　）
   A. 鼓励患儿多饮水　B. 睾丸肿痛时可用丁字带托起
   C. 忌酸、辣、硬而干燥的食物　D. 为自限性疾病，无特殊疗法
   E. 合并脑膜脑炎者应长期口服激素治疗
3. 患儿男，6 岁。发热伴右耳下疼痛 3 天，腹痛半天入院，查体：体温 40℃，右腮腺肿胀压痛明显，左上腹压痛，无反跳痛。考虑该患儿可能是腮腺炎并发（　　）
   A. 脑膜炎　B. 急性胰腺炎　C. 睾丸炎
   D. 肝炎　E. 胃肠炎
4. 患儿男，5 岁。发热伴右耳下疼痛 4 天，腹痛半天入院，查体：体温 40℃，右腮腺肿胀压痛明显，左上腹压痛，无反跳痛。为进一步诊断应立即协助医生做的检查项目是（　　）
   A. 肝功能　B. 血常规　C. 血淀粉酶
   D. 大便常规　E. 脑脊液
5. 患儿男，5 岁。发热伴右耳下疼痛 4 天，腹痛半天入院，查体：体温 40℃，右腮腺肿胀压痛明显，左上腹压痛，无反跳痛。应告诉家长本病的隔离时间是（　　）
   A. 体温恢复正常　B. 腮腺肿大完全消退
   C. 腮腺肿大完全消退，再观察 3 天　D. 症状体征消失
   E. 发病后 21 天

（曾丽智）

书网融合……

本章小结　自测题

PPT

第十章 手足口病患者的护理

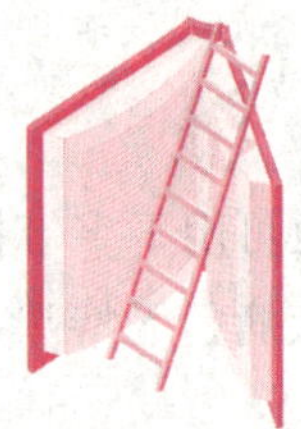

【学习目标】

1. **掌握** 手足口病的护理评估、护理措施及健康教育。
2. **熟悉** 手足口病的护理问题。
3. **了解** 手足口病的病原学特点。

案例分析

患儿，男性，6岁，因发热、咳嗽、流涕、食欲缺乏就诊。查体：体温40℃，口腔内可见散在的疱疹或溃疡，多位于舌、颊黏膜和硬腭等处，手、足和臀部可见散在斑丘疹和疱疹，心肺（-），WBC $14\times10^{9}/L$，中性粒细胞30%，淋巴细胞70%。

问题

1. 该患儿可能患何种疾病？
2. 要确诊该病例，需要做什么检查？
3. 如何对该患儿家属进行健康教育？

【疾病概要】

手足口病是由多种人肠道病毒引起的常见传染病。主要表现为发热、口腔和四肢末端的斑丘疹、疱疹，重者可出现脑膜炎、脑炎、脑脊髓炎、肺水肿和循环障碍等。致死原因主要为脑干脑炎及神经源性肺水肿。以婴幼儿发病为主，病毒传染性很强，常在托幼机构造成流行。

引起手足口病的病毒主要为肠道病毒，我国以柯萨奇病毒A组的16型（Cox16）和肠道病毒71型（EV71）多见。该类病毒对外界有较强的抵抗力，不易被胃酸和胆汁灭活，对乙醚、来苏、三氯甲烷等消毒剂不敏感。但病毒不耐强碱，对紫外线和干燥敏感，高锰酸钾、漂白粉、甲醛、碘酒能使其灭活。

【护理评估】

（一）流行病学资料

1. 传染源 患者和隐性感染者均为本病的传染源。

2. 传播途径 主要经粪-口途径传播，也可经接触患者呼吸道分泌物、疱疹液及污染的物品而感染，疾病流行季节医源性传染也不容忽视。

3. 易感人群　人群对肠道病毒普遍易感，但成人大多通过隐性感染获得相应抗体，因此临床上以儿童患病为主，尤其容易在托幼机构造成流行。感染后可获免疫力，但持续时间尚不明确。

4. 流行特征　发病前数天，感染者咽部分泌物与粪便就可检出病毒，粪便中排出病毒的时间可长达3～5周。

5. 评估要点　询问患儿有无与手足口患儿接触史，检查有无发热、咳嗽、拒食、流涎、手、足、臀部有无斑丘疹和疱疹等症状。

（二）临床表现

潜伏期通常为2～10天，平均3～5天。

1. 普通病例　起病急，大多有发热，可伴有咳嗽、流涕、食欲缺乏等症状。口腔内可见散在的疱疹或溃疡，多位于舌、颊黏膜和硬腭等处，引起口腔疼痛，导致患儿拒食、流涎。手、足和臀部出现斑丘疹和疱疹，偶见于躯干，呈离心性分布。皮疹消退后不留瘢痕或色素沉着，多在1周内痊愈，预后良好。

2. 重症病例　少数病例病情进展迅速，在发病1～5天内出现脑膜炎、脑炎、脑脊髓炎、肺水肿、循环障碍等，极少数病例病情危重，可致死亡。致死原因主要为脑干脑炎及神经源性水肿。

（1）神经系统表现　多出现在病程1～5天内，患儿持续高热，出现中枢神经系统损害的表现，如精神萎靡、嗜睡或激惹、易惊、头痛、恶心、呕吐、食欲缺乏、谵妄甚至昏迷；肢体抖动、肌阵挛、眼球震颤、共济失调、眼球运动障碍、肌无力或急性迟缓性瘫痪、惊厥等。颈项强直在1～2岁的小儿中较为明显，腱反射减弱或消失，布鲁津斯基征、凯尔尼格征阳性。

（2）呼吸系统表现　呼吸增快浅促、呼吸困难或呼吸节律改变、口唇发绀，咳嗽加重，咳白色、粉色或血性泡沫样痰液，肺部可闻及湿啰音或痰鸣音。

（3）循环系统表现　心率增快或减慢，面色苍白、皮肤花纹、四肢发凉、出冷汗，指（趾）端发绀；持续血压降低，毛细血管充盈时间延长。

（三）心理－社会状况

本病因传染性强，应评估家长对本病了解程度和护理能力，观察是否有恐惧心理，针对具体情况做好家长的心理安慰。

（四）辅助检查

1. 血常规　一般病例白细胞计数正常或降低，病情危重者白细胞计数可明显升高。

2. 血生化检查　部分病例可有轻度谷丙转氨酶（ALT）、谷草转氨酶（AST）、肌酸激酶同工酶（CK－MB）升高，病情危重者可有肌钙蛋白（cTnI）和血糖升高。

3. 血气分析　呼吸系统受累时，可有动脉血氧分压降低，血氧饱和度下降，二氧化碳分压升高，酸中毒。

4. 脑脊液检查　神经系统受累时可表现为外观清亮、压力增高、白细胞计数增多，以单核细胞为主，蛋白正常或轻度增多，糖和氯化物正常。

5. 病原学检测 鼻咽拭子、气道分泌物、疱疹液或粪便标本中 Cox16、EV71 等肠道病毒特异性核酸阳性或分离到肠道病毒可以确诊。

6. 血清学检查 急性期与恢复期 Cox16、EV71 等肠道病毒中和抗体有 4 倍以上的升高亦可确诊。

7. 胸部 X 线检查 可表现为双肺纹理增多，网络状、斑片状阴影，部分病例以单侧为著。

8. 磁共振检查 神经系统受累者可见以脑干、脊髓灰质损害为主的异常改变。

（五）治疗要点

1. 普通病例 对症治疗；注意隔离，避免交叉感染；适当休息，清淡饮食，做好口腔护理。

2. 重症病例

（1）神经系统受累 使用甘露醇控制颅内高压、酌情应用糖皮质激素、酌情静脉注射免疫球蛋白、降温、镇静止惊。

（2）呼吸、循环衰竭 保持呼吸道通畅、吸氧；监测呼吸、心率、血压和血氧饱和度；及时气管插管使用正压机械通气；保护重要脏器的功能，维持内环境稳定。

（3）恢复期治疗 促进各脏器功能恢复；功能康复治疗；中西医结合治疗。

知识链接

2008 年 5 月 2 日，手足口病纳入《中华人民共和国传染病防治法》，规定其属丙类传染病，应做好监测管理，要求于发现后 24 小时内上报当地卫生防疫机构。

【护理问题】

1. 体温过高 与病毒感染有关。

2. 皮肤完整性受损 与口腔、手足疱疹有关。

3. 防护无效 与病毒传播力强有关。

4. 潜在并发症 脑水肿、循环衰竭、肺水肿等。

5. 有传播感染的危险 与患儿排出病原体有关。

【护理措施】

（一）维持体温正常

急性期应卧床休息，体温恢复正常，斑丘疹及疱疹消退，再休息一周。高热时鼓励多饮水，减少衣着，保持皮肤清洁干燥。体温高于 38.5℃应采取降温措施，以免体温过高引起热性惊厥。给予清淡、易消化、高热量、高维生素的流质或半流质饮食，禁食冰冷、辛辣、咸等刺激性食物。

（二）皮肤黏膜护理

1. 口腔护理　保持口腔清洁，餐后用温水或生理盐水漱口。不会漱口的可用生理盐水棉棒清洁口腔。

2. 皮疹护理　衣服、被褥保持清洁、干燥、平整；衣着宽松、柔软；剪短指甲，防止抓破皮疹。保持臀部清洁干燥，手足部皮疹初期可涂炉甘石洗剂，疱疹破溃时可涂聚维酮碘溶液，如有感染应用抗生素软膏。

（三）预防感染的传播

1. 与其他患儿分病室收治，做好接触隔离和呼吸道隔离，轻症至少 2 周，重症患儿不少于 3 周。

2. 病室做好消毒工作。患儿用过的玩具、餐具或其他用品可用含氯的消毒液浸泡及煮沸消毒，不宜浸泡或煮沸的物品可在日光下暴晒。

3. 患儿的呼吸道分泌物、粪便应经过消毒处理，可用含氯消毒剂消毒 2 小时后倾倒。

4. 诊疗、护理患儿过程中已使用的非一次性仪器、物品等要擦拭消毒。

（四）病情观察

严密观察病情进展，如持续高热不退、末梢循环不良，呼吸、心率明显增快，精神差、呕吐、抽搐、肢体抖动或无力等为重症病例的早期，应及早与医生联系以便及时处理。

（五）心理护理

家长亲密陪伴和安抚，转移患儿注意力，给予足够的关爱。

【健康指导】

（一）疾病知识指导

帮助家长掌握患儿的隔离、居室的消毒、分泌物的消毒方法等。掌握一般护理应注意的事项，如饮食护理、皮疹护理等。

（二）疾病预防指导

由于手足口病传染性强，为控制疾病的流行应让患儿及家长了解手足口病的传染源、传播途径及隔离的意义。

目标检测

单选题

1. 手足口病好发于哪些人群（　　）

A. 5 岁以下儿童　B. 成人　C. 学龄儿童

D. 人群普遍易感　E. 老年人

2. 下列哪项对手足口病肠道病毒理化性质的描述是错误的（　　）

A. 对紫外线和干燥敏感

B. 75%酒精和5%的来苏能将其灭活

C. 对含氯消毒剂敏感

D. 温度在56℃以上可降低其活性

E. 漂白粉、甲醛、碘酒能使其灭活

3. 手足口病病例的临床分类主要分为以下几类（　　）

A. 疑似病例、临床诊断病例

B. 普通病例、重症病例

C. 疑似病例、普通病例、重症病例

D. 普通病例、重症病例、危重病例

E. 疑似病例、临床诊断病例、重症病例

4. 关于手足口病，下列哪个是错误的（　　）

A. 目前无疫苗可预防

B. 治疗手足口病无特效药物

C. 以支持疗法为主

D. 主要是抗菌治疗

E. 患者和隐性感染者均为本病的传染源

5. 我国哪一天将手足口病列入法定传染病（　　）

A. 2008 年 5 月 1 日

B. 2008 年 5 月 2 日

C. 2008 年 5 月 3 日

D. 2009 年 5 月 2 日

E. 2008 年 5 月 4 日

（曾丽智）

书网融合……

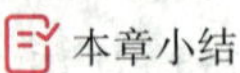

本章小结　自测题

第十一章 肾综合征出血热患者的护理

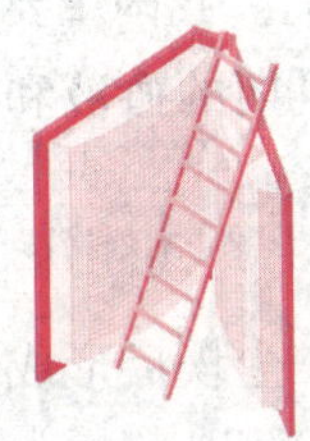

【学习目标】

1. **掌握** 肾综合征出血热的护理评估、护理措施和健康教育。

2. **熟悉** 肾综合征出血热的护理问题。

3. **了解** 肾综合征出血热的病原学特点及发病机制。

案例分析

患者，男，38岁，因发热5天，尿少1天，于11月10日入院。患者5天前出现畏寒、发热、头痛、全身酸痛无力，曾在当地卫生所给予“去痛片和感冒药”治疗无效，体温持续在39℃以上，尿量较前减少。第4天因腰痛明显，尿量约300ml，烦躁，呕吐频繁收住入院。体格检查：体温36.5℃，脉搏128次/分，血压80/50mmHg（10.7/6.67kPa），重病面容，精神萎靡，眼结膜充血，有轻度浮肿，胸部皮肤和软腭可见散在出血点，双肾区叩痛明显。

问题

1. 该患者可能发生了什么？
2. 当前最主要的护理问题是什么？
3. 你如何护理该患者？

【疾病概要】

肾综合征出血热（HFRS，又称流行性出血热），是由汉坦病毒引起的自然疫源性传染病，鼠为主要传染源。临床上以发热、出血、低血压休克和急性肾衰竭为特征，典型患者有发热期、低血压休克期、少尿期、多尿期和恢复期五期。

汉坦病毒属于布尼亚病毒科，为单链RNA病毒，呈球形或卵圆形，平均直径120nm。根据抗原结构的差异，汉坦病毒至少分为20个以上的血清型。我国流行的主要是Ⅰ型和Ⅱ型病毒。汉坦病毒不耐热、不耐酸，高于37℃或pH5.0以下易灭活，对紫外线和乙醇、碘酊等一般消毒剂也敏感。

汉坦病毒进入机体后形成病毒血症，引起发热等全身中毒症状和多器官损害，确切的发病机制尚未完全清楚，但多数研究认为是病毒的直接作用与感染后诱发免疫损伤共同作用的结果：①病毒直接作用导致血管内皮细胞广泛受损，引起血管舒缩功能和微循环障碍。②

病毒侵入人体后引起机体一系列免疫应答，一方面清除病原，保护机体；另一方面也可导致组织损伤，其中Ⅲ型变态反应被认为是引起本病血管、肾脏及其他损害的主要原因。其次，Ⅰ、Ⅱ、Ⅳ型变态反应及各种细胞因子和介质等在发病中也起到一定作用。

【护理评估】

（一）流行病学资料

1. 传染源 我国发现有53种动物携带本病毒，主要是啮齿类动物。我国主要的宿主动物和传染源是鼠类，如褐家鼠、黑线姬鼠、大林姬鼠等。患者早期的血液和尿液中携带病毒，但一般不会造成传染，因此，人不是主要传染源。

2. 传播途径 可通过多种途径传播。

（1）呼吸道传播 携带病毒的鼠类排泄物如尿、粪、唾液等污染尘埃后形成的气溶胶，通过呼吸道吸入而感染。

（2）消化道传播 进食被携带病毒的鼠及其排泄物污染的食物，可经口腔或胃肠黏膜而感染。

（3）接触传播 被鼠咬伤或破损的伤口直接接触带病毒的血液或排泄物可导致感染。

（4）母婴传播 孕妇感染本病后，病毒可经胎盘感染胎儿，曾从感染肾综合征出血热孕妇的流产胎儿脏器中分离到汉坦病毒。

（5）虫媒传播 鼠类体表寄生的螨虫叮咬人体也可引起本病传播。

3. 易感人群 人群普遍易感，以显性感染为主，隐形感染率为5%～8%，病后有较持久的免疫力。

4. 流行特征 全年均可发病，但有明显高峰季节，每年的3～5月和10月至次年1月为高峰季节。以男性青壮年，尤其是农民、矿工和野外作业者发病较高。本病广泛流行于亚洲、欧洲的许多国家，我国为重疫区。我国内地31个省、市、自治区均有病例报告，而且疫区仍在扩大。目前的流行趋势是由北向南，农村向城市扩展，老疫区病例逐渐减少，新疫区不断增加。

5. 评估要点 在流行季节，发病前2个月内是否到过疫区，有无鼠类接触史。

⇄ 知识链接

肾综合征出血热病毒即流行性出血热病毒，其引起的疾病即是肾综合征出血热（HFRS），以往此病在中国和日本被称为流行性出血热，在朝鲜和韩国被称为朝鲜出血热，在前苏联被称为远东出血热和出血性肾炎。1980年世界卫生组织将其统一命名为肾综合征出血热。目前世界上已发现能携带本病毒的鼠类等动物百余种，疫源地遍及世界五大洲。在亚洲、欧洲、非洲和美洲28个国家有病例报告。我国是HFRS发病率较高的国家，自20世纪30年代首先在黑龙江省孙吴县发现此病后，疫区逐渐扩大，现已波及二十八个省、市、自治区。自20世纪80年代中期以来，年发病人数超过10万，病死率为3～5%，有的地区高达10%。

（二）临床表现

1. 症状与体征　潜伏期通常为4～46天，一般为1～2周。典型病例可有以下5期经过：

（1）发热期

1）发热　起病急骤，畏寒、高热，以稽留热或驰张热多见，24小时内体温可升至39～40℃，持续3～7天。一般体温越高，热程越长，病情越重。轻型病例热退后症状迅速缓解，重症病例热退后病情反而加重。

2）全身中毒症状　①表现为全身酸痛、头痛、腰痛，部分患者出现眼眶痛。头痛、腰痛、眼眶痛合称“三痛”，疼痛原因与相应部位充血和水肿有关。②常伴有食欲减退、恶心、呕吐、腹痛、腹泻等消化道症状。腹痛剧烈时腹部有压痛、反跳痛，易误诊为急腹症。③重症患者出现嗜睡、烦躁不安、谵妄或抽搐等神经精神症状。

3）毛细血管损伤表现　①充血：颜面、颈部、胸部皮肤充血潮红（皮肤三红），呈醉酒貌；眼结膜、软腭与咽部充血（黏膜三红）。②出血：皮肤出血多在腋下和胸背部，搔抓样或条索状瘀点。黏膜出血可见于软腭及眼结膜。少数患者内脏出血，表现为呕血、黑便、咯血等。③渗出与水肿：眼睑、球结膜水肿，轻者眼球转动时结膜有漪涟波，重者球结膜呈水泡样，部分患者可出现腹腔积液。一般渗出水肿越重，病情越重。

（2）低血压休克期　一般发生于病程4～6天，持续1～3天。主要表现为低血压及休克。多在发热末期或热退时出现血压下降，开始表现为面色潮红、四肢温暖，随休克加剧则出现面色苍白、口唇发绀、四肢厥冷、脉搏细速、尿量减少、血压下降等。若得不到有效控制，长期组织灌注不良，则可促使DIC、急性呼吸窘迫综合征（ARDS）、急性肾衰竭、脑水肿等的发生。其持续时间长短与病情轻重、治疗措施是否及时、正确有关。

（3）少尿期　多发生于起病后第5～8天，可持续2～5天，持续时间长短与病情成正比。本期的主要表现是少尿或无尿、氮质血症、酸中毒和水、电解质代谢紊乱。重者可出现高血容量综合征的表现，如头痛、头昏、烦躁不安、浮肿、静脉充盈、脉搏洪大血压升高、脉压差增大、心率增快等。

（4）多尿期　多发生于病程的第9～14天，通常持续7～14天。由于此期肾小管吸收功能尚未恢复，因而肾脏的浓缩功能差，加之体内潴留的尿素氮等物质的渗透性利尿作用，尿量开始逐渐增加。在多尿早期，氮质血症可继续存在，甚至加重。随尿量的增加，氮质血症逐渐下降，精神食欲逐渐好转。到后期尿量可达4000～8000ml/d，少数可高达10000ml/d以上。若不能及时补充水和电解质，则易发生低血容量性休克、低钠、低钾等。此期，由于机体抵抗力下降，易继发感染，进而引起或加重休克。

（5）恢复期　病程第3～4周后，尿量逐渐减少至2000ml/d以下、精神和食欲基本恢复正常。肾功能完全恢复需要1～3个月，重者可达数月或数年之久。

2. 并发症

（1）腔道出血　多见于休克期、少尿期和多尿早期。腔道出血可表现为消化道出血、腹腔出血、阴道出血以及肺出血等。

（2）肺水肿　多见于休克期和少尿期。一种为肺间质水肿（如 ARDS），一种为肺泡内渗出（如心源性肺水肿），其中 ARDS 的病死率高达 67%。

（3）继发感染　少尿期或多尿早期最易发生。常见消化道、呼吸道、泌尿道感染及败血症等。

（三）心理－社会状况

部分患者可因疾病知识的缺乏或对医院环境陌生，而产生抑郁、焦虑等不良情绪，尤其是危重患者，因突然发热、病情进展快、症状明显而担心预后，使清醒的患者及其家属产生紧张、恐惧心理，他们迫切希望得到关心和心理支持。

（四）辅助检

1. 血常规检查　血白细胞开始可正常，3～4 天后总数增多，一般（15～30）× 10^9/L，分类计数早期以中性粒细胞为主，病后 4～5 天淋巴细胞增多，并出现较多的异型淋巴细胞。血红蛋白和红细胞可因血液浓缩而明显升高。血小板减少。

2. 尿常规检查　显著蛋白尿为本病主要特征之一。病程第 2 天即可出现，随病情加重而增加，可伴有血尿和管型尿。少数病例尿中出现膜状物，为血块、蛋白和上皮细胞的凝聚物。

3. 血液生化检查　低血压休克期血尿素氮、血肌酐开始上升，少尿期最为明显。休克期及少尿期可出现代谢性酸中毒。少尿期血钾升高，多尿期又降低。

4. 特异性血清学检查　早期患者的血清及外周血细胞及尿沉渣细胞均可检出病毒抗原。血清 IgM 抗体于病后 1～2 日即可检出（1∶20 为阳性），IgG 抗体出现的较晚（1∶40 为阳性）。相隔 1 周双份血清滴度 4 倍以上升高有诊断意义。

5. 分子生物学方法和病毒分离　应用聚合酶链反应（PCR 法）可以检出汉坦病毒的 RNA 或在发热期患者的血清、血细胞和尿液中可分离出汉坦病毒，有诊断价值。

（五）治疗要点

本病以综合治疗为主，早期可应用抗病毒治疗，中晚期主要是对症治疗，注意防治休克、肾衰竭和出血。治疗原则为“三早一就”，即早期发现、早期休息、早期治疗和就近治疗。

发热期抗病毒、减轻外渗、改善中毒症状、止血及预防 DIC；低血压休克期补充血容量、纠正酸中毒、改善微循环；少尿期严格控制入量、利尿、导泻和透析疗法；多尿期主要是维持水、电解质平衡和预防继发感染；恢复期应加强营养，注意休息，逐渐增加活动量，定期复查肾功能等。

【护理问题】

1. 体温过高　与病毒血症有关。

2. 营养失调，低机体需要量　与发热、呕吐、进食减少、大量蛋白尿有关。

3. 体液过多，组织水肿　与血管通透性增加及肾脏损害有关。

4. 组织灌注量改变　与血管壁损伤造成血浆大量外渗有关。

5. 潜在并发症　心力衰竭、肺水肿、出血和继发感染等。

6. 焦虑/恐惧　与病情严重和缺乏疾病相关知识有关。

【护理措施】

（一）一般护理

1. 休息　发热后应立即绝对卧床休息，忌随意搬动患者，以免加重组织脏器的出血。恢复期患者仍要注意休息，逐渐增加活动量。

2. 饮食护理　给予清淡可口、易消化、高热量、高维生素的流质或半流质饮食。发热时应注意适当补充液体；少尿期必须严格限制液体量、钠盐和蛋白质的摄入，以免加重水钠潴留和氮质血症；患者口渴时可用湿棉签擦拭口唇或漱口的方式来加以缓解，多尿期应注意液体、电解质、蛋白质和维生素的补充，指导患者多食用高蛋白、高糖和富含多种维生素的食物，如鱼、虾、蛋、瘦肉、新鲜水果、蔬菜等，尤应注意含钾多的食品的摄入；消化道出血的患者应予禁食。

（二）病情观察

本病具有病情变化快、病情危重的特点，其治疗的关键在于及早发现和防治休克、肾衰竭和出血等并发症。因此，及时而准确的病情观察是本病护理的重点。包括：①密切监测生命体征及意识状态的变化，定时测量体温和血压、脉搏；观察有无呼吸频率、节律及幅度的改变，有无脉搏细速、嗜睡或昏迷等。②观察充血、渗出及出血的表现：如“三红”、“三痛”的表现，皮肤瘀斑的分布、大小及有无破溃出血等；有无咯血、呕血、便血；有无剧烈头痛、突发视力模糊、血压进行性下降、脉搏细速、冷汗、唇周和指（趾）苍白发绀以及尿少等内出血和休克的表现。③严格记录24小时出入量，注意尿量、颜色、性状及尿蛋白的变化。④氮质血症的表现：注意有无食欲减退、恶心、呕吐、顽固性呃逆等症状，监测血尿素氮、肌酐的变化。⑤电解质及酸碱平衡的监测及凝血功能的检查等。

（三）对症护理

1. 高热以物理降温为主　如应用冰袋、冰囊等，但不能用乙醇擦浴，以免加重皮肤的充血、出血损害。必要时遵医嘱应用药物降温，禁用药效强烈的退热药，以防大量出汗促使患者提前进入休克期。

2. 循环衰竭　①迅速建立静脉通道，按医嘱准确、快速输入液体扩充血容量，并应用碱性液及血管活性药，以迅速纠正休克。快速扩容时，注意观察心功能，避免发生急性肺水肿。②给予吸氧。③患者可因出血而致循环衰竭，应做好交叉配血、备血，为输血做好准备。④做好各种抢救的准备工作，备好抢救药品及抢救设备。⑤密切观察治疗效果。

3. 肾衰竭 ①按“量出为入，宁少勿多”的原则，严格控制液体入量。②适当增加糖的供给，限制蛋白质的摄入。③利尿、导泻治疗时，密切观察患者用药后的反应，协助排尿、排便，观察其颜色、性状及量，并及时做好记录。④出现高血容量综合征者，应立即减慢输液速度或停止输液，让患者取半坐位或坐位，双下肢下垂。⑤透析的护理：说明治疗目的、基本操作程序等，以取得患者及家属的积极配合，做好透析后观察与护理，包括观察透析的效果、切口有无渗出、出血或红肿等，注意保持切口敷料清洁、干燥。

4. 皮肤及黏膜的护理 ①减少对皮肤的不良刺激：保持床铺清洁、干燥、平整。衣服应宽松、柔软，出汗较多时应及时更换。②帮助患者保持舒适体位，用软垫适当衬垫，并及时变换体位。③避免推、拉、拽等动作，以免造成皮肤破损。④做好口腔护理，保持口腔黏膜的清洁、湿润，及时清除口腔分泌物及痰液。⑤保持会阴部清洁，留置导尿者应做好无菌操作，定时冲洗膀胱。

（四）心理护理

在护理过程中应设法稳定患者及其家属的情绪，做到：①态度热情、动作沉着熟练。②关心体贴患者，耐心向患者解释本病的特点和临床经过，细心倾听患者的诉说，并尽力满足其需求。③要求家属不要将焦虑、紧张的情绪影响患者，以免加重患者的不适和心理负担。④鼓励患者树立战胜疾病的信心，克服消极悲观情绪和焦虑状态，以最佳的心理状态积极配合治疗和护理。⑤密切观察病情变化，及时给予处理，增强其对医护人员的信任感、安全感及对康复的信心。

【健康指导】

（一）疾病知识指导

讲解本病的特点和临床经过的规律以及并发症的表现。向患者及家属讲述休息和饮食的重要性和要求，发病期间应卧床休息，保证足够的营养摄入，注意调节和稳定情绪，使身心两方面都得到休息，并能自觉遵守隔离制度，积极配合治疗和护理。同时向患者介绍所用药物的名称、剂量、方法及不良反应等，并要求患者严格按医嘱用药，禁用对肾有损害的药物。由于肾功能完全恢复需较长时间，患者出院后，虽然临床症状已经消失，仍应休息 1 ~3 个月。休息期间生活要有规律，保证足够睡眠，安排力所能及的体力活动，如散步、太极拳等，逐渐增加活动量。避免劳累，加强营养并定期复查血压及肾功能，若有异常，及时就诊。

（二）疾病预防指导

灭鼠和防鼠是预防本病的关键，大力宣传防鼠、灭鼠的重要性，推广各种有效的防鼠、灭鼠措施；注意加强食品卫生和个人防护。高危人群可用流行性出血热灭活疫苗预防接种。

目标检测

单选题

1. 关于肾综合征出血热叙述不正确的是（　　）
   A. 肾综合征出血热是由病毒引起的一种自然疫源性疾病
   B. 人－鼠传播为唯一的传播途径
   C. 肾综合征出血热的主要传染源是鼠类
   D. 肾综合征出血热的特征之一是肾脏损害
   E. 肾综合征出血热不一定具有典型的五期经过
2. 肾综合征出血热的“三痛”是（　　）
   A. 头痛、全身痛和腰痛　　B. 头痛、关节痛和腰痛
   C. 头痛、腓肠肌痛和腰痛　　D. 头痛、眼眶痛和腰痛
   E. 头痛、腹痛和腰痛
3. 下列哪项不是肾综合征出血热的临床特点（　　）
   A. 腰痛　　B. 眼眶痛　　C. 热退症状加重
   D. 出血性皮疹　　E. 杨梅舌
4. 肾综合征出血热的高发人群是（　　）
   A. 儿童　　B. 年老体弱的人　　C. 青壮年男性
   D. 婴幼儿　　E. 孕妇
5. 哪一项不是肾综合征出血热患者发热期的表现（　　）
   A. 出血　　B. 水肿　　C. 眼眶痛
   D. 休克　　E. 肾损害

（王丽芳）

书网融合……

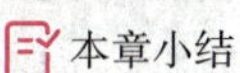
本章小结

自测题

第十二章 病毒性肝炎患者的护理

PPT

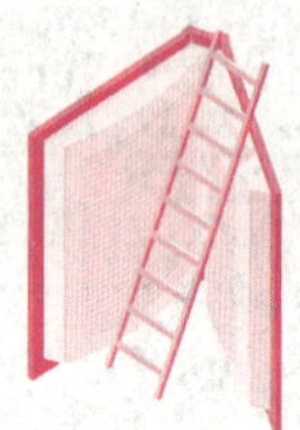

【学习目标】

1. **掌握** 病毒性肝炎的护理评估、护理措施和健康教育。

2. **熟悉** 病毒性肝炎的护理问题。

3. **了解** 病毒性肝炎的病原学特点及发病机制。

案例分析

患者，女，31岁，因"乏力、食欲缺乏、厌油腻、恶心、呕吐、腹胀"到医院就诊，身体评估发现双眼巩膜轻度黄染，肝脏轻度增大伴压痛。查血结果为"ALT 升高，HBsAg（+），HBeAg（+）"。

问题

1. 该患者可能发生了什么？
2. "ALT 升高，HBsAg（+），HBeAg（+）"分别代表什么意思？
3. 接诊时你如何护理？
4. 你如何对该患者及她的家人进行健康指导？

【疾病概要】

病毒性肝炎是由多种肝炎病毒引起的，以肝脏损害为主的一组全身性传染病。目前按病原学明确分类的有甲型、乙型、丙型、丁型、戊型五型肝炎病毒。各型病毒性肝炎临床表现相似，以疲乏、食欲减退、厌油、肝功能异常为主，部分病例出现黄疸。

甲型肝炎病毒（HAV）属于微小 RNA 病毒科的嗜肝 RNA 病毒属，感染后在肝细胞内复制，随胆汁经肠道排出，对外界抵抗力较强，耐酸碱，耐低温，对热、紫外线、氯、甲醛等敏感，煮沸5分钟、紫外线照射1小时可灭活。

乙型肝炎病毒（HBV）属于嗜肝 DNA 病毒科，在肝细胞内合成后释放入血。完整的 HBV 病毒（又名 Dane 颗粒）分包膜和核心两部分，包膜含乙肝表面抗原(HBsAg)，核心部分含有环状双股 DNA、DNA 聚合酶（DNAP）、核心抗原（HBcAg），是病毒复制的主体。HBV 抵抗力很强，对热、低温、干燥、紫外线及一般浓度的消毒剂均能耐受，但煮沸10分钟、高压蒸汽消毒、2%戊二醛、0.5%过氧乙酸等可使之灭活。HBV 有3对抗原抗体系统：①HBsAg 与抗 HBs；②HBcAg 与抗 HBc；③HBeAg 与抗 HBe。

HBV 的分子生物学标记为 HBVDNA 和 HBVDNAP。HBV 不但存在于血液中，还可存在于唾液、汗液、精液、阴道分泌物、乳汁等各种体液中。

丙型肝炎病毒（HCV）属于黄病毒科丙型肝炎病毒属，为单股正链 RNA 病毒，易发生变异，不易被机体清除，但对有机溶剂敏感，10% 三氯甲烷、煮沸 5 分钟、紫外线、甲醛（1∶1000）6 小时、高压蒸汽消毒等可使之灭活。

丁型肝炎病毒（HDV）为一种缺陷的 RNA 病毒，位于细胞核内，以 HBsAg 作为病毒外壳，在血液中由 HBsAg 包被，与 HBV 共存时才能复制、表达。

戊型肝炎病毒（HEV）为单股正链 RNA 病毒，感染后在肝细胞内复制，经胆道随粪便排出，发病早期可在感染者的粪便和血液中存在，HEV 碱性环境下较稳定，对高热、三氯甲烷、氯化铯敏感。其他尚有庚型肝炎病毒（HGV/GBV－C）和输血传播病毒（TV）等，多不引起肝损害。

各型病毒性肝炎的发病机制尚未完全明了。目前认为 HAV 可能通过免疫介导（主要是细胞免疫）引起肝细胞损伤；HBV 并不直接引起肝细胞损伤，肝细胞损伤主要由病毒诱发的免疫反应引起，免疫反应既可清除病毒，也可导致肝细胞损伤，甚至诱导病毒变异。乙型肝炎慢性化可能与免疫耐受、年龄、遗传有关，初次感染 HBV 的年龄越小，慢性携带率越高；HCV 引起肝细胞损伤的机制与 HCV 直接致病作用及免疫损伤有关，而 HCV 易慢性化的特点可能与病毒的易变性、对肝外细胞的泛嗜性、在血液中滴度低有关；复制状态下的 HDV 与肝损害关系密切，免疫应答可能是导致肝损害的主要原因；HEV 的发病机制与甲型肝炎相似。

【护理评估】

（一）流行病学资料

1. 传染源 ①甲型肝炎和戊型肝炎的传染源主要是急性期患者和隐性感染者。自发病前 2 周至病后 2～4 周内的粪便均含有病原体，而以发病前 5 天至发病后 1 周传染性最强。②乙型、丙型、丁型肝炎的传染源主要是急、慢性患者和病毒携带者。病毒存在于患者的血液及各种体液中，急性患者自发病前 2～3 个月即开始具有传染性，并持续于整个急性期。慢性患者和病毒携带者作为传染源的意义最大。

2. 传播途径

（1）甲型肝炎和戊型肝炎主要经粪－口途径传播 粪便中排出的病毒通过污染的手、水、玩具、苍蝇和食物等经口感染。水源和食物污染可致暴发流行。

（2）乙型、丙型、丁型肝炎的传播途径 ①血液、体液传播：如输血及血制品、注射、手术、针刺、共用剃须刀和牙刷、血液透析、器官移植等，现已证实唾液、汗液、精液、阴道分泌物、乳汁等体液中可含有 HBV。②母婴垂直传播：是乙型肝炎的一种重要传播方式。

知识链接

食用毛蚶引起上海暴发甲型肝炎

1988年1月中旬，上海出现了甲肝患者，随后患病人数急剧攀升，由每日就诊人数100余例，升到每日近2000例，医院爆满，不得不在各单位开办临时病床。至1月底每日就诊的甲肝患者已达到1万例左右。2月1日患病人数达到高峰，全天就诊人数19000余例。1~2月中旬发病形成高峰，3月病情得以控制。据上海市卫生防疫站疫情统计：1988年初，上海市甲肝报告病人总数为34万例，创出了世界甲肝流行的新纪录。这次上海暴发甲型肝炎主要与上海市民生食被甲肝病毒污染的毛蚶有关。我国南方沿海省市居民喜吃毛蚶，习惯只将毛蚶在开水里浸一下，蘸上调料食用，味道鲜美，但病毒不能被灭活，可在食用者中引起甲型肝炎流行。

3. 人群易感性 人类对各型肝炎普遍易感，各型之间无交叉免疫。

（1）甲型肝炎 流行与居住条件、卫生习惯及教育程度有密切关系，以隐性感染为主，感染后机体可产生较稳固的终身免疫力。

（2）乙型肝炎 婴幼儿是获得HBV感染的最危险时期，高危人群包括HBsAg阳性母亲的新生儿、HBsAg阳性者的家属、反复输血及血制品者、血液透析患者、多个性伴侣者、静脉药瘾者、接触血液的医务工作者等，感染后或疫苗接种后出现抗HBs者有免疫力。

（3）丙型肝炎 人类对HCV普遍易感，感染后对不同病毒株无保护性免疫。

（4）丁型肝炎 人类对HDV普遍易感。

（5）戊型肝炎 普遍易感，以孕妇易感性较高，感染后免疫力不持久。

4. 流行特征 病毒性肝炎的分布遍及全世界，但在不同地区各型肝炎的感染率有较大差别。我国属于甲型及乙型肝炎的高发地区，但各地区人群感染率差别较大。甲型肝炎全年均可发病，而以秋冬季为发病高峰，戊型肝炎多发生在雨季，其他各型无明显季节性。

5. 评估要点 患者家人有无患肝炎病史，与肝炎患者有无密切接触史；近期有无进食过污染的水和食物；有无应用过血液或血制品、有创性检查治疗；有无静脉药物依赖、意外针刺、不安全性接触，是否接种过疫苗等。

（二）临床表现

潜伏期：甲型肝炎的潜伏期在5~45天，一般是30天左右；乙型肝炎的潜伏期在30~180天，平均90天；丙型肝炎的潜伏期是15~150天，平均40天；丁型肝炎的潜伏期在28~140天，平均30天；戊型肝炎的潜伏期是15~60天，平均40天。

甲型和戊型肝炎主要表现为急性肝炎。乙型、丙型和丁型肝炎除表现为急性肝炎外，慢性肝炎更常见。

1. 急性肝炎　分为急性黄疸型肝炎和急性无黄疸型肝炎。

（1）急性黄疸型肝炎：临床经过阶段性较明显，可分三期。①黄疸前期：甲、戊型肝炎起病较急，乙、丙、丁型起病较缓慢，主要症状有全身乏力、食欲减退、恶心、呕吐、厌油、腹胀、肝区疼痛、尿色加深等。持续5～7天。②黄疸期：黄疸前期的症状逐渐好转，但尿液呈浓茶色，巩膜、皮肤黄染，1～3周内黄疸达到高峰，部分患者有粪便颜色变浅、皮肤巩膜可有黄染，肝脏大，有压痛和叩击痛。皮肤瘙痒、心动过缓等梗阻性黄疸的表现。持续2～6周。③恢复期：症状逐渐消失，黄疸消退，肝、脾回缩，肝功能逐渐恢复正常。持续1～2月。总病程2～4个月。

（2）急性无黄疸型肝炎：除无黄疸外，其他临床表现与黄疸型相似。发病率高于黄疸型，起病较缓慢，症状相对较轻，恢复较快，病程多在3个月内，易被忽视而成为重要传染源。

2. 慢性肝炎　急性肝炎病程超过半年，或原有的乙型、丙型、丁型肝炎或有HBsAg携带史因同一病原再次出现肝炎症状、体征及肝功异常者。部分患者发病日期不确定或无急性肝炎病史，但反复出现疲乏、畏食、恶心、肝区不适等症状。可有不同程度的黄疸，伴蜘蛛痣、肝掌，脾脏呈进行性肿大。

3. 重型肝炎　各型肝炎均可引起，预后差，病死率高。常见诱因有劳累、感染、饮酒、服用肝损害药物、妊娠等。

（1）急性重型肝炎：起病急，病初类似急性黄疸型肝炎，病情进展迅速，10天内迅速出现肝衰竭，表现为黄疸迅速加深、肝脏进行性缩小、皮肤瘀点、瘀斑、出血倾向、腹腔积液、肝臭、肝性脑病、肝肾综合征等。病程一般不超过3周。

（2）亚急性重型肝炎：发病10天后出现急性重型肝炎的表现，腹腔积液较为明显，病程多在3周至数月，易转化为肝硬化。出现肝肾综合征时预后差。

（3）慢性重型肝炎：在慢性肝炎或肝硬化的基础上出现急性重型肝炎的表现。预后差，病死率高。

4. 淤胆型肝炎　分急性淤胆型肝炎和慢性淤胆型肝炎两类。主要表现：黄疸深，消化道症状轻，伴有皮肤瘙痒，大便颜色变浅，肝大明显。肝功能检查血清胆红素明显升高，以结合胆红素为主。

5. 肝炎后肝硬化　在肝炎基础上发展为肝硬化，表现为肝功能异常和门静脉高压症。

（三）心理－社会状况

患者因住院治疗担心影响工作、学业和生活；因疾病反复、久治不愈而产生悲观、消极、怨恨愤怒等情绪；因隔离治疗和疾病的传染性限制了社交而情绪低落、悲观；病情严重者可出现恐惧和绝望心理。

（四）辅助检查

1. 血液检查　白细胞总数正常或稍低，淋巴细胞相对增多。重症肝炎时白细胞总数及中性粒细胞均可增高。血小板在部分慢性肝炎患者中可减少。

2. 肝功能试验 肝功能试验种类甚多，应根据具体情况选择进行。

（1）血液和尿液胆红素监测 黄疸型肝炎时血清结合胆红素升高，尿胆红素、尿胆原及尿胆素均阳性。淤胆型肝炎以血清结合胆红素升高为主，尿胆红素阳性、尿胆原阴性。

（2）血清酶测定 常用者有丙氨酸氨基转移酶（ALT）及天门冬氨酸氨基转移酶（AST）。ALT在肝细胞损伤时释放入血，是目前临床上反映肝细胞功能的常用指标，急性肝炎时ALT明显升高，慢性肝炎时ALT轻度至中度升高或反复异常，重型肝炎时因大量肝细胞坏死，ALT随黄疸加深反而迅速下降，称为胆－酶分离。部分患者碱性磷酸酶（ALP）、谷氨酰转肽酶（γ－CT）、乳酸脱氢酶（LDH）也升高。

（3）血浆胆固醇测定 肝细胞损害时，血浆总胆固醇减少，梗阻性黄疸时，胆固醇增加。胆固醇、胆固醇酯、胆碱脂酶明显下降，提示预后不良。

（4）血清蛋白 慢性肝炎时可出现清蛋白下降，球蛋白升高，清蛋白/球蛋白（A/G）比值下降或倒置。

（5）凝血酶原活动度（PTA）检查 PTA高低与肝损害程度成反比，<40%是诊断重型肝炎的重要依据，也是判断预后的最敏感的实验室指标。

3. 血清免疫学检查

（1）甲型肝炎 血清抗HAVIgM阳性提示近期有HAV感染，是早期诊断甲型肝炎最简便而可靠的指标；血清抗HAVIgG属于保护性抗体，是过去感染和具有免疫力的标志。

（2）乙型肝炎 ①HBsAg与抗HBs。HBsAg阳性反映现症HBV感染；抗HBs为保护性抗体，阳性表示对HBV有免疫力，见于乙型肝炎的恢复期、乙肝疫苗接种后或既往感染者。②HBeAg与抗HBe。HBeAg阳性提示HBV复制活跃，乙型肝炎处于活动期，传染性强，持续阳性易转为慢性，转阴提示病毒复制停止；抗HBe阳性提示HBV大部分被消除，复制减少，传染性降低，如在急性期出现，易发展为慢性肝炎，在慢性活动性肝炎出现阳性则易进展为肝硬化。③HBcAg与抗HBc。HBcAg阳性提示病毒处于复制状态，有传染性；抗HBc阳性与滴度高低有关，高滴度抗HBcIgM可早期诊断或提示慢性乙型肝炎急性发作，高滴度抗HBcIgG表示现症感染，低滴度抗HBcIgG表示过去感染。④HBV－DNA和DNAP是病毒复制和传染性的直接标志。

知识链接

乙肝五项指标：俗称“两对半”或乙肝三系统。包括：HBsAg与抗HBs、抗HBc、HBeAg、抗HBe。①“乙肝大三阳”：指HBsAg、HBeAg、抗HBc阳性。“乙肝大三阳”患者的血液、精液、阴道分泌液病毒含量较高，患者有较强的传染性。②“乙肝小三阳”：指HBsAg、抗HBe、抗HBc阳性。因为后二者阳性，提示“乙肝小三阳”患者也是乙肝病毒大球形颗粒感染，所以也具有传染性。

(3) 丙型肝炎 HCV－RNA 阳性提示有 HCV 病毒感染；抗 HCVIgM 阳性提示丙型肝炎急性期，高效价的抗 HCVIgG 阳性提示 HCV 现症感染，低效价则提示恢复期。

(4) 丁型肝炎 血清或肝组织中 HDVAg 和 HDVRNA 阳性有确诊意义；抗 HDVIgM 是现症感染的标志，高滴度的抗 HDVIgG 提示丁型肝炎慢性化，低滴度则提示感染静止或终止。

(5) 戊型肝炎 抗 HEVIgM 和抗 HEVIgG 阳性均可作为近期 HEV 感染的标志。

(五) 治疗要点

病毒性肝炎目前尚无特效治疗方法，原则上以充足的休息、营养为主，辅以适当的药物治疗，避免饮酒、过劳和使用损害肝脏的药物，采取综合治疗措施。不同类型肝炎的治疗侧重点不同。急性肝炎以一般治疗和对症、支持治疗为主，强调早期卧床休息，急性期应隔离，辅以适当的护肝药物，除急性丙型肝炎外，一般不主张抗病毒治疗；慢性肝炎除了适当休息和营养外，还需要保肝、免疫调节、抗病毒、对症及防止肝纤维化和癌变等综合治疗；重型肝炎以支持、对症治疗为基础，促进肝细胞再生，预防和治疗并发症，有条件者可采用人工肝支持系统，争取肝移植。

【护理问题】

1. 活动无耐力 与肝功能受损、能量代谢障碍有关。

2. 营养失调，低于机体需要量 与食欲下降、消化和吸收功能障碍有关。

3. 焦虑 与隔离治疗、病情反复、久治不愈、担心预后有关。

4. 潜在并发症 肝硬化、肝性脑病、出血、感染、肝肾综合征。

【护理措施】

(一) 一般护理

1. 隔离 甲、戊型肝炎自发病之日起实行消化道隔离 3 周，急性乙型肝炎实行血液（体液）隔离至 HBsAg 转阴，慢性乙型肝炎和慢性丙型肝炎按病毒携带者管理。

2. 休息与活动 各种类型的肝炎患者在急性期或活动期均应卧床休息，以减轻肝脏负担，缓解肝淤血，利于肝细胞的修复。待症状好转、黄疸减轻、肝功能改善后，逐步增加活动量，活动以不感疲劳为度。同时应保持病室整洁，温湿度适宜，创造良好的休息环境。

3. 饮食护理

(1) 急性肝炎 急性期进食清淡、易消化、富含维生素的流质饮食，多食新鲜蔬菜和水果，保证足够热量，待食欲好转后逐步恢复普通饮食。适当限制脂肪的摄入，腹胀时应减少牛奶、豆制品等产气食品的摄入。可遵医嘱静脉补充葡萄糖、脂肪乳和维生素，少食多餐，避免暴饮暴食。

(2) 慢性肝炎 应选易消化、富含维生素、矿物质的新鲜瓜果、蔬菜、适量瘦肉、鱼及兔肉等。可适当摄入高蛋白、高热量，但避免长期摄入高糖、高热量饮食和饮酒。

(3) 重型肝炎 宜进食低盐、低脂、高热量、高维生素易消化的饮食，有肝性脑病倾向者应限制或禁止蛋白质摄入。

（二）病情观察

观察患者症状、体征和神志的变化，有无并发症的早期表现和危险因素；留意患者的心理和情绪反应，一旦发现病情变化，及时报告医生，积极配合处理。

（三）用药护理

遵医嘱用药，注意观察药物疗效和不良反应，嘱患者一定要按医嘱用药，不可自行停药或加量。干扰素的不良反应较多，使用前应向患者及家属解释使用干扰素治疗的目的和不良反应。常见的不良反应有：①发热反应（类流感综合征）：一般在最初3～5次注射时发生，以第1次注射后的2～3小时最明显，可伴有头痛、肌肉骨骼酸痛、疲乏无力等，反应随治疗次数增加而不断减轻。发热时嘱患者多饮水，卧床休息，必要时对症处理。②骨髓抑制：可表现为白细胞及血小板计数减少，一般经停药后可自行恢复。若白细胞 $>3\times10^9/L$ 应坚持治疗，可遵医嘱用升白细胞药物；若白细胞 $<3\times10^9/L$ 或中性粒细胞 $<1.5\times10^9/L$ 或血小板 $<40\times10^9/L$ 应停药。③失眠、轻度皮疹、脱发：停药后可恢复。④其他：胃肠道症状、肝功能损害、神经精神症状等，对症处理，严重时停药。

（四）心理护理

护士应向患者及家属解释疾病的特点、隔离的意义和预后，消除因久病不愈而产生的紧张、焦虑、悲观情绪，多讲解肝炎的一般知识，使患者对自己的疾病有较全面的认识，消除思想顾虑，增强治疗的信心，积极配合治疗与护理。

【健康指导】

（一）疾病知识指导

向患者及家属进行健康教育，使其对病毒性肝炎的疾病知识有一定的了解，强调家庭护理和自我保健。

1. 生活指导 生活规律、劳逸结合，恢复期患者可做轻微体力活动如散步、打太极拳等，肝功能正常1～3个月后可恢复日常活动及工作，但应避免过劳和重体力活动。

2. 饮食指导 加强营养，适当增加蛋白质摄入，但要避免长期高热量、高脂肪饮食，戒烟酒。

3. 用药指导 严格遵医嘱用药，不滥用保肝药物和其他损害肝脏的药物，不能自行增减或停药

4. 隔离指导 实施适当的家庭隔离，患者的食具、用具、洗漱用品、美容美发用品（如剃须刀）等应专用，患者的排泄物、分泌物可用3%含氯石灰消毒后弃去，防止污染环境。

5. 工作指导 出院后定期复查，HBsAg、HBeAg、HBV－DNA、HCV－RNA中任何一项及以上阳性者应禁止献血和从事托幼保育、餐饮业工作。

（二）疾病预防指导

甲型和戊型肝炎主要是消化道传播，应重点加强粪便管理，保护水源，严格饮用水的消毒，做好食品卫生和食具消毒，注重个人卫生，防止“病从口入”。乙型、丙型、丁型肝炎的预防重点是防止血液和体液传播，凡接受输血、应用血制品、大手术及与 HBsAg 阳性的人有体液密切接触者，均应定期检测肝功能及肝炎病毒标志物。重复使用的医疗器械消毒要严格，接触患者后用肥皂和流动水洗手。对受到血液及体液污染的物品应严格消毒处理。

（三）易感人群指导

甲型肝炎易感者可接种甲型肝炎疫苗，接触者可在 10 天内（时间越早越好）注射人丙种球蛋白以防止发病。HBsAg 阳性者的配偶、医护人员、血液透析者等 HBsAg 和抗 - HBs 均阴性的易感人群及未受 HBV 感染的对象可接种乙型肝炎疫苗。现普遍采用 0、1 个月、6 个月接种程序。HBV 感染母亲的新生儿出生后立即注射乙肝免疫球蛋白（HBIG），3 天后接种乙肝疫苗，出生后 1 个月、6 个月时分别重复注射 1 次，保护率达 95% 以上。接种乙型肝炎疫苗已成为我国预防和控制乙型肝炎流行的最关键措施。

目标检测

单选题

1. 我国慢性肝炎主要为（　　）

   A. 甲型肝炎　　B. 乙型肝炎　　C. 丙型肝炎

   D. 丁型肝炎　　E. 戊型肝炎

2. 下列哪项不是急性重型肝炎的特点（　　）

   A. 起病急，病初类似急性黄疸型肝炎

   B. 病情进展迅速，10 天内迅速出现肝衰竭

   C. 黄疸迅速加深、肝脏进行性缩小

   D. 出血倾向、肝臭、肝性脑病

   E. 蜘蛛痣、肝掌

3. 可传播乙型肝炎病毒的途径有（　　）

   A. 分娩和哺乳　　B. 共用牙刷、剃须刀

   C. 输血、血浆及血液制品　　D. 性接触

   E. 以上均可

4. 男，28 岁，因“乏力、厌油、腹胀”到医院就诊，身体评估发现肝大伴压痛。血液实验室检查结果为“ALT 升高，HBsAg（+），HBeAg（+）”。关于“HBeAg（+）”，下列描述正确的是（　　）

   A. 提示 HBV 大部分被消除，复制减少，传染性降低

B. 提示慢性乙型肝炎急性发作

C. 表示过去感染，易进展为肝硬化

D. 提示 HBV 复制活跃，乙型肝炎处于活动期，传染性强

E. 为保护性抗原，表示对 HBV 有免疫力

5. 急性黄疸型肝炎黄疸前期最突出的表现是（　　）

A. 呼吸道症状　　B. 消化道症状　　C. 泌尿道症状

D. 神经系统症状　　E. 血液系统症状

（王丽芳）

书网融合……

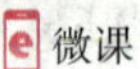
微课

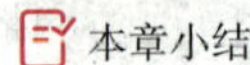

自测题

第十三章 获得性免疫缺陷综合征患者的护理

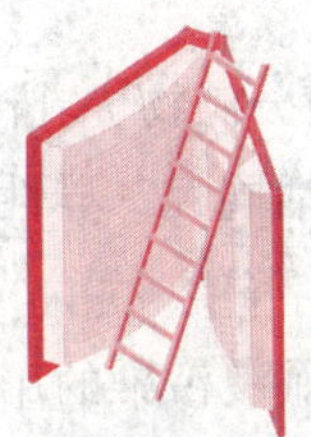

【学习目标】

1. **掌握** 获得性免疫缺陷综合征的护理评估、护理措施和健康教育。

2. **熟悉** 获得性免疫缺陷综合征的护理问题。

3. **了解** 获得性免疫缺陷综合征的病原学特点及发病机制。

案例分析

患者，男，42 岁，因发热、乏力、消瘦 5 个来院就诊。患者近 3 个月来无明显诱因出现发热、盗汗、全身乏力，伴食欲减退、腹泻和体重减轻。查体：体温 37.8℃，两侧颌下、腋下及腹股沟淋巴结均增大，无压痛，无粘连。实验室检查：血白细胞 3.5×10^9/L，血清抗 – HIV（+）。

问题

1. 根据以上表现你考虑该患者是哪种疾病？
2. 可提出哪些护理问题？
3. 请列出主要的护理措施。
4. 你如何对人群进行该病的预防指导？

【疾病概要】

获得性免疫缺陷综合征（AIDS）简称艾滋病，是由人免疫缺陷病毒（HIV，又称艾滋病病毒）引起的慢性传染病。主要通过性接触、血液和母婴途径传播，以严重的获得性免疫缺陷为其临床特征，最终并发各种机会性感染和恶性肿瘤。本病目前尚无特效防治方法，病死率高，是当今世界极为关注的公共卫生问题。

艾滋病病毒属逆转录 RNA 病毒，分为 1 型和 2 型，即 HIV – 1 和 HIV – 2。目前世界范围内主要流行的是 HIV – 1。HIV 在外界环境中的生存能力较弱，对物理因素和化学因素的抵抗力较低。对热敏感，56℃ 30 分钟、100℃ 20 分钟可将 HIV 完全灭活。不耐酸，对常用消毒剂敏感，如 75% 乙醇、0.2% 次氯酸钠、1% 戊二醛、20% 的丙酮、乙醚及含氯石灰等均可灭活 HIV。但对紫外线不敏感。

HIV 侵入人体后，主要感染辅助性 T 淋巴细胞（CD_4^+ T），由于 HIV 选择性地侵犯并破坏 CD_4^+ T 淋巴细胞，使 CD_4^+ T 淋巴细胞迅速减少耗竭，导致免疫缺陷，引发各种严重的机会性感染和恶性肿瘤。HIV 也能感染单核－巨噬细胞、B 淋巴细胞和小神经胶质细胞等，导致这些细胞受损。AIDS 的病理改变主要有各种机会性感染、免疫器官病变、神经系统病变及肿瘤等。

【护理评估】

（一）流行病学资料

1. 传染源 艾滋病患者和 HIV 感染者是本病的主要传染源，尤其是 HIV 感染者因为无症状、带病毒时间长作为传染源危害更大。

2. 传播途径 HIV 主要存在于感染者和患者的血液、精液、阴道分泌物、乳汁中。

（1）性传播 与已感染 HIV 的性伴侣发生无保护的性行为，包括同性、异性和双性性接触。

（2）血液传播 输入 HIV 污染的血液、血制品或使用被含病毒血液污染的用品如注射而传播。

（3）母婴传播 感染 HIV 的孕妇可通过胎盘、产道和哺乳等途径传染给婴儿。

（4）其他途径 如器官移植、人工受精等也可传播。但空气、蚊虫叮咬以及日常生活接触如握手、拥抱、礼节性亲吻、同吃同饮、共用马桶和浴室、共用办公室用品和娱乐设施等均不会传播 HIV。

3. 人群易感性 人群普遍易感，80% 发生于青壮年，感染后无免疫力。高危人群包括：男性同性恋者、静脉吸毒者、与 HIV 携带者经常有性接触者、多次接受输血及血制品者和 HIV 感染母亲所生婴儿。根据有关的数据调查，我国目前高校是重灾区，男男性传播是大学期间主要的感染途径。

4. 流行特征 自 1981 年美国发现首例艾滋病患者，现已经呈世界性分布。我国艾滋病疫情已覆盖全国所有省、自治区、直辖市。近年来，我国 HIV 流行情况因综合防治加强显示出感染率持续下降的势态，流行趋势由高危人群开始向一般人群扩散。艾滋病的流行已成为全球重大的公共卫生问题和社会问题。

5. 评估要点 了解患者有无艾滋病相关的危险行为包括同性恋、性乱、静脉吸毒、输血和使用血制品、手术、器官移植、人工受精等，是否是 HIV 感染者的性伴侣或 HIV 感染母亲的婴幼儿等。

知识链接

世界艾滋病日

第一个艾滋病病例是在 1981 年 12 月 1 日诊断出来的，故世界卫生组织将 1988 年 12 月 1 日定为第一个世界艾滋病日。世界艾滋病日的标志是红绸带，其意义是：①红绸带像一条纽带，将世界人民紧密联系在一起，共同抗击艾滋病。②红绸带象征着我们对艾滋病患者和 HIV 感染者的关心与支持；象征着我们对生命的热爱和对和平的渴望；象征着我们要用“心”来参与预防艾滋病的工作。

（二）临床表现

本病潜伏期长，一般认为约2～10年可发展为艾滋病。临床表现复杂多样。根据感染后临床表现及症状严重程度，HIV感染的全过程可分为急性期、无症状期和艾滋病期。

1. 急性期　通常发生在初次感染HIV后2～4周左右。部分病人出现HIV病毒血症和免疫系统急性损伤所产生的临床症状，包括发热、皮疹、全身不适、头痛，恶心、呕吐、肌肉关节疼痛以及全身广泛淋巴结轻度肿大。此期症状常较轻微，易被忽略。症状持续约1～3周后自行缓解。

2. 无症状期　是病毒破坏CD_4^+ T淋巴细胞和其他免疫细胞直至免疫功能恶化前的阶段，病人无任何症状。血清可检出HIVRNA和HIV抗体。此期持续6～8年或更长。

3. 艾滋病期　为感染HIV后的最终阶段。此期主要临床表现为艾滋病相关综合征、各种机会性感染及肿瘤。

（1）艾滋病相关症状　主要表现为持续一个月以上的发热、盗汗、腹泻；体重减轻10%以上。部分病人表现为神经精神症状，如记忆力减退、精神淡漠、性格改变、头痛、癫痫及痴呆等。另外还可出现淋巴结肿大，其特点为：①除腹股沟以外有两个或两个以上部位的淋巴结肿大；②淋巴结直径≥1cm，无压痛，无粘连；③持续时间3个月以上。

（2）机会性感染及肿瘤　①呼吸系统感染：以肺孢子菌肺炎最为常见，且是本病机会性感染死亡的主要原因。其次念珠菌、疱疹和巨细胞病毒、结核杆菌、卡波西肉瘤均可侵犯肺部。②中枢神经系统：新隐球菌脑膜炎、结核性脑膜炎、脑弓形虫病、巨细胞病毒脑炎等。③消化系统：胃肠道黏膜常受到疱疹病毒、隐孢子虫、鸟分枝杆菌和卡波西肉瘤的侵犯，引起腹泻和体重减轻。④口腔：鹅口疮、舌毛状白斑、复发性口腔溃疡、牙龈炎等。⑤皮肤：带状疱疹、传染性软疣、尖锐湿疣、真菌性皮炎和甲癣等。⑥眼部：巨细胞病毒、弓形虫可引起视网膜炎，眼部卡波西肉瘤。⑦继发肿瘤：恶性淋巴瘤、卡波西肉瘤等。卡波西肉瘤最常见，可侵犯下肢皮肤和口腔黏膜，引起紫红色或深蓝色浸润斑或结节，融合成片，表面溃疡并向四周扩散。

（三）心理-社会状况

艾滋病晚期患者由于健康状况迅速恶化，预后差，且无特效治疗，加上易遭受社会歧视，难以得到亲友的关心和照顾，患者极易产生恐惧、焦虑、抑郁和悲观等不良心理，少数患者可有企图报复他人、自杀等心理倾向。此外，社会上对艾滋患者和艾滋病病毒感染者的歧视态度也会殃及其家庭，其家庭成员也同样有沉重的心理负担。

（四）辅助检查

1. 血常规　多有红细胞、血红蛋白及白细胞数降低，淋巴细胞比例降低。

2. 免疫学检查　T淋巴细胞计数减少，主要CD_4^+ T淋巴细胞计数减少。

3. 血清学检测　HIV抗体初筛试验（ELISA）阳性的患者，进行HIV抗体确证试验（WB），仍为阳性即可确诊。

4. HIV - RNA 检测 准确性高，可检测体内的病毒数量，并作为抗病毒治疗调整用药的依据。

5. 其他 根据患者需要选择各种体液检查如尿液、粪便、痰液、肺泡灌洗液、脑脊液、胸腔积液、腹腔积液等；影像学检查如超声、X 线、CT、MRI、PET - CT 等，活组织病理或细胞学检查等。

知识链接

艾滋病窗口期

从艾滋病病毒进入人体到血液中产生足够量的、能用检测方法查出艾滋病病毒抗体之间的这段时期，称为窗口期。在窗口期虽测不到艾滋病病毒抗体，但体内已有艾滋病病毒，可以通过 HIV 核酸检测查到，因此处于窗口期的感染者同样具有传染性。自 1981 年发现艾滋病以来，随着检测手段的不断进步，艾滋病窗口期的定义经历了多次变化。目前随着艾滋病检测技术的不断发展，四代双原夹心法和酶联法以及化学发光法等检测手段可将艾滋病的窗口期缩短到 14 ~ 21 天。对此，世界卫生组织（WHO）明确表示艾滋病窗口期 14 ~ 21 天。

（五）治疗要点

艾滋病至今尚无特效疗法，治疗的目标为：延长存活时间，提高患者生活质量。目前多采用综合治疗，包括抗病毒治疗、抗感染治疗、抗肿瘤治疗和免疫调节治疗等。

1. 抗病毒治疗 抗 HIV 的药物主要有三类：核苷类逆转录酶抑制剂，如齐多夫定、双脱氧胞苷、拉米夫定等；非核苷类逆转录酶抑制剂，如奈非雷平；蛋白酶抑制剂，如沙奎那韦、英地那韦等。高效抗逆转录病毒治疗（HAART）又称鸡尾酒疗法，通过 3 种或 3 种以上的抗病毒药物联合应用，既可最大限度地抑制艾滋病病毒复制，又能减少耐药性，是目前治疗艾滋病的最根本的治疗方法。

2. 免疫调节治疗 如使用干扰素、白细胞介素 -2、胸腺肽等免疫增强剂可以改善患者的免疫功能。

3. 机会性感染和肿瘤的治疗 如念珠菌感染用氟康唑或伊曲康唑；单纯疱疹或带状疱疹用阿昔洛韦或泛昔洛韦，局部应用干扰素；卡氏肺孢子虫肺炎可用戊烷脒；卡氏肉瘤可用博来霉素、长春新碱等治疗。

4. 对症及支持治疗 补充营养，注意休息等以增强体质。

【护理问题】

1. 有感染的危险 与免疫功能受损有关。

2. 营养失调，低于机体需要量 与消耗过多、热量摄入不足有关。

3. 恐惧 与疾病折磨、预后不良及担心受歧视有关。

4. 活动无耐力 与 HIV 感染、并发各种机会性感染和肿瘤有关。

5. 社交孤立　与实施强制性管理及易被他人歧视有关。

【护理措施】

（一）一般护理

1. 休息与隔离　患者应安置在空气清新、安静、舒适的隔离病室内，在采取严格的血液、体液隔离措施的同时，应实施保护性隔离，以防止各种机会性感染发生。急性感染期和艾滋病期应绝对卧床休息，无症状感染期者可从事正常工作和学习。症状明显的患者应卧床休息，并协助患者做好生活护理。

2. 饮食护理　给予高热量、高蛋白、高维生素、清淡易消化的食物，同时应根据患者的饮食习惯，注意食物的色、香、味，创造良好的进食环境。鼓励患者摄取食物以保证营养供给，增强机体抗病能力。评估营养改善的情况，每周测体重 1 次。不能进食者则给予鼻饲或按医嘱予静脉高营养。

3. 生活护理　床铺应平整、干燥、清洁；督促和协助患者进行口腔、皮肤清洁护理；对卧床不起者每 2 小时翻身 1 次，保持皮肤清洁、干燥，保护骨隆处受压皮肤，预防压疮；定期修剪指甲，防止抓破皮肤；每日清洁口腔 3 次，进食后漱口或刷牙，减少食物残渣潴留，注意防止口腔黏膜破损或继发感染，必要时遵医嘱给予抗生素，口唇干裂时涂以润滑剂；腹泻者便后及时用温水清洗肛周。

（二）病情观察

注意发热的程度，有无肺部、胃肠道、中枢神经系统、皮肤黏膜等感染的表现；注意一般状态的检查，如生命体征、神志，定时评估患者的营养状况、体重等，皮肤黏膜局部有无卡氏肉瘤，有无口腔、食管炎症或溃疡，有无腹部压痛及肝脾大，注意肺部有无啰音；有无癫痫发作、瘫痪，进行性痴呆等神经系统受累表现。疾病后期严密观察有无出现各种严重的机会性感染和恶性肿瘤等并发症，详细记录病情变化，及时与医生联系，配合治疗和及时采取相应的护理措施。

（三）对症护理

1. 对发热患者，应鼓励多饮水，给予温水或冷水擦浴降温，并遵医嘱给予抗菌药和退热药，出汗后及时更换汗湿的衣服，防止受凉。

2. 按医嘱给予腹泻患者抗生素、止泻剂和静脉输液维持水电解质平衡，同时做好肛周皮肤护理，在每次排便后用温肥皂水清洗局部，再用软布轻轻吸干，并涂以凡士林软膏，防止肛周皮肤糜烂。

3. 对呼吸困难和发绀者，应协助安置舒适的体位以利呼吸，给氧和遵医嘱使用有效抗生素治疗肺部感染。

4. 有呕吐者，餐前给予止吐药。因口腔、食管念珠菌感染而致咽痛、食欲减退者，遵医给予抗真菌药并做好相应的护理。

（四）用药护理

注意观察抗肿瘤药物的疗效和不良反应，如头痛、恶心呕吐、荨麻疹、肝功能损害等；因齐多夫定等药物有抑制骨髓造血功能，可出现贫血、中性粒细胞和血小板减少、故用药期间应遵医嘱定期检查血象，当中性粒细胞 $<0.5\times10^9/L$ 时，应报告医生处理；此外，长期用药应注意是否出现耐药性，停药或换药有无反跳现象。

（五）心理护理

护士要尊重患者、多与患者进行有效沟通，了解患者的需要和困难，满足合理要求，针对患者的心理问题进行疏导；护士在询问病史和性行为史时，要注意举止大方、态度温和、使之产生信任感和亲切感；在进行治疗、护理操作时既要严格执行消毒隔离措施，又不应表现出怕被感染的恐惧心理，提供患者与其家属、亲友接触沟通的机会，教育他们不要歧视患者，给予谅解、鼓励、关怀、同情和支持，提供患者想知道或该知道的信息，帮助患者增加必要的社会关系联络，以获得更多的社会支持。

【健康指导】

（一）疾病知识指导

1. 机会性感染是艾滋病患者的最常见死亡原因，向患者和家属宣讲感染时的表现、预防、减少感染的措施，以及出现危急征象时需采取的急救和护理措施。

2. 向患者及家属说明艾滋病的治疗方法，药物的使用方法、剂量和不良反应，及治疗的长期性，告知出院后应定期到医院复查，坚持治疗以控制病情发展。

3. 宣传消毒隔离的重要性和方法，患者的日常生活用品应单独使用和定期消毒，家属接触被患者血液、体液污染的物品时，要戴手套、穿隔离衣、戴口鼻罩等，处理污物后一定要洗手。

4. 指导患者要合理安排休息，避免精神、体力过劳，加强营养，明确营养对疾病和康复的影响，要注意个人卫生，防止继发感染；对慢性、稳定期的患者应鼓励和指导其进行适当的锻炼，增强战胜疾病的信心，提高生活质量、延长存活期。

（二）疾病预防指导

1. 对无症状 HIV 感染者的知识教育

（1）阐明艾滋病的传播方式，告诫 HIV 感染者应避免不安全性行为，正确使用安全套。

（2）不能和他人共用注射器、剃须刀、指甲刀、牙刷、手帕等，被自己的血液、体液污染的物品必须用 0.2% 次氯酸钠溶液消毒处理，以防将 HIV 传染给他人。

（3）已感染 HIV 的育龄妇女应避免妊娠，已受孕者应终止妊娠或者进行 HIV 母婴阻断治疗，已感染 HIV 的哺乳期妇女应人工喂养婴儿。

（4）注意个人卫生，避免过度疲劳，在保证正常工作、学习、生活的前提下，适当限制活动范围，以防止继发感染。

（5）定期或不定期的访视及医学观察，部分无症状感染期可长达 10 年以上，对无症状 HIV 携带者，每 3 ~ 6 个月做一次临床及免疫学检查，出现症状及时隔离治疗，在医生指导下服药、工作、活动，预防感染，延缓病程进展。

2. 开展广泛的艾滋病社区健康教育，普及艾滋病的传播和预防知识　普及自我防护意识，如不共用牙刷、刮脸刀片等。加强有关性知识、性行为的健康教育（安全套的使用等），洁身自好。远离毒品，杜绝不洁注射。向群众解说如何与艾滋病患者进行正常的接触和社交活动，如一般的社交接触、握手、共同进餐、公用办公室、公用浴室、游泳池及礼节性的接吻等不会感染；在消除恐惧的同时，尊重保护患者的隐私，以宽容和仁爱为艾滋病患者和病毒感染者提供良好的生活环境。严格血源管理，医疗器械重复使用时应严格消毒，提倡使用一次性注射器，操作中实施“一人一针一管”；严禁 HIV 感染者献血、献精液和献器官，提倡无偿献血，输血和使用血制品前要严格检查 HIV 抗体，避免血液污染；在进行手术和有创性检查前（如胃镜、肠镜、血液透析等），也有必要检测 HIV 抗体。

目标检测

单选题

1. 以下哪种方式不会传播 HIV（　　）

A. 性接触　　B. 静脉吸毒　　C. 输血或血制品

D. 母婴传播　　E. 日常生活接触

2. HIV 侵犯的主要细胞是（　　）

A. 骨髓干细胞　　B. $CD_4{}^+$T 淋巴细胞

C. 肝巨噬细胞　　D. B 淋巴细胞

E. 郎格汉斯细胞

（3～6 题共用题干）

李某，男，32 岁，司机，曾有无保护嫖娼经历。近 1 个月出现乏力、干咳、体重减轻。查体：神志清，消瘦，体温 38℃，口腔黏膜溃疡，肝脾轻度大，双颌下及腹股沟淋巴结肿大、质软、无压痛、无粘连。实验室检查：HIV 抗体阳性，HIV－RNA 阳性。诊断为艾滋病。

3. 对本患者的确诊最有意义的是（　　）

A. 干咳

B. 体重减轻

C. 口腔黏膜溃疡

D. 双侧颌下、腋下及腹股沟淋巴结肿大

E. HIV 抗体阳性，HIV－RNA 阳性

4. 本患者最可能的传播途径是（　　）

A. 经常外出聚餐感染　　B. 在外住宿感染

C. 性接触感染　　D. 输血感染

E. 使用宾馆浴缸感染

5. 该患者处于艾滋病的哪一时期（　　）

A. 急性感染期　　B. 无症状感染期

C. 持续性全身淋巴结肿大综合征　　D. 艾滋病期

E. 潜伏期

6. 对该患者应采取哪种隔离措施（　　）

A. 呼吸道隔离　　B. 消化道隔离

C. 严密隔离　　D. 血液/体液隔离

E. 接触隔离

（王丽芳）

书网融合……

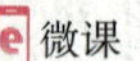
微课

本章小结

自测题

PPT

第十四章 狂犬病患者的护理

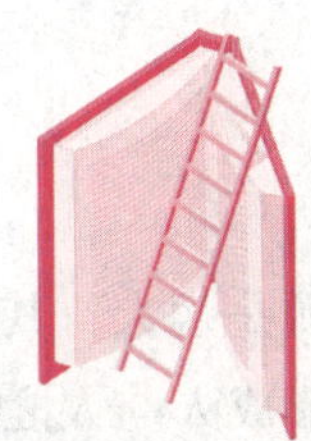

【学习目标】

1. **掌握** 狂犬病的护理评估、护理措施及健康教育。
2. **熟悉** 狂犬病的护理问题。
3. **了解** 狂犬病的病原学特点及发病机制。

案例分析

患者，男，60岁，农民，5月28日曾被流浪狗咬伤左手指，当时到当地诊所做清创包扎处理。近日感左手指伤口处痒、麻，今出现吞咽困难，于7月5日进院就诊。

问题

1. 该患者可能发生了什么？
2. 主要的护理问题是？
3. 护理过程中要注意什么？
4. 如何做好预防知识的宣教？

【疾病概要】

狂犬病又名恐水症，是由狂犬病毒引起的一种以侵犯中枢神经系统为主的人畜共患的急性传染病，人因被病兽咬伤而传染。临床主要表现为恐水怕风、恐惧不安、咽肌痉挛、进行性瘫痪等。狂犬病一旦发病，死亡率达100%。

狂犬病毒属于弹状病毒科拉沙病毒属，为单股负链RNA病毒，含有包膜糖蛋白、核衣壳蛋白和血凝素3种抗原。狂犬病毒对外界抵抗力不强，易被紫外线、碘液、乙醇等灭活，但可耐受低温。

狂犬病毒自皮肤或黏膜破损处侵入人体后，对神经组织有强大的亲和力，其致病过程可分为三个阶段：①组织内小量增殖期。病毒自伤口侵入，先在附近的肌细胞内小量繁殖，再侵入邻近的末梢神经。②侵入中枢神经期。病毒沿神经的轴突向中枢神经做向心性扩展，至脊髓的背根神经节再大量繁殖，并很快侵入脊髓、脑干及小脑等处的神经组织。③向各器官扩散期。病毒从中枢神经向周围神经扩散，侵入各器官组织，以唾液腺、舌部味蕾、嗅神经上皮等处病毒最多。

病理变化主要为急性弥漫性脑脊髓炎，具有特征性的病变是在神经细胞浆内可见嗜酸性包涵体，即内基小体，具有诊断意义。

⇄ 知识链接

内基小体：狂犬病病毒对神经组织有较强亲嗜性，在易感动物或人的中枢神经细胞中增殖时，可在胞质内形成嗜酸性、圆形或椭圆形的包涵体，染色后呈樱桃红色，称内基小体，有辅助诊断价值。

【护理评估】

（一）流行病学资料

1. 传染源 带狂犬病毒的动物是本病的传染源。我国主要传染源是病犬，其次是猫、猪、牛、马等家畜。狂犬病患者因唾液中病毒含量少，一般不形成人与人之间的传染。

2. 传播途径 主要通过被病畜咬伤传播，也可经伤口、抓伤、舔伤的黏膜和皮肤侵入。

3. 易感人群 人群普遍易感，特别是兽医与动物饲养员。人被病犬咬伤而未做预防接种者，其发病率为15%～20%。

4. 流行特征 世界广泛流行，我国是发病最多的国家之一，主要分布在农村和边远山区。接触动物机会较多的青少年发病率相对较高。

5. 评估要点 是否有与病犬及其他动物接触或被咬伤史；患病的起始时间、被咬伤的部位、伤口的严重程度和局部处理的情况；有无接种过狂犬疫苗等。

（二）临床表现

潜伏期长短不一，一般1～3个月，也有长达10年以上者。典型临床经过分为三期。

1. 前驱期 常有低热、倦怠、头痛、恶心、全身不适等，继而出现恐惧不安、烦躁失眠，对声、光、风等刺激敏感，并有喉部紧缩感。最有诊断意义的早期症状是在愈合伤口处及其神经支配区有痒、麻、痛、蚁行等异样感觉。此期持续2～4日。

2. 兴奋期 呈高度兴奋状态，表现为极度恐怖、发作性咽肌痉挛、恐水、怕风、怕光、怕声等。恐水是最主要的特征，典型者虽极渴却不敢饮，甚至闻水声、见水或仅提及水时均引起咽喉肌痉挛，严重发作时出现全身肌肉阵发性抽搐，因呼吸肌痉挛致呼吸困难和发绀。体温可升高达38～40℃，患者还可出现多汗、流涎、心率加快、血压上升等交感神经功能亢进的表现。发作过程中患者一般神志清楚，少数出现精神失常、幻听、幻视等。本期约1～3日。

3. 麻痹期 一般6～18小时。痉挛发作停止，进入全身弛缓性瘫痪，患者由安静进入昏迷状态，最后因呼吸、循环衰竭而死亡。

本病全程一般不超过6日，除上述狂躁型表现外，尚有以脊髓或延髓受损为主的麻痹型，患者无兴奋期和典型的恐水症状，呈横断性脊髓炎或上行性麻痹等症状，最

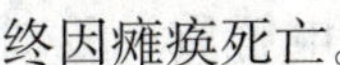

终因瘫痪死亡。

（三）心理 - 社会状况

狂犬病患者因症状明显、病情发展迅速及死亡的威胁，常有焦虑、恐惧、绝望等心理。

（四）辅助检查

1. 血常规检查　白细胞计数轻、中度增多，中性粒细胞占 80% 以上。

2. 脑脊液检查　脑脊液压力稍增高，细胞数、蛋白质轻度增高，糖及氯化物正常。

3. 抗体检查　存活 1 周以上者做血清中和试验或补体结合试验，检测抗体效价上升者有诊断意义。

4. 病原学检查

（1）病毒分离　取患者的唾液、脑脊液、皮肤或脑组织进行细胞培养，可分离病毒。

（2）内基小体检查　对患畜及患者死后脑组织进行切片染色，镜下找到内基小体，阳性率 70% ~80%。

（3）核酸测定　用聚合酶链反应（PCR）检测狂犬病毒 RNA。

（4）抗原检查　取患者的脑脊液或唾液直接涂片检测抗原。

（五）治疗要点

目前尚无特效疗法，以对症、支持等综合治疗为主。将患者单室严密隔离，避免一切不必要的刺激（如水、风、光、声等）；加强监护，给予镇静、解痉、吸氧，保持呼吸道通畅，必要时行气管切开，注意内环境稳定，维持呼吸、循环功能。

【护理问题】

1. 皮肤完整性受损　与带狂犬病病毒的动物咬伤或抓伤有关。

2. 有受伤的危险　与患者兴奋、狂躁、出现幻觉等精神异常有关。

3. 有窒息的危险　与病毒损害中枢神经系统导致呼吸肌痉挛有关。

4. 体液不足　与发热、恐水、多汗及唾液分泌过多导致脱水有关。

5. 恐惧　与疾病引起死亡的威胁有关。

【护理措施】

（一）一般护理

1. 隔离措施　实施单间严密隔离，安静卧床休息，避免水、光、声、风等刺激。烦躁不安、恐怖、幻视、幻听患者，加床挡保护或适当约束，防止坠床或外伤。

2. 饮食护理　有恐水及吞咽困难者应禁食禁水，在抽搐发作的间歇期或应用镇静剂后可鼻饲高热量的流质饮食，必要时给予静脉输液，维持水、电解质平衡。

（二）病情观察

密切观察患者生命体征、意识的改变，尤其是呼吸频率及节律的变化；观察并记录抽搐的部位、次数、持续时间、间隔时间及伴随症状；注意有无水、电解质、酸碱平衡紊乱，记录液体出入量。

（三）对症护理

1. 伤口的处理 及时、有效处理伤口是降低狂犬病发病率的最有效的措施之一。伤后尽快用20%肥皂水或0.1%苯扎溴铵（两者不能合用）反复冲洗至少30min，力求除去病兽的唾液，挤出污血。伤口较深者，要进行清创，用注射器插入伤口进行灌洗，彻底清洗后局部用75%乙醇或2%碘酊涂擦消毒。伤口一般不予缝合或包扎，以便排血引流。在伤口底部和周围行抗狂犬病免疫球蛋白或免疫血清局部浸润注射，皮试阳性者要进行脱敏疗法。此外，需注意预防破伤风及细菌感染。

2. 防止窒息的护理 及时清除唾液及口鼻分泌物，保持呼吸道通畅，遵医嘱给予吸氧和镇静止痉剂；备好各种急救药品、器械，若有严重呼吸衰竭、不能自主呼吸者，应配合医生行气管插管、气管切开或使用人工呼吸机辅助呼吸。

（四）用药护理

遵医嘱给药，常用抗病毒药物如干扰素、阿糖胞苷、大剂量人抗狂犬病免疫球蛋白治疗，镇静药物如氯丙嗪、地西泮，脱水剂如甘露醇、呋塞米等，注意观察药物效果。

（五）心理护理

多数患者神志清楚，极度恐惧，应关心患者，语言严谨，减少患者独处时间，尽量满足患者的身心需求，以减轻其不安和恐惧的心理。

【健康指导】

（一）疾病知识指导

向患者及家属介绍该病发病原因、发病特点及临床经过、预防的重要性、伤口的处理方法等。要求尽量保持患者安静，避免声、光、风、水等一切刺激。

（二）疾病预防指导

1. 管理传染源 加强犬的管理，捕杀病犬、猫及其他狂兽，并立即焚烧或深埋；对家犬应进行登记和预防接种，进口动物必须进行检疫。

2. 切断传播途径 严密接触隔离，咬伤的伤口及时、彻底处理。

3. 保护易感人群 兽医、深山洞探险者、相关实验员、动物管理人员等高危人群暴露前要进行疫苗接种，分别于暴露前0，7，28天接种3次，每次1ml肌内注射；1～3年加强注射1次。另外，咬伤、抓伤或皮肤破损处被带病毒的唾液沾染者，均需及早进行疫苗接种。国内多采用5针免疫方案，即咬伤后第0，3，7，14，28天各肌内注射1次，每次2ml；严重咬伤者，疫苗应加至10针，即咬伤后0，1，2，3，4，5，10，14，30，90天各注射1针。

目标检测

单选题

1. 我国狂犬病的主要传染源是（　　）
   A. 患者　　B. 病犬　　C. 猪
   D. 老鼠　　E. 猫
2. 患者，男，55 岁，诊断为“狂犬病”，其早期最具特征性的表现是（　　）
   A. 怕风
   B. 恐水
   C. 怕光
   D. 怕声
   E. 已愈合的伤口及其神经支配区有痒、麻、痛及蚁行等异样感觉
3. 对于狂犬病人的护理，下列哪项是正确的（　　）
   A. 保持病室光线充足
   B. 开窗通风
   C. 立即在伤口底部注射免疫血清，无需做皮试
   D. 及时用 20% 的肥皂水清洗伤口
   E. 与同类病人一起隔离

（李金媛）

书网融合……

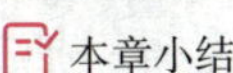

自测题

第十五章 流行性乙型脑炎患者的护理

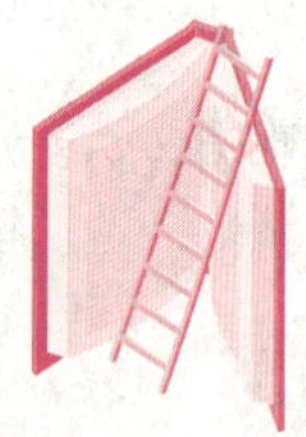

【学习目标】

1. **掌握** 流行性乙型脑炎的护理评估、护理措施及健康教育。
2. **熟悉** 流行性乙型脑炎的护理问题。
3. **了解** 流行性乙型脑炎的病原学特点及发病机制。

案例分析

患儿，男性，2岁。8月20日14时许突然高热，体温39.5℃，无咳嗽流涕，无腹痛腹泻，无呕吐。16：50左右全身抽搐，四肢僵硬，双眼向上凝视，口吐白沫，持续约3~4分钟。17：00许又相继抽搐2次，约持续3~5分钟。19：00许患儿进入昏迷状态，呼之不应，急来诊。

问题

1. 哪种诊断可能性大？
2. 主要护理问题是什么？
3. 治疗要点有哪些？
4. 如何对人群进行健康教育？

【疾病概要】

流行性乙型脑炎简称乙脑，是由乙型脑炎病毒引起的以脑实质炎症为主要病变的中枢神经系统急性传染病。临床以高热、意识障碍、抽搐、病理反射和脑膜刺激征为主要特征。重症患者伴中枢性呼吸衰竭，病死率高，部分患者可留有严重后遗症，如失语、强直性瘫痪、精神失常等。

乙脑病毒属虫媒病毒乙组的黄病毒科，呈球形，核心为单股正链RNA，有包膜。适宜在神经细胞内生长繁殖。乙脑病毒抵抗力不强，易被常用消毒剂杀灭，不耐热，100℃ 2分钟或56℃ 30分钟即可灭活，但耐低温和干燥，用冷冻干燥法在4℃冰箱中可保存数年。

感染乙脑病毒的蚊虫叮咬人体后，病毒进入人体内，在单核－吞噬细胞系统内繁殖后进入血液循环引起病毒血症。当被感染者机体免疫力强时，只形成短暂的病毒血症，病毒很快被清除，不侵入中枢神经系统，临床上表现为隐性感染或轻型病例，并可获得终身免疫力。当被感染者免疫力弱，而感染的病毒数量多、毒力强时，则病毒可通过血脑屏障进入中枢神经系统，引起脑炎。

乙脑的病变范围广，可累及整个中枢神经系统灰质，但以大脑皮质及基底核、视丘最为严重，脊髓的病变最轻。主要病理变化为：①神经细胞变性坏死；②软化灶形成；③血管变化和炎症反应；④胶质细胞增生形成胶质小结。

【护理评估】

（一）流行病学资料

1. 传染源 乙脑是人畜共患的自然疫源性疾病，人与动物（如猪、牛、马、羊、鸡、鸭、鹅等）都可成为本病的传染源。人被乙脑病毒感染后，可出现短暂的病毒血症，但病毒数量少，且持续时间短，所以人不是本病的主要传染源。动物中猪的饲养面广、更新快，感染后血中病毒数量多，且病毒血症期长，为本病的主要传染源，尤其是幼猪经过一个流行季节，感染率可高达100%。一般在人类乙脑流行前1~2个月，先在家禽中流行，故检测猪的乙脑病毒感染率可预测当年在人群中的流行趋势。

2. 传播途径 主要通过蚊虫叮咬而传播。库蚊、伊蚊、按蚊的某些种类都能传播本病，而三带喙库蚊是主要传播媒介。蚊虫感染后可携带病毒越冬或经卵传代，为乙脑病毒的长期储存宿主。

3. 易感人群 人对乙脑病毒普遍易感，感染后多呈隐性感染。病例主要集中在10岁以下的儿童，以2~6岁发病率最高，病后可获得持久免疫力。近年来因儿童计划免疫的实施，成人和老年人发病率相对增加。

4. 流行特征 乙脑在热带地区全年均可发生，在亚热带和温带地区有明显的季节性，80%~90%的病例主要集中在7、8、9这三个月，与蚊虫繁殖、气温和雨量等因素有关。本病集中暴发少，呈高度散发性。

5. 评估要点 居住环境、是否接触过病畜、有无被蚊虫叮咬、有无到过疫区、是否接种过疫苗等。

（二）临床表现

潜伏期为4~21天，一般10~14天。

1. 典型表现 典型的临床表现可分为4期。

（1）初期 病程1~3天，起病急，体温急剧上升至39~40℃，伴头痛、恶心、呕吐、精神倦怠、食欲差、嗜睡等。少数患者可有颈项强直和抽搐。

（2）极期 病程4~10天，除初期症状加重外，脑实质损害症状明显。①高热：体温常高达40℃，一般持续7~10天。发热越高、热程越长，则病情越重。②意识障碍：为乙脑的主要症状，表现为嗜睡、谵妄、昏睡、昏迷等。昏迷的深浅、持续时间的长短与病情的严重程度和预后呈正相关。常持续1周，严重者可达1个月以上。③惊厥或抽搐：为病情严重的表现。先见于面部，随后肢体抽搐，重者出现全身强直性抽搐，历时数分钟至数十分钟不等，均伴意识障碍。频繁或长时间抽搐可加重缺氧和脑实质损伤，导致呼吸衰竭。④呼吸衰竭：多见于重型患者，由于脑实质炎症、缺氧、脑水肿等所致，主要为中枢性呼吸衰竭，表现为呼吸节律不规则及幅度不均，如呼吸表浅、双吸气、叹息样呼吸、潮式呼吸、抽泣样呼吸等，最后呼吸停止。呼吸衰竭是乙脑致死的主要原因。⑤其他神经系统症状和体征：常见有浅反射减弱或消失，深反射先亢进后消失，病理征阳性；可出现脑膜刺激征，但婴儿多无脑膜刺激征而有前囟隆起；由于自主神经受累，深昏迷者可有膀胱和直肠麻痹，表现为大小便失禁或尿潴留；还可有肢体强直性瘫痪，伴有肌张力增强。⑥循环衰竭：较少见，常与呼吸衰竭同时出现，表现为血压下降、脉搏细速、休克和消化道出血等。

（3）恢复期　体温逐渐下降，神经系统症状和体征日趋好转，一般2周左右完全恢复。重症患者仍可伴有持续性低热、多汗、失眠、失语、吞咽困难、面瘫、肢体强直性瘫痪等，经积极治疗大多数症状可在半年内恢复。

（4）后遗症期　约5%～20%的重型患者在发病半年后仍留有精神、神经系统症状，称为后遗症期。主要表现有失语、强直性瘫痪、意识障碍、精神异常、痴呆等。经积极治疗可有不同程度的恢复。

2. 临床分型

（1）轻型　体温在39℃以下，神志清楚，可有轻度嗜睡，无抽搐，头痛及呕吐不严重，脑膜刺激征不明显。1周左右可恢复。

（2）普通型　体温在39～40℃之间，有意识障碍如昏睡或浅昏迷，头痛、呕吐、脑膜刺激征明显，偶有抽搐，病理征可阳性。病程约7～14天，多无恢复期症状。

（3）重型　体温持续在40℃以上，昏迷，反复或持续抽搐，瞳孔缩小，浅反射消失，深反射先亢进后消失，病理征阳性，常有神经系统定位症状和体征，可有肢体瘫痪和呼吸衰竭。病程多在2周以上，常有恢复期症状，部分患者留有不同程度的后遗症。

（4）极重型（暴发型）　起病急骤，体温于1～2天内升至40℃以上，反复或持续性强烈抽搐，伴深度昏迷，迅速出现中枢性呼吸衰竭及脑疝，病死率高，多在极期中死亡，幸存者常留有严重后遗症。

3. 并发症　以支气管肺炎最为常见，多因昏迷患者呼吸道分泌物不易咳出或应用人工呼吸器所致。此外还可并发肺不张、尿路感染、败血症和压疮等，重型患者应警惕应激性胃黏膜病变所致上消化道大出血的发生。

（三）心理–社会状况

因起病突然、症状明显、担心病情恶化，家属常出现紧张、焦虑不安、急躁等不良情绪；疾病后期因出现功能障碍或后遗症可产生抑郁、消极、悲观等情绪。

（四）辅助检查

1. 血常规检查　白细胞总数增高，一般在（10～20）×10^9/L，中性粒细胞在80%以上。

2. 脑脊液检查　外观无色透明或微混浊，压力增高，白细胞多在（50～500）×10^6/L，少数可达1000×10^6/L以上，早期以中性粒细胞为主，随后淋巴细胞增多，蛋白轻度增高，糖正常或偏高，氯化物正常。

3. 血清学检查　①特异性IgM抗体测定：该抗体在病后3～4天即可出现，2周时达高峰，可作为早期诊断指标。②补体结合试验：补体结合抗体为IgG抗体，多在病后2周出现，5～6周达高峰，不能用于早期诊断，主要用于回顾性诊断或流行病学调查。③血凝抑制试验：血凝抑制抗体一般在病后4～5天出现，2周时达高峰，阳性率高于补体结合试验，操作简便，可用于临床诊断或流行病学调查。

4. 病原学检查　①病毒分离：病程1周内死亡病例脑组织中可分离到乙脑病毒。②病毒抗原和核酸的检测：在组织、血液或其他体液中通过直接免疫荧光和聚合酶链反应（PCR）可检测到乙脑病毒抗原或特异性核酸。

（五）治疗要点

目前无特效抗病毒药物，早期可试用利巴韦林、干扰素等。主要是对症和支持治疗，处理好高热、抽搐、呼吸衰竭等危重症状，是提高治愈率、降低病死率的关键，同时积极预防并发症。恢复期可进行理疗、针灸、推拿按摩、高压氧治疗及康复训练。

【护理问题】

1. 体温过高　与病毒血症及脑部炎症有关。

2. 意识障碍　与中枢神经系统、脑实质损害、抽搐、惊厥有关。

3. 有受伤的危险　与脑实质炎症、脑水肿、高热、惊厥、抽搐或意识障碍有关。

4. 有皮肤完整性受损的危险　与昏迷、长期卧床有关。

5. 气体交换功能受损　与呼吸衰竭有关。

【护理措施】

（一）一般护理

1. 隔离措施　患者应卧床休息，隔离于有防蚊和降温设施的病房，室温控制在30℃以下，避免声音和强光刺激。有计划地集中安排各种检查、治疗和护理操作，减少对患者的刺激，以免诱发惊厥或抽搐。

2. 饮食护理　初期及极期应进食清淡易消化的流质饮食，有吞咽困难或昏迷不能进食者给予鼻饲或静脉输液补充营养和水分。一般成人每天补液量约1500～2000ml，注意水、电解质平衡。恢复期患者应逐步增加高营养、高热量的饮食。

3. 生活护理　定时擦洗身体、更换衣服，勤翻身、拍背、皮肤按摩，防止压疮形成；做好眼、鼻、口腔的清洁护理，每天用漱口液清洁口腔2次；意识障碍者需专人看护。

（二）病情观察

严密监测生命体征，尤其是体温和呼吸的变化；注意有无意识障碍和其他精神神经症状和体征；有无惊厥或抽搐发作；有无头痛、恶心、呕吐、瞳孔变化、对光反应等颅内高压和脑疝的先兆；严格记录出入液体量。

（三）对症护理

1. 高热 以物理降温为主，如戴冰帽、冰袋冷敷、温水或乙醇擦浴、冷盐水灌肠等措施，如效果不佳可遵医嘱采用药物降温或亚冬眠疗法。

2. 惊厥或抽搐 将患者置于仰卧位，头偏向一侧，松解衣服和领口，保持呼吸道通畅。取下义齿，用缠有纱布的压舌板或开口器置于患者上下磨牙之间，以防舌咬伤，必要时用舌钳将舌拉出。如有痰液阻塞应及时吸痰。注意患者安全，必要时可用床挡或约束带约束，防止坠床等意外发生。

3. 呼吸衰竭 ①保持呼吸道通畅：有呼吸道分泌物者及时给予翻身、叩背、吸痰、体位引流、雾化吸入等措施；②吸氧：缺氧明显时选用鼻导管或面罩持续吸氧；③用药：中枢性呼吸衰竭时遵医嘱应用呼吸兴奋剂，首选洛贝林。使用东莨菪碱或山莨菪碱等血管扩张药，改善脑微循环、减轻脑水肿、解除脑血管痉挛和兴奋呼吸中枢；④急救准备：必要时配合医生行气管插管、气管切开术或应用人工呼吸机辅助呼吸，做好相应的术前准备。

知识链接

亚冬眠疗法：用于各种原因的一般治疗无效的高热、超高热。预防和抢救中毒性休克、严重的颅内高压、惊厥持续状态、重症呼吸系统疾病、破伤风、剧烈的药物过敏、输血反应、小儿外科强化麻醉等。

方法：氯丙嗪、异丙嗪每次各0.5～1mg/kg，加5%～10%葡萄糖2～10ml/kg静脉滴注，用一次体温不退，可间隔4h重复2～6剂。用一次后热退可不必重复，如需保持患者安静入睡状态，则可q4h连续用1～2天，体温较高时可先用1剂退热药。当病情得到控制，可逐渐拉长给药间隔，用药仅1～2剂者可直接停用。

（四）用药护理

遵医嘱使用镇静止痉药、呼吸兴奋剂、脱水剂等药物，注意观察药物疗效和不良反应。使用镇静止痉药物时，严格掌握药物剂量和用药间隔时间，注意观察患者的呼吸和意识状态；大剂量呼吸兴奋剂可诱发惊厥，应遵医嘱严格掌握药物剂量；甘露醇应在30分钟内快速静脉滴入或注入，同时密切监测患者的心功能情况。

（五）心理护理

向患者家属解释乙脑的相关知识，尽量避免各种不良刺激，给予关心和照顾，鼓励患者和家属积极配合治疗和护理。对有功能障碍或后遗症者告知康复治疗的重要性，协助家属取得亲友和社会的支持。

【健康指导】

（一）疾病知识指导

讲解乙脑的相关知识，阐明积极防治后遗症的重要意义；恢复期鼓励患者坚持治疗和康复训练；教会家属切实可行的护理措施和康复疗法，如按摩、肢体功能锻炼、语言训练等，协助患者恢复健康。

（二）疾病预防指导

1. 管理传染源　及时隔离和治疗。加强家禽、家畜的管理，尤其是幼猪，搞好饲养场所的环境卫生，人畜居住地分开。流行季节前对猪等家禽、家畜进行疫苗接种。

2. 切断传播途径　做好防蚊、灭蚊工作是预防乙脑病毒传播的主要措施，应消灭蚊虫孳生地。乙脑流行季节使用驱蚊剂、蚊帐等措施防止蚊虫叮咬。

3. 保护易感人群　预防接种是保护易感人群的根本措施。对10岁以下儿童和初进入流行区域的人员进行疫苗接种。一般接种2次，间隔7～10天，第二年加强注射1次，3次加强后可获得较持久的免疫力。

目标检测

单选题

1. 流行性乙型脑炎的主要传染源是（　　）
   A. 猪　B. 乙脑病毒携带者　C. 乙脑患者
   D. 蚊虫　E. 野鼠

2. 乙脑最主要的传播媒介是（　　）
   A. 蚊虫　B. 幼猪　C. 蟑螂
   D. 医护人员的手　E. 蚂蚁

3. 患儿，5岁，因“高热、抽搐和意识障碍”入院，诊断为“乙脑”，患儿入院后第10天病情加重去世，该患儿最可能的死亡原因是（　　）
   A. 惊厥　B. 高热　C. 脑疝
   D. 呼吸衰竭　E. 支气管肺炎

4. 患者，女性，主因“发热、头痛、昏迷1天”，初步诊断为“流行性乙型脑炎”，在病程中提示其出现中枢性呼吸衰竭的最可靠体征是（　　）
   A. 呼吸困难　B. 呼吸急促　C. 呼吸浅促
   D. 呼吸节律不整　E. 出现“三凹征”

5. 流行性乙型脑炎对症护理的内容不包括（　　）

A. 对高热患者首先要进行药物降温

B. 惊厥患者要保持呼吸道通畅

C. 呼吸衰竭者及时应用呼吸兴奋剂

D. 防止坠床等意外发生

E. 脑水肿患者使用脱水剂

（李金媛）

书网融合……

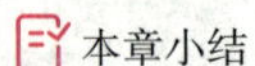
本章小结

自测题

第十六章 登革热患者的护理

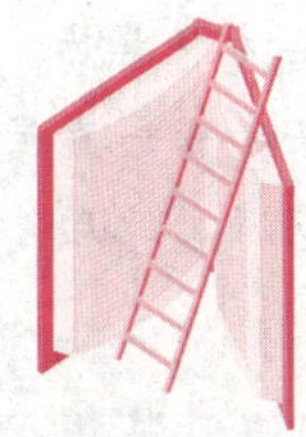

【学习目标】

1. **掌握** 登革热的护理评估、护理措施及健康教育。
2. **熟悉** 登革热的护理问题。
3. **了解** 登革热的病原学特点及发病机制。

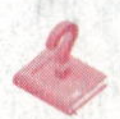

案例分析

患者，男性，45 岁。因“畏寒、高热 3 天，伴皮疹、牙龈出血 1 天”入院。患者 3 天前突然出现畏寒高热，体温 39.3℃，伴头痛、肌肉痛，继而四肢出现皮疹，晨起牙龈出血。护理体检：体温 39.1℃，脉搏 96 次/分，呼吸 24 次/分，血压 130/80mmHg。轻度黄疸，肝肋下 2cm，剑突下未触及。实验室检查：WBC 3.0×10^9/L；尿蛋白（+）；血凝抑制试验单份血清效价 >1∶1280。

问题

1. 哪种诊断可能性大？
2. 主要护理问题是什么？
3. 具体护理措施有哪些？

【疾病概要】

登革热是由登革病毒引起的、由伊蚊传播的急性发热性传染病。临床以突起发热，头痛，全身肌肉、骨骼关节痛，疲乏，皮疹，淋巴结肿大及白细胞减少为主要特征。

登革病毒归为黄病毒科中的黄病毒属，是单股 RNA 病毒，呈哑铃状、棒状或球形。其最外层的包膜含有型、群特异性抗原，根据抗原性的差异，可分为 4 个血清型，各型之间以及与乙型脑炎病毒之间可产生部分交叉免疫反应。

登革病毒不耐热，60℃30 分钟或 100℃ 2 分钟均可灭活。耐低温及干燥。不耐酸，用洗涤剂、乙醚、紫外线或 0.65% 甲醛溶液均可灭活。

登革病毒经伊蚊叮咬进入人体，在毛细血管内皮细胞和单核 - 吞噬细胞系统增殖后进入血循环，引起第一次病毒血症。再定位于单核 - 吞噬细胞系统和淋巴组织中复制，再次释放入血流形成第二次病毒血症，引起临床症状。机体产生的抗登革病毒抗体与登革病毒形成免疫复合物，激活补体系统，导致血管通透性增加，引起皮疹、出血等；同时抑制骨髓中的白细胞和血小板系统，导致白细胞、血小板减少。

登革热主要病理变化为肝、肾、心、脑的退行性变。心内膜、心包、胸膜、腹膜、胃肠黏膜、肌肉、皮肤及中枢神经系统不同程度的出血。皮疹活检可见小血管内皮肿胀、血管周围水肿及单核细胞浸润。瘀斑中广泛血管外溢血。

⇄ 知识链接

登革热于1779年在埃及开罗、印度尼西亚雅加达及美国费城发现，并根据其症状命名为关节热和骨折热。1869年由英国伦敦皇家内科学会命名为登革热。20世纪，登革热在世界各地发生过多次大流行，病例数百万计。在东南亚一直呈地方性流行。我国于1978年在广东流行，并分离出第Ⅳ型登革热病毒。此后，于1979、1980、1985年小流行中分离出Ⅰ、Ⅱ、Ⅲ型病毒。

【护理评估】

（一）流行病学资料

1. 传染源 患者和隐性感染者为主要传染源。患者在潜伏期末和发热期内有传染性，从发病前6~18小时至发病后3天内传染性最强。在流行期间，轻型患者及隐性感染者占大多数，可能是本病重要的传染源。

2. 传播途径 通过蚊子叮咬而传播，埃及伊蚊和白纹伊蚊是传播病毒的主要媒介。在东南亚和我国海南省，主要传播媒介是埃及伊蚊；在太平洋岛屿和我国广东、广西，以白纹伊蚊为主。伊蚊吸入带病毒血液后，病毒在唾液腺和神经细胞内复制，吸血后10天伊蚊即有传播能力，传染期可长达174天。伊蚊在非流行期还可能是登革病毒的贮存宿主。

3. 易感人群 在新流行区，人群普遍易感，发病以成人为主。在地方性流行区，成人几乎都有免疫力，故发病以儿童为主。感染后对同型病毒株有巩固免疫力，对其他血清型有短暂的免疫力。

4. 流行特征 呈世界性分布，尤其是在东南亚、太平洋岛屿和加勒比海地区。我国主要发生于海南、广东及广西等省区。发病季节多在夏秋雨季，我国广东省多为5~11月，海南省多为3~12月。

5. 评估要点 居住环境、有无被蚊虫叮咬、有无到过疫区等。

（二）临床表现

潜伏期3~15天，一般为5~8天。临床上将登革热分为典型、轻型和重型三型。

1. 典型登革热

（1）发热 起病急，多有畏寒、高热，24小时内体温可高达40℃，持续5~7天后骤退至正常。部分患者于发热第3~5天体温降至正常，1天后再度上升，称为双峰热或马鞍热。发热时多伴头痛，眼球后痛，全身骨、关节、肌肉痛，极度乏力等毒血症状，可有恶心、呕吐、腹痛、腹泻等消化道症状。脉搏早期加速，后期可有相对缓脉。早期体征可见颜面潮红、结合膜充血、浅表淋巴结肿大。儿童起病较慢，毒血症状较轻，恢复较快。

（2）皮疹 于病后3～6天出现，可为斑丘疹、麻疹样皮疹、猩红热样疹、红斑疹或皮下出血点等。分布于躯干、四肢或头面部，多伴有痒感，持续3～4天消退。

（3）出血 多发生在起病后第5～8天。约25%～50%病例有不同程度、不同部位的出血，如牙龈出血、鼻出血、皮下出血、咯血、血尿、阴道出血等。

（4）其他 约1/4病例有轻度肝肿大，脾肿大少见，个别病例可见黄疸。

2. 轻型登革热 症状体征较典型登革热轻，表现为短期发热，全身疼痛轻，皮疹稀少或不出疹，浅表淋巴结常有肿大，因类似流感，易被忽视。一般1～4天痊愈。

3. 重型登革热 早期表现与典型登革热相似，在发热3～5天后突然病情加重，出现脑膜脑炎表现，如剧烈头痛、呕吐、谵妄、意识障碍、颈项强直等，甚至出现瞳孔缩小等脑疝表现。部分病例表现为消化道大出血，甚至出血性休克。本型病情发展迅速，多因中枢性呼吸衰竭或出血性休克在24小时内死亡。

4. 并发症 以急性血管内溶血最常见，发病率约1%。其他并发症有心肌炎、尿毒症、肝肾综合征、急性脊髓炎、精神异常等。

（三）心理－社会状况

因起病突然、全身症状明显、有出血倾向，家属和患者常出现紧张、焦虑不安、恐惧等不良情绪。

（四）辅助检查

1. 一般检查 白细胞总数减少，第4～5天降至最低，可低至2×10^9/L，分类中性粒细胞减少，部分患者血小板减少。部分病例可见蛋白尿及红细胞尿。

2. 血清学检查 单份血清补体结合试验滴度＞1：32，红细胞凝集抑制试验滴度＞1：1280有诊断意义。双份血清，恢复期抗体滴度比急性期递增4倍以上可确诊。血清中特异性IgM抗体有助于早期诊断。

3. 病毒分离 取急性期患者血清接种于C6/36细胞系可分离病毒，其分离阳性率约20%～65%。

4. 反转录聚合酶链反应（RT－PCR） 用于检测登革病毒核糖核酸，敏感性明显高于病毒分离，可用于早期快速诊断登革病毒感染及血清型鉴定。

（五）治疗要点

本病无特殊治疗药物，争取早发现、早隔离、早治疗，并以对症支持治疗、一般治疗及预防休克和出血为主。重症登革热患者需住院治疗，密切监测生命体征，若病情加重需转ICU治疗。

【护理问题】

1. 体温过高 与登革热病毒感染有关。

2. 有皮肤完整性受损的危险 与登革病毒感染导致皮肤黏膜损伤有关。

3. 体液不足 与高热、多汗、血管通透性增加致血浆外渗有关。

4. 有感染的危险 与机体抵抗力低下、营养失调等因素有关。

5. 疼痛 全身骨骼、肌肉和关节痛与病毒血症有关。

6. 潜在并发症 急性血管内溶血。

【护理措施】

（一）一般护理

1. 隔离与休息 在有防蚊设备的病室中隔离至体温正常后3日。病室安静清洁，空气新鲜流通，定期紫外线消毒。早期患者应卧床休息，恢复期亦不可过早活动。体温正常，血小板计数恢复正常，无出血倾向者方可适当活动。

2. 饮食护理 给予有营养、易消化的流质或半流质饮食。大量出汗、呕吐或腹泻的患者应注意维持水、电解质平衡，鼓励多饮水。对频繁呕吐不能进食者或潜在血容量不足者，可静脉补液。昏迷患者可给予鼻饲饮食，或静脉输入高营养液。

（二）病情观察

密切监测生命体征，观察高热的持续时间、热型特点、退热后伴随症状是否缓解。观察有无皮肤黏膜瘀点瘀斑或鼻出血、牙龈出血、注射部位出血，以及便血、血尿等出血表现。监测水、电解质平衡情况，记录液体出入量。

（三）对症护理

1. 高热 以物理降温为主，如冰敷、温水浴等。应避免乙醇擦浴，慎用退热止痛类药物。降温速度不宜过快，一般降至38℃时，不再采取降温措施，以防虚脱。指导患者多饮水，及时更换衣物，保持干洁。

2. 皮肤护理 观察评估皮疹、瘀点的部位、大小及消长情况。指导病人勤翻身，定时清洁皮肤，避免出汗过多导致皮肤黏稠潮湿，床铺应保持清洁平整。

（四）用药护理

目前无特效治疗药物。中毒症状严重及休克者，可遵医嘱使用肾上腺皮质激素；如出血情况严重，血小板减少，疑有DIC者，应备好肝素和鱼精蛋白，及时按医嘱进行抗凝治疗。注意观察药物疗效及副作用。

（五）心理护理

登革热病人多起病急骤，高热，全身疼痛，自觉全身症状重，另外有出血倾向，病人多有紧张、焦虑、恐惧心理。医护人员应理解并照顾病人的心理需求，稳定病人情绪，尽量减轻病人躯体痛苦。讲解登革热的相关知识，增强治愈的信心，缓解病人的焦虑情绪。

【健康指导】

（一）疾病知识指导

宣传疾病相关知识，如传播过程、致病原因、临床表现、防治方法等，指导群众及早发现患者并及早就诊。

（二）疾病预防指导

1. 管理传染源　地方性流行区或可能流行地区要做好疫情监测预报工作，早发现、早诊断，及时隔离治疗。加强国境卫生检疫。

2. 切断传播途径　防蚊、灭蚊是预防本病的根本措施。改善卫生环境，消灭伊蚊孳生地，喷洒灭蚊剂消灭成蚊。

3. 保护易感人群　易感者涂擦昆虫驱避剂以防叮咬。疫苗预防接种处于试验阶段，尚未能推广应用。

目标检测

单选题

1. 登革热的传播媒介是（　　）
   A. 中华按蚊　　B. 埃及伊蚊　　C. 三带喙库蚊
   D. 白蛉　　E. 白蚁
2. 哪项不是典型登革热的临床表现（　　）
   A. 发热伴毒血症状　　B. 皮疹
   C. 浅表淋巴结肿大　　D. 不同程度出血
   E. 周围血象白细胞数增多
3. 对登革热患者的护理措施不正确的是（　　）
   A. 保持皮肤清洁干燥
   B. 高热时以药物降温为主
   C. 在有防蚊设备的病室中隔离直至体温正常后 3 日
   D. 注意观察药物疗效及副作用
   E. 保证充足睡眠，注意劳逸结合

（李金媛）

书网融合……

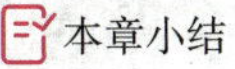
本章小结

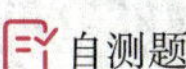
自测题

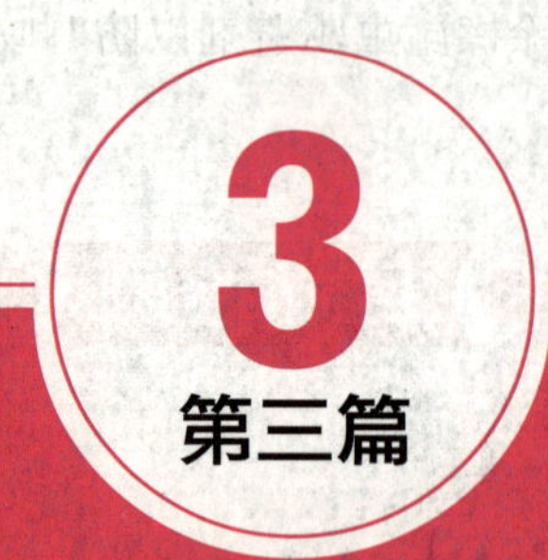

细菌感染性疾病的护理

第十七章 流行性脑脊髓膜炎患者的护理

PPT

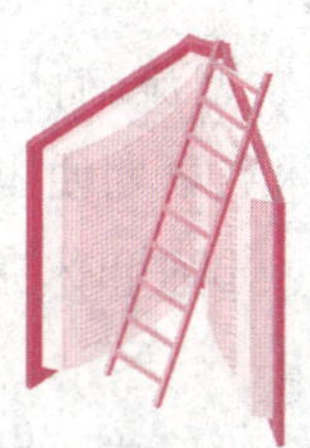

【学习目标】

1. **掌握** 流行性脑脊髓膜炎的护理评估、护理措施及健康教育。

2. **熟悉** 流行性脑脊髓膜炎的护理问题。

3. **了解** 流行性脑脊髓膜炎的病原学特点及发病机制。

案例分析

男孩，7 岁，因发热 2 天，头痛、呕吐 1 天，于 3 月 15 日入院。查体：体温 39℃，脉搏 120 次/分，呼吸 30 次/分，血压 90/60mmHg（12.0/8.0kPa），神志清，精神差，右下肢及臀部有散在出血点，颈部有抵抗感，心、肺无异常发现，腹部平软，凯尔尼格征阳性，布鲁津斯基征阳性。实验室检查：血白细胞 24×10^9/L；脑脊液外观混浊，白细胞 0.89×10^9/L，多核细胞 92%，单核细胞 8%，蛋白质 0.72g/L，糖 1.4mmol/L，氯化物 90mmol/L。

问题

1. 根据以上病情你考虑该患儿患了哪种疾病？
2. 可提出哪些护理问题？
3. 请列出主要的护理措施。
4. 你如何对人群进行该病的预防指导？

【疾病概要】

流行性脑脊髓膜炎简称流脑，是由脑膜炎球菌引起的急性化脓性脑膜炎。临床上以突发高热、头痛、呕吐，皮肤黏膜瘀点、瘀斑及脑膜刺激征为主要表现，严重者可出现败血症休克和脑实质损害，危及生命。

脑膜炎球菌属奈瑟菌属，革兰染色阴性，肾形，多凹面相对成对排列或呈四联菌排列。脑膜炎球菌主要抗原有血清群特异性荚膜多糖抗原、主要外膜蛋白、脂寡糖及菌毛抗原等。根据细菌表面特异性多糖抗原的不同，可分为 A、B、C、D、29E、X、Y、Z、W135、H、I、K 和 L 等 13 个血清群，以 A、B、C 三群最多见，大流行均由 A 群引起，B、C 群可引起散发和小流行。

人是脑膜炎球菌唯一的天然宿主，本菌在体外生存能力极弱，对寒、热、干燥及常用消毒剂均敏感，可产生自溶酶，在体外极易溶解死亡。

脑膜炎球菌自鼻咽部侵入，不同菌株的脑膜炎球菌的侵袭力不同，最终是否发病取决于细菌数量、毒力强弱和机体免疫力强弱。

细菌释放的内毒素是本病致病的重要因素。败血症时，细菌在血液中繁殖并释放内毒素，引起局部小血管的出血、坏死、细胞浸润及栓塞，而出现皮肤黏膜瘀点、瘀斑。如果细菌在血液中大量繁殖产生大量内毒素使全身小血管痉挛，导致严重的微循环障碍，有效循环血容量减少，引起感染性休克和酸中毒，称为暴发型流脑休克型。脑膜炎球菌内毒素较其他内毒素更易激活机体的凝血系统，因此在休克早期便出现弥散性血管内凝血（DIC）及继发性纤溶亢进，进一步加重微循环障碍、出血和休克，最终引起多器官功能衰竭。

败血症期主要病理变化是血管内皮损害，血管壁炎症、坏死和血栓形成，血管周围出血。暴发型脑膜脑炎病变主要在脑实质，引起脑组织坏死、充血、出血及水肿，颅内压升高，严重者形成脑疝。

【护理评估】

（一）流行病学资料

1. 传染源 主要是患者和带菌者。患者从潜伏期末至发病后10日内均有传染性。本病隐性感染率高，患者经治疗后细菌很快消失，而带菌者一般无症状不易被发现，因此带菌者是最重要的传染源。

2. 传播途径 主要通过空气飞沫经呼吸道传播，2岁以下婴幼儿可通过密切接触如同睡、怀抱、喂乳等传播。

3. 人群易感性 人群普遍易感，以5岁以下尤其是6个月~2岁的婴幼儿发病率最高。病后可获得持久免疫力，流脑各群间有交叉免疫，但不持久。

4. 流行特征 全年均可发病，但冬春季多见，3~4月份是发病高峰时间。本病遍布全球，在温带地区可出现地方性流行，我国自1985年开展A群疫苗接种之后，发病率持续下降，未再出现全国性大流行。但近几年疫情又有所回升，尤其是B群和C群菌引起的流行有增多的趋势。

5. 评估要点 重点了解当地流脑疫情，询问有无与流脑患者密切接触史，近期是否接种过流脑疫苗，既往是否患过流脑。同时注意发病季节和发病年龄。

（二）临床表现

潜伏期1~7日，一般为2~3日。根据病情临床上分为普通型、暴发型和轻型三种类型。

1. 普通型 最多见，约占发病者90%。按其发展过程，通常分为四期。

（1）前驱期（上呼吸道感染期） 多数患者无明显症状，部分出现低热、咽痛、鼻塞等上呼吸道感染症状，一般持续1~2日。

（2）败血症期　突发畏寒、高热，体温迅速升高达40℃，伴头痛、恶心、呕吐、精神萎靡等毒血征症状。幼儿常有惊厥、哭闹、拒食等。多数患者皮肤黏膜有瘀点或瘀斑，初呈鲜红色，迅速增多、扩大或融合成片，中央因血栓形成而出现紫黑色坏死或大疱，常见于四肢、软腭、眼结膜及臀部等。一般1～2日后发展为脑膜炎期。

（3）脑膜炎期　此期除有败血症期的表现外，主要表现为剧烈头痛、喷射性呕吐、烦躁不安及颈项强直、凯尔尼格征和布鲁津斯基征阳性等脑膜刺激征，重者可出现谵妄、意识障碍及抽搐。婴幼儿脑膜刺激征不明显，前囟未闭者大多囟门饱满隆起，但有时因频繁呕吐失水，囟门可无明显改变，甚至出现前囟下陷。经治疗，患者通常在2～5日内进入恢复期。

（4）恢复期　体温逐渐正常，意识转清，脑膜刺激征消失，瘀点、瘀斑被吸收或结痂。一般在1～3周内痊愈。

2. 暴发型　多见于儿童。起病急，病情凶险，如不及时抢救可于24小时内危及生命，病死率高。一般分以下三型。

（1）休克型　突起寒战、高热，伴头痛、呕吐，精神极度萎靡。短时间内全身出现广泛瘀点、瘀斑，且迅速融合成片。随后出现面色苍白、唇周及指端发绀、四肢厥冷、皮肤发花、脉搏细速、血压下降甚至测不出、少尿或无尿，易并发DIC。可无脑膜刺激征，脑脊液大多清亮，细胞数正常或轻度增加。

（2）脑膜脑炎型　主要表现为脑实质损害引起的颅内压增高，患者高热、头痛、呕吐、反复惊厥、迅速陷入昏迷，锥体束征阳性。严重者出现脑疝、呼吸衰竭。

（3）混合型　可先后或同时出现上述2型的临床表现，病情极严重，病死率高。

3. 轻型　多见于流行后期，临床表现轻微，患者可有低热、咽痛等上呼吸道感染症状和皮肤黏膜少量细小出血点，多数可不治自愈。

（三）心理–社会状况

本病起病急，症状重，病情变化迅速，常使患者或家属感到恐惧、焦虑。评估时注意了解患者及家属对疾病的发生、发展、流行及预防等方面的认识情况。

（四）辅助检查

1. 血常规检查　白细胞总数明显增加，一般在（10～20）$\times 10^9$/L以上，中性粒细胞升高，占80%～90%以上。并发DIC时，血小板减少。

2. 脑脊液检查　是确诊的重要方法。有压力增高，外观混浊或脓样，细胞数在1000$\times 10^6$/L以上，以中性粒细胞为主，蛋白含量显著增高，而糖和氯化物含量明显降低。

3. 细菌学检查　是确诊的重要手段。皮肤瘀点处组织液或离心沉淀后的脑脊液做涂片检查，可查到脑膜炎球菌；或在使用抗菌药物前取瘀斑组织液、血液或脑脊液培养脑膜炎球菌。

4. 血清免疫学检测 特异性抗原或特异性抗体的检测阳性率在90%以上，主要用于早期诊断。

（五）治疗要点

1. 一般治疗 早期诊断、早期治疗、密切监护。呼吸道隔离，卧床休息，流质饮食，注意补充液体，保持水和电解质平衡。保持皮肤、口腔清洁。

2. 病原治疗 首选青霉素，脑膜炎球菌对青霉素极敏感，由于青霉素不易通过血脑屏障，故需大剂量注射才可使脑脊液达有效杀菌浓度，5~7日为一个疗程。对青霉素过敏者可选用氯霉素、头孢菌素等抗菌药物。

3. 对症治疗

（1）高热 物理降温为主，必要时使用药物降温。

（2）休克 休克型流脑要迅速纠正休克，包括扩充血容量、纠正酸中毒、改善微循环、减轻毒血症状、抗DIC等治疗措施。

（3）颅内压升高 脱水剂甘露醇和利尿剂呋塞米交替使用或加糖皮质激素可迅速降低颅内压，防止脑疝。

（4）呼吸衰竭 密切观察病情，发生呼吸衰竭及时抢救，给氧、吸痰，使用山梗菜碱、二甲弗林或尼可刹米等呼吸中枢兴奋剂，必要时做气管插管或气管切开给予人工辅助呼吸。

【护理问题】

1. 体温过高 与脑膜炎球菌感染有关。

2. 有皮肤黏膜完整性受损的危险 与皮肤黏膜瘀点、瘀斑有关。

3. 组织灌注量改变 与内毒素导致微循环障碍有关。

4. 潜在并发症 颅内高压、呼吸衰竭、脑疝。

【护理措施】

（一）一般护理

1. 隔离措施 患者应卧床休息，保持安静、舒适，减少各种刺激。按呼吸道隔离至患者症状消失后3日，保持空气新鲜流通，定期紫外线消毒。

2. 饮食护理 鼓励患者多饮水，给予营养丰富、易消化的流质或半流质饮食。频繁呕吐不能进食者应静脉补充营养，昏迷者给予鼻饲。

（二）病情观察

注意密切观察生命体征及皮肤瘀点、瘀斑情况，如发现面色苍白、四肢厥冷、发绀、皮肤呈花斑状、血压下降，或瘀点、瘀斑迅速融合成片，应立即报告医生并按休克护理。如出血情况严重，血小板减少，疑有DIC者，应备好肝素和鱼精蛋白，及时按医嘱进行抗凝治疗。肝素静脉滴注时应注意滴速缓慢，并且不能和其他药物混合。

必要时按医嘱输注新鲜血液、血浆和凝血酶原复合物以补充消耗的凝血因子。注意观察意识状况，发现意识障碍加重，瞳孔对光反射迟钝，双目凝视，两侧瞳孔不等大等颅内高压、脑疝征象或者呼吸快慢深浅不均，呈双吸气、叹息样等中枢性呼吸衰竭表现，应立即报告医生，遵医嘱使用脱水剂和呼吸兴奋剂。若患者呼吸停止，应配合医生气管切开、气管插管，施行人工呼吸。记录液体出入量。

（三）对症护理

1. 高热时给予物理降温，如冷敷头部及大动脉，32～36℃温水擦浴，不宜用乙醇擦浴；体温过高，头痛加重者遵医嘱给予解热镇痛剂；高热反复惊厥者遵医嘱给予亚冬眠疗法。

2. 观察和评估瘀点、瘀斑的部位、大小及消长情况，加强皮肤护理。如保持床铺清洁平整和皮肤清洁干燥；保护瘀点、瘀斑部位避免受压、磨擦、搔抓等，必要时可垫气垫或空心圈；瘀斑破溃后，以生理盐水洗净局部，并涂抗生素软膏，防止继发感染。

3. 腰椎穿刺术后，脑脊液标本要注意保暖、防止污染并及时送检。患者术后应去枕平卧4～6小时，预防因低颅内压引起的头痛。

（四）用药护理

遵医嘱使用有效抗菌药物，注意观察疗效及不良反应。如使用青霉素治疗，应询问过敏史并进行皮试，注意用药剂量、给药次数、间隔时间等。如使用氯霉素治疗，应密切注意有无骨髓抑制等不良反应。

（五）心理护理

向患者及家属讲解流脑的症状、治疗方法及配合治疗和隔离的重要性，消除患者及家属紧张、焦虑、恐惧等不良心理反应。

【健康指导】

（一）疾病知识指导

向患者及家属解释流脑的发病与流行特征，宣传流脑的护理知识和自我保健知识。遵医嘱正确用药，不能随意增减、更换或停止使用药物。患者应住院治疗，按呼吸道隔离至体温正常、症状消失后3日或不少于发病后7日。少数留有神经系统后遗症的患者，应指导其家属帮助患者进行功能锻炼和按摩等，以促进康复。

（二）疾病预防指导

开展有关预防流脑的宣传教育，如保持室内通风，流行季节尽量避免到人群密集的公共场所，6个月至15岁的易感人群应接种流脑菌苗。流行期间应重点宣讲流脑的主要临床表现、预后等，提醒社区居民在冬春季节发现小儿有感冒症状，尤其是高热、头痛、呕吐、颈项强直、皮肤瘀点等，应及时就诊。

知识链接

流感疫苗预防接种知识：

1. 疫苗种类：①a 群流脑疫苗：预防 a 菌群引起的流脑。②a + c 群流脑疫苗：预防 a 菌群及 c 菌群引起的流脑。

2. 接种禁忌证：①发热者暂缓注射。②有过敏体质的人和急、慢性疾病患者。③癫痫、癔症、抽搐、脑炎后遗症等神经系统疾病患者。

3. 接种注意事项：①接种后在接种单位停留 30 分钟，观察孩子的反应情况无异常后离开。②接种后适当休息，多饮开水，注意保暖，避免进行剧烈的活动。

4. 接种后可能出现的反应：一般接种后，儿童及成人均会出现较轻微反应，局部有些红晕和压痛，24 小时内会自行消退。偶尔有人出现短暂的发热，无需特殊处理。如发热超过 38℃ 以上者可给予退热和对症处理。偶见有过敏反应。

5. 接种效果：已证实 a 群和 c 群多糖疫苗对 2 岁以上儿童和成人有 85% ~ 100% 的短期效果。而 2 岁以上儿童或成人，接种 1 剂 a + c 群多糖疫苗可提供至少 3 年的保护作用，但对 <2 岁儿童，疫苗接种后头 2 ~ 3 年内，临床保护作用和特异性抗体水平迅速降低。

目标检测

单选题

1. 流脑最重要的传染源是（　　）
   A. 无症状带菌者　B. 患者　C. 潜伏性感染者
   D. 隐性感染者　E. 慢性患者
2. 流脑主要传播途径是（　　）
   A. 消化道传播　B. 呼吸道传播　C. 虫媒传播
   D. 血液体液传播　E. 接触传播
3. 流脑败血症期的特征性表现是（　　）
   A. 皮肤瘀点或瘀斑　B. 皮肤荨麻疹　C. 带状疱疹
   D. 皮肤瘙痒　E. 斑丘疹
4. 患儿，女，1 岁，诊断为化脓性脑膜炎，因频繁抽搐急诊入院。入院时，全身肌肉痉挛，双手握拳，两眼上翻，牙关紧闭，口吐白沫，有痰鸣，头向后仰，首要的护理措施是（　　）
   A. 针刺人中穴
   B. 密切观察体温变化
   C. 立即输注抗生素控制感染

D. 静脉注射20%甘露醇防止脑水肿

E. 清除口鼻腔分泌物，保持呼吸道通畅

5. 流脑患者体温过高的护理措施中，下列哪项不正确（　　）

A. 密切观察病情　　B. 给予冰敷降温

C. 给予乙醇擦浴降温　　D. 必要时给予解热镇痛剂

E. 必要时给予亚冬眠疗法

（李金媛）

书网融合……

微课

本章小结

自测题

第十八章 猩红热患者的护理

PPT

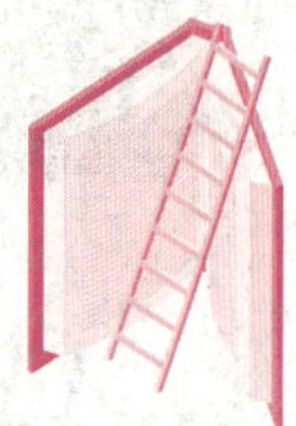

【学习目标】

1. **掌握** 猩红热的护理评估、护理措施及健康教育。
2. **熟悉** 猩红热的护理问题。
3. **了解** 猩红热的病原学特点及发病机制。

案例分析

患儿，女，4岁。主诉：发热1天，皮疹半天。查体：体温38.6℃，咽痛明显，躯干、四肢见弥漫性、针尖大小的红色丘疹，压之褪色，伴痒感。咽部及扁桃体充血严重，颈部及颌下淋巴结肿大，有触痛。面部潮红无疹，口唇周围皮肤苍白，舌质红如草莓样。心、肺正常，腹软，肝肋下未触及，神经系统检查未见异常。临床初步诊断为猩红热。

问题

1. 根据患儿病情列出主要的护理诊断。
2. 对患儿应采取哪些护理措施?
3. 如何对患儿家长进行预防猩红热的健康指导?

【疾病概述】

猩红热（scarletfever）是由A组β型溶血性链球菌引起的急性呼吸道传染病。临床表现主要为发热、咽峡炎、全身弥漫性猩红色点状皮疹和疹退后脱屑。少数患者病后可引起风湿病、肾小球肾炎和关节炎等变态反应性病变。本病属于乙类传染病，冬春季多见，需严格管理。

猩红热的病原体是A族β型溶血性链球菌，革兰染色阳性，呈球形或卵圆形链状排列。构成菌体成分的M蛋白和细菌荚膜是链球菌致病的重要因素，可抵抗机体白细胞的吞噬作用，可产生毒素和酶类，其中红疹毒素可致猩红热皮疹和发热，还可抑制粒细胞吞噬功能。细菌对外界抵抗力较弱，不耐热，加热56℃ 30分钟及一般消毒剂均可将其杀死，但在痰及脓液中可生存数周。

⇄ 知识链接

A组β型溶血性链球菌侵入人体后，在咽部黏膜及局部淋巴组织不断增殖产生毒素和细胞外酶，使机体发生3种病变：①化脓性病变：病原体通过M蛋白抗原抵抗机体白细胞吞噬，黏附于黏膜上皮细胞，侵入组织引起咽峡炎、化脓性扁桃体炎，少数重症患者细菌侵入血流，出现败血症及迁徙性化脓病灶。②中毒性病变：红疹毒素自局部进入血循环后，引起发热、头痛等全身中毒症状和典型的猩红热样皮疹。肝、脾、淋巴结、心、肾等可有不同程度的炎症，严重者有坏死。③变态反应性病变：个别病例可在发病第2~3周时出现急性肾小球肾炎或风湿性全心炎、风湿性关节炎等非化脓性炎症。其发生可能与免疫复合物在组织间隙沉积有关。

【护理评估】

（一）流行病学资料

1. 传染源 患者和带菌者是猩红热的主要传染源，其中后者排菌量大且易被忽视，是更重要的传染源。正常人鼻咽部、皮肤可带菌，猩红热患者自发病前24小时至疾病高峰时期的传染性最强，脱皮时期的皮屑无传染性。

2. 传播途径 主要是空气、飞沫传播；其次经接触传播，即通过污染的玩具、用物等接触传播；个别情况下，病菌也可经过皮肤创伤或产道侵入而引起“外科型猩红热”或“产科型猩红热”。

3. 易感人群 人群普遍易感，感染后可产生两种免疫力。①抗菌免疫力：感染后产生抗M蛋白的抗体，能消除M蛋白抗原对机体吞噬功能的抵抗作用；②抗毒素免疫力：感染后可产生抗红疹毒素的抗体，但不同抗原性的红疹毒素间无交叉免疫。

4. 流行特征 全年均可发病，但以冬春季多见，5~15岁年龄段好发。

5. 评估要点 询问有无与猩红热患者接触史，注意患者的居住环境是否潮湿、空气流通不畅等。

（二）临床表现

潜伏期1~12天，一般为2~5天，此期细菌在鼻咽部繁殖。临床一般将猩红热分为5型。

1. 普通型 起病急骤，多数患者属于此型。以发热、咽痛、头痛、全身不适、呕吐为早期症状。有猩红热三大特征性表现：发热、咽峡炎、典型皮疹，病程约1周左右。

（1）发热 起病急，多为持续性高热，体温达38~40℃，可伴有头痛、全身不适等全身中毒症状，年龄小的婴幼儿起病时可发生惊厥或谵妄。热度高低、持续时间与皮疹轻重一致。

（2）咽峡炎 咽部初感干燥，后出现咽痛，吞咽加剧。扁桃体充血肿大，局部可有灰白色点片状脓性渗出物，易拭去，可伴有颈部淋巴结肿大、压痛。

(3) 皮疹　大多数患者在发病后第2天出现皮疹，始于耳后、颈部及上胸部，然后迅速波及全身。典型皮疹是在皮肤弥漫性充血的基础上，出现均匀分布、针尖大小、暗红色的丘疹，压之褪色。亦有与毛囊一致的皮疹，称为“鸡皮疹”。少数患者皮疹带有小水疱或黄白色脓头且不易溃破，称为“粟粒疹”。严重者可出现出血性皮疹。在皮肤皱褶处，如肘窝、腋窝、腘窝、腹股沟等处，因皮肤摩擦受压引起暗红色线状出血疹，称为“帕氏线"（Pastia 线）。颜面部仅见充血但无皮疹，口周鼻部周围充血不明显，也无皮疹，显得苍白，故称“口周苍白圈”，98%的患者有此体征。皮疹多在48小时达到高峰，后按出疹顺序开始消退，2~3天退尽，重者可持续1周。发病的第1周末开始出现皮肤脱屑。脱屑部位的先后顺序与出疹顺序一致，先颈、胸而后四肢。面颈部多为细屑，躯干四肢常为小鳞片状，手掌足掌多为大片状脱皮。经2~4周脱完，无色素沉着。如能早期正确治疗，出疹轻者可无明显脱屑。与出疹同时出现舌乳头肿胀，初期舌覆白苔，红肿的舌乳头突出在白苔之外，称为“草莓舌”。2~3天后，舌苔脱落露出光滑肉红色的舌面和红肿的舌乳头，称为“杨梅舌”，一般7天左右消退，约半数以上患者可以见到这一征象。

2. 轻型　近年多见，病程中缺乏特征性症状。表现为轻、中度发热，咽峡炎轻微，皮疹稀少，疹退后脱屑不明显，病情轻，病程短，但仍可能继发变态反应并发症。

3. 中毒型　近年本型少见，咽峡炎不重，临床表现为明显毒血症症状。起病急，高热、惊厥、呕吐、神志不清，可出现感染性休克、中毒性心肌炎、中毒性肝炎等。皮疹明显，可为出血性。

4. 脓毒型　本型罕见，咽部有严重的化脓性炎症，可引起中耳炎、淋巴结炎、蜂窝织炎等。甚至引起败血症和迁徙性化脓病灶。

5. 外科型及产科型　其传播途径不是通过呼吸道，而是以外科伤口或产道侵入，皮疹始于伤口或产道周围，伤口培养可获得致病菌。无咽峡炎，一般中毒症状较普通型轻，预后较好。

（三）心理－社会状况

在疾病恢复期由于患者皮肤大片脱屑，患者担心疾病及外表形象可引起恐惧、焦虑等心理；社会人群对本病认知度较低，注意患者有无被躲避而产生孤独和无助感等心理问题。

（四）辅助检查

1. 细菌培养　咽拭子培养出A组β型溶血性链球菌，阳性率较高，是诊断的依据。

2. 血象　发病早期白细胞总数增高，为 $(10\sim20)\times10^9/L$，中性粒细胞可达80%以上。

3. 其他辅助检查　多价红疹毒素试验又称 Dick 试验，对疑诊患者皮内注射0.1ml红疹毒素，24小时后检测结果，如果注射部位红肿超过1cm为阳性。发病早期为阳性，恢复期转为阴性，阳性提示无抗毒免疫力，对猩红热易感，而阴性表示有抗毒免疫力。

（五）治疗要点

强调早期、彻底治疗，防止并发症。

1. 病原治疗　首选青霉素，早期应用青霉素可减少并发症的发生。对青霉素过敏者，可选用红霉素、罗红霉素、阿奇霉素、克林霉素等。

2. 对症治疗　主要包括物理降温、补充维生素和维持水、电解质平衡。咽部症状较重时可雾化吸入以减轻症状。

3. 并发症治疗　针对风湿病、肾小球肾炎和关节炎等采取相应治疗。

【护理问题】

1. 体温过高　与溶血性链球菌感染有关。

2. 皮肤完整性受损　与细菌产生红疹毒素引起皮肤损害有关。

3. 疼痛：咽痛　与咽及扁桃体炎症有关。

4. 潜在并发症：急性肾小球肾炎　与变态反应有关。

5. 有传播感染的危险　与病原体传播有关。

【护理措施】

（一）一般护理

1. 消毒与隔离　呼吸道隔离至患者临床症状消失后 1 周，咽拭子培养连续 3 次阴性（但自治疗之日起不少于 7 天）。对猩红热密切接触者应医学观察 7 天。本病流行期间，儿童机构内对有咽峡炎、扁桃体炎的患儿也应按猩红热隔离治疗。

2. 休息与体位　病房保持通风良好，室温一般维持在 18～20℃，湿度一般维持在 60% 左右。发热期间卧床休息，加强口腔、皮肤护理，防止发生并发症。

3. 饮食与营养　发热期间给予高热量、高蛋白、高维生素以及易消化的流质或半流质饮食。鼓励患者多饮水，维持体液平衡。忌食酸、辣、干、硬的刺激性食物。

（二）病情观察

应注意观察体温、咽痛状况、咽部分泌物及皮疹的变化，警惕并发症的发生。观察有无其他部位化脓性病灶，注意定时检查尿常规，有无眼睑及下肢水肿，及时发现肾脏损害。

（三）对症护理

1. 发热　高热患者可采用物理降温，忌用乙醇或冷水擦浴，以避免对皮肤的刺激。对持续高热物理降温效果不明显者可遵医嘱予以药物降温。

2. 皮疹　保持皮肤清洁，可用温水清洗皮肤（忌用肥皂水）。出疹期间如有皮肤瘙痒，可局部涂炉甘石洗剂。忌穿着化纤类织物内衣，应选择纯棉、透气良好的织物，以免加重痒感。退疹期皮肤脱屑时，应让其自然脱落。大片脱皮时不要用手撕脱，需用消毒剪刀剪掉或局部涂凡士林或石蜡油。

3. 咽痛　用生理盐水漱口，保持口腔清洁。咽痛明显者可用氯己定或复方硼砂溶液漱口，口含西地碘或其他喉含片，必要时可用雾化吸入法。

（四）用药护理

遵医嘱准确、及时用药，在应用青霉素及其他抗生素治疗时，注意观察疗效及有无变态反应或胃肠道反应等。

（五）心理护理

了解患者有无焦虑等不良情绪，帮助分析产生的原因，有针对性的进行教育和指导。介绍疾病的发生发展过程、预后以及治疗过程中的注意事项，使其消除顾虑，树立战胜疾病的信心。

【健康指导】

向社会大众、患者及家属宣传和指导有关猩红热的预防、护理及诊疗知识。轻型患者可在家中隔离治疗及护理。向患者及家属讲解猩红热的临床表现、治疗药物及疗程，对发热和皮疹的护理方法、选择营养丰富的流质或半流质饮食等给予具体指导。请患者及家属注意患者心脏、肾脏、关节方面的表现，在病程第 2 ~3 周易出现并发症，其中以急性肾小球肾炎多见，指导患者每周查 1 次尿常规，以便及时发现，早期治疗。

目标检测

单选题

1. 引起猩红热的病原体是（　　）

A. 金黄色葡萄球菌　B. A 族链球菌　C. B 族链球菌　D. C 族链球菌　E. 肺炎链球菌

2. 猩红热的主要传播途径是（　　）

A. 生活用具　B. 食物　C. 空气飞沫　D. 水源　E. 皮肤伤口

3. 患儿，女，5 岁。发热 2 天，体温达 39.5℃，咽痛，咽部有脓性分泌物，周身可见针尖大小的皮疹，压之褪色，触之有砂纸感。应考虑为（　　）

A. 麻疹　B. 水痘　C. 猩红热　D. 乙型脑炎　E. 腮腺炎

（刘忠立）

书网融合……

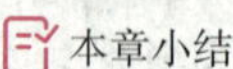
本章小结

自测题

第十九章 霍乱患者的护理

PPT

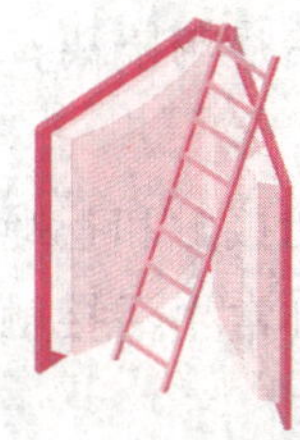

【学习目标】

1. **掌握** 霍乱的护理评估、护理措施及健康教育。
2. **熟悉** 霍乱的护理问题。
3. **了解** 霍乱的病原学特点及发病机制。

案例分析

患者，男，29岁，因“腹泻12小时”入院。患者在12小时前开始出现腹泻，12小时内排大便已近20次，初为黄色水样便，后呈“淘米水”色，呕吐4次。无发热、腹痛及里急后重感。病前1天曾进食过海鲜。查体：脉搏96次/分，体温36.5℃，呼吸26次/分，血压75/50mmHg，神志清，皮肤弹性差，口唇干燥，眼窝凹陷。心肺听诊未闻异常，腹平软，无压痛及反跳痛。肝脾肋下未触及，肠鸣音活跃。

问题

1. 该患者最可能患何种疾病？
2. 该患者的护理问题有哪些？
3. 列出具体的护理措施。

【疾病概要】

霍乱是由霍乱弧菌引起的一种烈性肠道传染病。发病急、传播快，临床表现轻重不一，轻者仅有轻度腹泻；典型患者发病急骤，剧烈泻吐大量“米泔水”样肠内容物，可引起严重脱水、电解质紊乱、酸碱失衡，甚至引起周围循环衰竭及急性肾衰竭等，治疗不及时病死率极高。在我国传染病防治法中被列为甲类传染病。

霍乱的病原体是霍乱弧菌，革兰染色阴性，菌体短小，呈弧形或逗点状，菌体末端有鞭毛，运动极为活跃，粪便直接涂片呈“鱼群状”排列。霍乱弧菌能产生神经氨酸酶、血凝素、肠毒素及菌体裂解所释放的内毒素，其中肠毒素不耐热，56℃30分钟即破坏，是主要的致病力。

霍乱弧菌对热、干燥、酸及消毒剂均敏感，干燥2小时或加热55℃10分钟或煮沸1~2分钟或在0.1%漂白粉中10分钟都可死亡。2%含氯石灰、0.2%~0.5%过氧乙酸溶液数分钟便可将其杀灭，在正常胃酸中仅能存活5分钟。

霍乱弧菌引起患者大量吐泻导致水和电解质严重丢失是本病的主要病理生理改变。

临床上呈现重度脱水、低血容量性休克、低钾和代谢性酸中毒，进而造成急性肾衰竭、意识障碍等。本病除脱水外无明显的病理改变。

【护理评估】

（一）流行病学资料

1. 传染源 主要是患者和带菌者，中、重型患者排菌量大，传染性强。轻型患者、隐性感染者、潜伏期、恢复期、健康带菌者不易被发现，不能及时治疗与隔离，容易成为重要的传染源。

2. 传播途径 霍乱弧菌主要通过污染的水和食物、日常生活密切接触和苍蝇媒介而经口传播，其中经水传播是最重要的传播途径，常呈暴发流行。日常生活接触、苍蝇和蟑螂机械传播是散发病例的主要传播途径。

3. 易感人群 人类普遍易感，隐性感染较多。病后可获得一定免疫力，能产生抗菌抗体和抗肠毒素抗体，但维持时间短暂，有再感染的可能。

4. 流行特征 霍乱具有很强的流行性，我国夏秋季为流行季节，以7～10月为多。地区分布以沿海一带，如广东、广西、浙江、江苏、上海等省市为多，可借交通工具迅速传播。自1817年以来，霍乱曾发生7次世界性大流行，1820年以来的每次世界性大流行都波及我国。

5. 评估要点 是否为发病季节；是否到过疫区及居住的区域是否流行，有无接触过霍乱患者或可疑患者；有无不洁饮水、饮食史；既往是否患过霍乱。

⇄ 知识链接

霍乱流行史

霍乱的滋生地是印度。19世纪初由于通商、航海、朝圣和战争，霍乱开始由印度向外传播，两个世纪以来共发生7次世界性的大流行，皆为古典生物型霍乱弧菌引起。1905年埃及西奈半岛的埃尔托检疫站首次分离到溶血性的霍乱弧菌，命名为埃尔托生物型霍乱弧菌，该菌引起的霍乱先在印度尼西亚多次流行，自1961年起向亚洲及世界各国扩散，1991年在南美洲等地发生第7次世界性大流行，至今仍未熄灭，仅1991年全世界累计发病50余万人。1992年10月，印度暴发0_{139}型霍乱，并很快向邻国及欧美传播，有形成第8次世界性大流行之势。我国在历次霍乱大流行中常被波及，深受其害。

（二）临床表现

潜伏期平均1～3天，短者数小时，长者7天。多急骤起病，古典生物型与0_{139}型霍乱弧菌引起的霍乱，症状较重，埃尔托生物型所致症状较轻，常为隐性感染。

1. 典型霍乱 病程可分3期：

（1）泻吐期 ①腹泻：是发病的第一个症状，无发热及里急后重感，多数不伴腹痛。大便量多次频、每日可达数十次，甚至大便失禁，最初大便有粪质，后为黄色水样便或“米泔水”样便，有肠道出血者排洗肉水样便，无粪臭，排便后自觉腹部轻快感。②呕吐：一般发生在腹泻后，多呈喷射状，少有恶心，呕吐物初为胃内容物，后为水样，严重者可呕吐“米泔水”样液体。本期约持续数小时至2天。

（2）脱水期　本期病程的长短取决于治疗是否及时、正确，一般为数小时至3天。①脱水表现：轻度脱水可见皮肤和口舌稍干燥、皮肤弹性略差，神志无改变，失水量约1000ml，儿童为70～80ml/kg；中度脱水患者皮肤弹性差，眼窝凹陷，声音轻度嘶哑，血压下降和尿量减少，失水量3000～3500ml，儿童为80～100ml/kg；重度脱水则出现皮肤干皱无弹性、声音嘶哑、眼眶下陷、两颊深凹、舟状腹、神志淡漠或不清的“霍乱面容”，患者极度无力，尿量明显减少，失水量约为4000ml，儿童为100～120ml/kg。②低钠：由于严重吐泄导致钠盐大量丢失引起，表现为肌肉痉挛疼痛和呈强直状态，其中以腓肠肌、腹直肌最为突出，俗称“吊脚痧”“绞肠痧”。③低钾综合征：由于腹泻使钾盐大量丢失，大量补液未及时补钾引起，表现为肌张力减弱，腱反射减弱或消失，腹胀、甚至心律失常。④代谢性酸中毒：表现为呼吸增快，严重者可出现意识障碍、甚至昏迷。⑤周围循环衰竭：是严重失水所致的低血容量休克，表现为四肢厥冷、脉搏细速或不能触及，血压下降或不可测出，心音低弱，呼吸浅快，尿量减少或无尿，血尿素氮升高，出现明显尿毒症和酸中毒，脑部供血不足出现意识障碍、烦躁不安，继而转为呆滞、嗜睡甚至昏迷。

（3）恢复期（反应期）　脱水纠正后，症状逐渐消失，体温、脉搏、血压恢复正常。少数患者因循环改善后肠毒素吸收增加，又出现反应性发热，一般持续1～3天后自行消退。

2. 临床类型　根据脱水程度、血压和尿量等，临床上将霍乱分为轻、中、重三型。

（1）轻型　起病缓慢，腹泻每日不超过10次，为稀便或稀水样便，一般不伴呕吐，持续腹泻3～5天后恢复，无明显脱水表现。

（2）中型（典型）　有典型泻吐症状，腹泻每日达10～20次，为水样便或“米泔水”样便，量多，有明显失水体征，血压下降，收缩压70～90mmHg（9.33～12.0kPa），24小时尿量500ml以下。

（3）重型　除有典型腹泻（每天20次以上）和呕吐症状外，存在严重失水，因而出现循环衰竭，表现为脉搏细速或不能触及，血压明显下降，收缩压低于70mmHg或不能测出，24小时尿量50ml以下。

3. 并发症

（1）急性肾衰竭　是最常见的严重并发症，也是常见的死因。由于剧烈频繁泻吐，严重失水，导致休克而又未及时纠正所引起，表现为尿量减少甚至无尿，氮质血症，可因尿毒症而死亡。

（2）急性肺水肿　由于代谢性酸中毒而导致肺循环高压，同时因大量补充不含碱性液的盐水，且过快输注而诱发或加重肺水肿。

（3）其他　低钾综合征、流产或早产等。

（三）心理-社会状况

患者常出现孤独、焦虑、恐惧等心理问题，及时评估患者及家属对隔离治疗的认识及适应情况，评估患者患病后对家庭、生活及工作的影响。

（四）辅助检查

1. 血液检查

（1）血常规检查　脱水导致血液浓缩，红细胞计数、白细胞计数均增高。

（2）血生化检查　血清钾由于治疗前细胞内钾离子外移可在正常范围，当酸中毒纠正后，钾离子移入细胞内而出现低钾血症，并发肾衰竭者血尿素氮、肌酐升高。

（3）血清学检查　病后2周血清抗体滴度1∶100以上或双份血清抗凝集素抗体效价增长4倍以上有诊断意义。

2. 粪便检查　采集患者新鲜粪便悬滴暗视野直接镜检，可见呈穿梭状快速运动的细菌，可被霍乱免疫血清制动；涂片染色镜检可见呈鱼群状排列的革兰阴性弧菌；荧光素标记抗体检查可于1～2小时出结果，准确率达90%；将粪便接种于碱性蛋白胨增菌培养有助于早期诊断。

（五）治疗要点

治疗原则是严格隔离、补液治疗为主、辅以抗菌和对症治疗。

1. 一般治疗　按甲类传染病进行严格的消化道隔离。患者泻吐物及食具需彻底消毒。可给予流质饮食，但剧烈呕吐者禁食，恢复期逐渐增加饮食，重症者应注意保暖、给氧、监测生命体征。

2. 补液疗法　及时补充液体和电解质是治疗本病的关键环节。

静脉补液的原则是早期、快速、足量，先盐后糖，先快后慢，纠酸补钙，见尿补钾。输液总量包括纠正脱水量和维持量。国内常用5∶4∶1溶液进行静脉补液。世界卫生组织推荐的口服补液盐为1000ml水加葡萄糖20g，氯化钠3.5g，碳酸氢钠2.5g和氯化钾1.5g。

3. 病原治疗　是补液治疗的重要辅助治疗，有助于减少腹泻量和腹泻次数、缩短泻吐期和排菌期。常选用诺氟沙星或环丙沙星，连服3天。不能口服者可应用氨苄西林肌内或静脉注射。

4. 对症治疗　①血压低：重症患者经补液后血压仍较低者，可用血管活性药物如多巴胺、间羟胺静脉滴注，直至血压恢复正常并维持稳定。②心力衰竭、肺水肿：应暂停输液或减慢输液速度，给予毛花苷C（西地兰）或毒毛旋花子苷K静脉注射，必要时给予利尿剂、镇静剂治疗。③急性肾衰竭、高血容量、高血钾、严重酸中毒者：纠正酸中毒及水电解质紊乱，必要时透析治疗。④低钾血症：给予补钾治疗。

【护理问题】

1. 有感染的危险　与霍乱弧菌接触传播（主要经消化道传播）有关。

2. 腹泻　与霍乱肠毒素引起肠黏膜生理功能失调有关。

3. 体液不足　与频繁剧烈的泻吐导致严重脱水、循环衰竭有关。

4. 恐惧　与突然起病、病情发展迅速及实施严格消毒隔离有关。

5. 潜在并发症　循环衰竭、急性肾衰竭。

【护理措施】

（一）一般护理

1. 休息与隔离　绝对卧床休息，床边放置容器，协助患者排便，严重者最好卧于带孔的床上，床下对孔放置便器，减少搬动。按甲类传染病执行严格隔离和消化道隔离，直至症状消失后 6 天，并隔日粪便培养 1 次，连续 3 次阴性，方可解除隔离。密切接触者严密检疫 5 天，每天大便培养 1 次，连续 2 天，同时给予预防服用抗菌药物。

2. 饮食护理　剧烈泻、吐期间应暂时禁食，泻、吐不剧烈者可给温热少渣、低脂、高蛋白、高热量、容易消化的流质或半流质饮食。鼓励患者饮用含钾液体，如橘汁、葡萄汁等。忌生冷、刺激性以及牛奶、豆浆等容易引起胀气的食物。

（二）病情观察

每 0.5 ~ 1 小时监测生命体征 1 次，密切观察腹泻、呕吐情况，注意其性质、次数、量、颜色、性状，严格记录 24 小时出入量，尤其是尿量；根据皮肤弹性、眼窝凹陷情况、血压、尿量、神志等变化判断脱水程度，发现异常及时报告医生。

（三）对症护理

1. 剧烈吐泻　指导患者缓慢下床，协助患者入厕。保持臀部、肛周、会阴皮肤清洁干燥，保持口腔清洁。加强皮肤护理，防止压疮。

2. 腹直肌及腓肠肌痉挛　可用局部热敷、按摩、针灸的方法止痛，必要时遵医嘱给予药物止痉或补充钠盐。

3. 注意保暖　体温不升、循环不良、年老体弱者，应注意保暖。

4. 并发急性肾衰竭　要尽快纠正代谢性酸中毒，确保水、电解质、酸碱平衡，严重者可采取透析治疗，做好配合治疗和护理。

5. 并发心力衰竭和肺水肿　减慢输液速度或暂停输液，遵医嘱应用强心药物，如毒毛花苷 K、毛花苷丙，必要时应用呋塞米，也可应用哌替啶镇静。

（四）用药护理

遵医嘱正确进行补液治疗，迅速建立至少两条静脉通道或做中心静脉穿刺，输液的同时监测中心静脉压的变化，以判断病情和疗效。可应用输液泵以保证及时准确地输入液体，大量或快速输液时，液体应加温到 37 ~ 38℃，以免出现寒战等不良反应。仔细观察有无输液反应和急性肺水肿，出现异常及时报告医生并协助处理。

（五）心理护理

关心体贴患者，与患者进行有效沟通。解释病情的经过和消毒隔离的重要性，及时清除排泄物、更换污染的床单，帮助患者消除恐惧心理，树立战胜疾病的信心，主动配合治疗和护理。

【健康指导】

（一）疾病知识指导

向患者及其亲属说明霍乱是烈性肠道传染病，是国家法定管理的甲类传染病，故对疫点、疫区需进行严密封锁，并进行严格隔离和消化道隔离，以防疫情扩散。

（二）疾病预防指导

养成良好的个人卫生习惯，如饭前便后洗手、不饮生水、不吃生的或未煮熟的水产品，流水清洗并经常消毒餐具；加强对饮水、饮食（如餐厅、集体食堂、个体饮食店、摊点等）、农贸集市、粪便的管理；严禁用未经无害化处理的粪便施肥；经常灭蝇、灭蟑螂、灭鼠等；霍乱流行期间，发动群众自觉停止一切宴请聚餐，有泻吐症状者及时到医院就诊。

目标检测

单选题

1. 霍乱发病的第一个症状为（　　）

A. 呕吐　　B. 腹泻　　C. 腹痛
D. 发热　　E. 肌肉痉挛

2. 关于霍乱的临床表现，正确的是（　　）

A. 剧烈腹泻，继而呕吐大量米泔水样排泄物
B. 腹泻伴有剧烈腹痛
C. 最先出现中毒性休克
D. 血白细胞增高，中性粒细胞增高，血红蛋白降低
E. 大便常规有较多脓细胞，悬滴（+）

3. 霍乱患者治疗的关键措施是（　　）

A. 止泻、止吐　　B. 抗病原治疗　　C. 强心、利尿
D. 镇静、止痛　　E. 补液、补盐

（刘忠立）

书网融合……

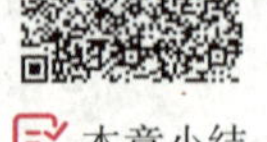

本章小结

自测题

第二十章 细菌性痢疾患者的护理

PPT

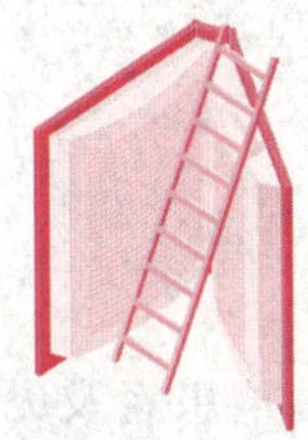

【学习目标】

1. 掌握 细菌性痢疾的护理评估、护理措施及健康教育。
2. 熟悉 细菌性痢疾的护理问题。
3. 了解 细菌性痢疾的病原学特点及发病机理。

案例分析

患儿，男，5岁，畏寒、发热8小时入院。查体：体温40.5℃，脉搏120次/分，血压75/60mmHg，发育、营养好，浅昏迷，瞳孔等大，对光反射好，面苍白，四肢凉，未见瘀点和瘀斑，心、肺（-），腹软，凯尔尼格征阴性，布鲁津斯基征阴性，胸部X线检查阴性。

问题

1. 该患者可能发生了什么？
2. 当前最主要的护理问题是什么？
3. 你如何对人群进行预防指导？

【疾病概要】

细菌性痢疾简称菌痢，是由志贺菌属（痢疾杆菌）引起的肠道传染病，亦称志贺菌病，属乙类传染病，需严密管理。以直肠、乙状结肠的炎症和溃疡为主要病理变化。临床上以腹痛、腹泻、里急后重和排黏液脓血便为主要表现，可伴有发热和全身毒血症状，重者可出现感染性休克和中毒性脑病，预后凶险。

痢疾杆菌属于肠道杆菌科志贺菌属，革兰染色阴性。按其抗原结构和生化反应不同可分为4群40个血清型。A群痢疾志贺菌、B群福氏志贺菌、C群鲍氏志贺菌、D群宋内志贺菌。痢疾志贺菌毒力最强，可引起严重症状；福氏志贺菌易转为慢性；宋内志贺菌引起症状较轻。我国流行主要以B群福氏志贺菌为主，其次为宋内志贺菌。各菌群及血清型之间无交叉免疫。痢疾杆菌在外界环境中生存力较强，在瓜果、蔬菜及污染物上可生存10～20天。但对理化因素和各种化学消毒剂敏感。

菌痢发病机制：痢疾杆菌侵入机体后是否发病，取决于细菌数量、致病力及人体的抵抗力。细菌进入消化道后大部分可被胃酸杀死，少数进入肠道的细菌也可因正常菌群的拮抗作用，或肠黏膜上的分泌型IgA阻止其对肠黏膜的吸附而不发病。如细菌数量过多或机体的免疫力低下时，未被消灭的细菌侵入乙状结肠与直肠黏膜上皮细胞和固有层并在其中繁殖、释放毒素，引起肠黏膜的炎症反应，出现坏死、溃疡，发生腹痛、腹泻和脓血便等。

痢疾杆菌可释放内、外毒素，外毒素有肠毒性、神经毒性和细胞毒性，可导致肠黏膜坏死，引起水样腹泻及神经系统症状等。内毒素不但可引起发热及毒血症，而且可引起急性微循环障碍，进而出现感染性休克、弥散性血管内凝血（DIC）和重要脏器功能衰竭等。

【护理评估】

（一）流行病学资料

1. 传染源 包括急、慢性患者及带菌者。其中轻型患者、慢性菌痢患者及无症状带菌者由于症状不典型或无症状容易漏诊或误诊，且管理困难，因而在流行病学中具有重要意义。

2. 传播途径 主要通过粪-口途径传播。痢疾杆菌随传染源的粪便排出体外，污染食物、饮水或生活用品，经口传播致人感染；亦可通过苍蝇污染食物而传播。食物或水源被污染可引起食物型或水型暴发流行。

3. 易感人群 人群普遍易感，以学龄前儿童和青壮年为多。病后可获得一定免疫力，但短暂、不稳定，且不同菌群和血清型之间无交叉免疫，故易反复感染而多次发病。

4. 流行特征 本病在全国各地区全年均可发生，夏秋季为高发季节，与气候、夏季饮食习惯、苍蝇密度高及机体抵抗力等因素有关。卫生条件差的国家和地区发病率高。农村多于城市，我国菌痢发病率显著高于发达国家，但总体上发病率有逐年下降的趋势。

5. 评估要点 该区域有无菌痢正在流行，发病季节，有无进食不洁食物史，患者是否与菌痢患者有过接触等。

（二）临床表现

潜伏期通常为1～4天，可短至数小时，长达7天。根据病程长短和病情轻重可分为急性菌痢和慢性菌痢两种类型。

1. 急性菌痢 根据毒血症症状及肠道症状轻重，可分为4型：

（1）普通型（典型） 起病急，畏寒或寒战、高热，体温可高达39℃以上，伴头痛、乏力、食欲缺乏等全身不适；早期有恶心、呕吐，继而出现腹痛、黏液脓血便和里急后重（菌痢三联征）。大便每日十余次或更多，量少，初为稀便，1～2天后转变为黏液脓血便。体检有左下腹压痛及肠鸣音亢进。如治疗及时，多于1周左右病情逐渐恢复而痊愈，少数患者可转为慢性。

（2）轻型（非典型） 全身毒血症状轻，不发热或仅有低热。肠道症状较轻，腹泻每天数次，呈糊状或稀便，常无脓血，腹痛轻。3～7天可痊愈，少数患者亦可转为慢性。

(3) 重型　多见于老年、体弱、营养不良患者，急起发病，腹泻每天30次以上，为稀水脓血便，腹痛、里急后重明显，后期可出现严重腹胀、中毒性肠麻痹、酸中毒、周围循环衰竭、水电解质平衡失调等。

(4) 中毒型　多见于2～7岁的儿童。起病急骤，病势凶险。突起高热，体温达40℃以上，反复惊厥、嗜睡、昏迷，迅速发生周围循环和呼吸衰竭。而肠道症状轻微或缺如，常需要通过生理盐水灌肠或用直肠拭子采集粪检。根据其临床表现不同可分为3型：

1) 休克型（周围循环衰竭型）：较多见，主要是感染性休克，表现为面色苍白、四肢厥冷、唇甲发绀、心率增快、脉细速、血压下降、尿量减少。伴有不同程度意识障碍，可出现心、肾功能不全的症状。

2) 脑型（呼吸衰竭型）：较为严重，多数患者无肠道症状而突然发病，表现为烦躁不安、剧烈头痛、频繁呕吐、反复惊厥并迅速昏迷，瞳孔大小不等或忽大忽小，对光反射迟钝或消失，呼吸深浅不均、节律不整。最终因呼吸衰竭而死亡。此型病死率极高。

3) 混合型：兼有以上两型的表现，病情最为凶险，病死率最高（90%以上）。

2. 慢性菌痢　细菌性痢疾反复发作或迁延不愈，病程超过2个月即为慢性菌痢。导致菌痢慢性化的原因大致包括：①急性期治疗不及时、不彻底或不当；②患者抵抗力低下，如营养不良或有胃肠道疾病。慢性菌痢根据临床表现可分为慢性迁延型、急性发作型、慢性隐匿型。

（三）心理－社会状况

中毒型菌痢患者起病急，病情重，慢性菌痢患者病情迁延不愈，均可导致精神紧张、多疑、多虑、多梦、多汗等生理和心理紊乱等。同时，菌痢患者因需隔离治疗，中断社交往来，可导致心理上的孤独感。

（四）辅助检查

1. 一般检查　血常规急性期可见，白细胞总数可轻至中度增高，多在（10～20）×10^9/L，以中性粒细胞升高为主。慢性菌痢可有贫血，常有红细胞、血红蛋白减少。粪便检查外观为黏液脓血便，量少，无粪质，镜检可见大量脓细胞、白细胞（≥15个/高倍视野）、红细胞，如有吞噬细胞更有助于诊断。

2. 病原学检查　粪便培养出痢疾杆菌即可确诊。早期、连续多次、抗菌治疗前取新鲜粪便的脓血部分、采用适当培养基可提高培养阳性率。粪便培养的同时可做药物敏感试验以指导临床合理选用抗菌药物。

3. 免疫学检查　与细菌培养相比具有早期快速诊断的优点。但由于粪便中抗原成分复杂，易出现假阳性，故目前临床上尚未推广应用。

（五）治疗要点

1. 急性菌痢 喹诺酮类是目前治疗细菌性痢疾较为理想的药物。首选环丙沙星，亦可选用其他喹诺酮类药物，如左氧氟沙星、加替沙星等，轻者口服，重者静脉滴注。当选用环丙沙星48小时后症状无改善，提示耐药，需更换抗生素，可用匹美西林、头孢曲松，成人患者尚可用阿奇霉素等。抗菌疗程一般为3～5天。腹痛剧烈者可给予解痉药如阿托品、颠茄合剂等；毒血症状严重者，可酌情小剂量应用肾上腺皮质激素。

2. 慢性菌痢 应根据药物敏感试验联合应用两种不同类型的抗菌药物，疗程应适当延长，必要时可采用多个疗程治疗。亦可应用药物保留灌肠疗法（0.3%黄连素液或5%大蒜素液等），每晚一次。灌肠液中可加少量肾上腺皮质激素，提高疗效，减轻肠道反应。

3. 中毒型菌痢 选用有效抗菌药物静脉滴注，如环丙沙星、左氧氟沙星等喹诺酮类或第三代头孢菌素如头孢噻肟等，可两类药物联合应用，病情好转后改为口服用药。同时做好对症治疗，高热可物理降温，必要时用退热药，对惊厥者给予亚冬眠疗法；休克型应迅速静脉滴注葡萄糖盐水或低分子右旋糖苷扩充血容量，同时给予5%碳酸氢钠纠正酸中毒。可用山莨菪碱等抗胆碱类血管扩张剂，改善微循环障碍；脑型应快速静脉滴注20%甘露醇降低颅内压，并应用血管活性药物以改善脑部微循环，可酌情给予肾上腺皮质激素。若伴有呼吸衰竭，保持呼吸道通畅，给氧，应用呼吸兴奋剂，必要时可行气管切开术。

【护理问题】

1. 有传播感染的可能 与痢疾杆菌排出有关。

2. 体温过高 与痢疾杆菌感染释放内毒素影响体温中枢有关。

3. 腹泻 与痢疾杆菌导致肠道炎症有关。

4. 腹痛 与痢疾杆菌引起的肠蠕动增快、肠痉挛有关。

5. 营养失调，低于机体需要量 与长时间腹泻、肠道吸收减少，摄入不足，消耗增多有关。

6. 组织灌注无效 与中毒性菌痢导致微循环障碍有关。

7. 潜在并发症 菌血症、关节炎、溶血性尿毒综合征等。

【护理措施】

（一）一般护理

1. 休息与隔离 严格执行消化道隔离至症状消失，隔日大便培养1次，连续3次阴性。对患者的粪便、呕吐物和污染物进行严格消毒。急性期患者频繁腹泻、全身症状明显者应卧床休息，并应避免精神紧张、烦躁，腹泻症状不严重者可适当活动。中毒型菌痢患者应绝对卧床休息，专人监护。

2. 饮食护理　严重腹泻伴呕吐者可暂禁食，静脉补充所需营养，使肠道得到充分休息。能进食者应给予易消化、高热量、高蛋白、高维生素、清淡流质或半流质饮食，忌食生冷、多渣、油腻及刺激性食物，少量多餐，可饮糖盐水。待病情好转后改少渣半流质饮食，大便正常后逐渐过渡到正常饮食。

（二）病情观察

密切观察大便的次数、量、性状及伴随症状；注意患者的饮食情况、脱水征象，记录24小时出入量；采集含有脓血、黏液部分的新鲜粪便作为标本，及时送检，以提高阳性率；观察治疗效果。重点监测患者的生命体征、神志、尿量，如有问题及时通知医生，配合抢救。

（三）对症护理

1. 高热的护理　嘱患者卧床休息，监测体温，可用冰袋冷敷、温水或乙醇擦浴等物理方法降温，必要时遵医嘱应用药物降温。

2. 腹泻的护理　密切观察排便次数、量、性状及伴随症状。患者应卧床休息，严重腹泻伴呕吐者可暂禁食，静脉补充所需营养，使肠道得到充分休息。每次排便后清洗肛周，并涂以润滑剂，保护肛周皮肤。同时注意保持水、电解质平衡。

3. 抗休克治疗的护理　患者平卧或置于休克体位（头部和下肢均抬高30°），注意保暖。迅速建立静脉通路快速扩容以便及时用药，必要时开放两条通路。保持呼吸道通畅（吸氧），遵医嘱输入扩容液体及碱性液，以尽快补充血容量、纠正酸中毒。注意按输液原则安排好输液次序，根据病情调整滴速，密切观察循环衰竭改善情况。在快速扩容阶段，应观察脉率、呼吸次数，注意有无呼吸困难、咳泡沫痰及肺底湿啰音，以便早期发现急性肺水肿及左心衰竭。

（四）用药护理

遵医嘱使用有效抗菌药物，如环丙沙星、头孢曲松等，应注意药物剂量、使用方法、服药时间、疗效及不良反应，如喹诺酮类药物可引起恶心、呕吐、食欲缺乏等胃肠道反应或过敏反应，指导患者与食物同服或饭后服用可减轻胃肠道反应。早期禁用止泻药，便于毒素排出。休克型患者应用血管活性药物时，注意控制药物剂量，维持适当的浓度和速度。

（五）心理护理

由于中毒型痢疾来势凶险，因此会引起患者及其家属的紧张和恐惧感；慢性菌痢迁延不愈，易使患者情绪低落，产生焦虑心理，患者迫切需要来自各方面的关爱。对患者及其家属进行细菌性痢疾相关知识的教育，给予患者真诚的安慰和帮助，从而消除畏惧心理。

【健康指导】

（一）疾病知识指导

向患者及家属进行菌痢相关知识的指导，帮助患者了解病情，及时隔离、消毒粪便，积极配合医护人员治疗和护理。遵医嘱按时、按量、按疗程坚持服药，争取急性期彻底治愈，以防转变为慢性菌痢。对慢性菌痢患者介绍急性发作的诱因，嘱咐患者加强体育锻炼，保持生活规律，增强体质。

（二）疾病预防指导

做到“三管一灭”，即管水、管粪、管饮食及灭苍蝇、蟑螂。养成良好的卫生习惯，做到“四要三不要”，即要彻底消灭苍蝇、要餐前便后洗手、生吃蔬果要烫洗、得了菌痢要报告并治疗；不要喝生水、不要吃变质脏食物、不要随地大小便。其中餐前便后要洗手是预防细菌性痢疾的最重要的措施。严格执行食品卫生管理法及有关制度，凡从事服务性行业（尤其饮食业）者定期健康检查，发现慢性带菌者应暂时调换工种，接受治疗。目前尚无预防菌痢的理想疫苗，我国在痢疾流行期间，易感者可口服多价痢疾减毒活菌苗，免疫期可维持6～12个月。

目标检测

单选题

1. 关于中毒型细菌性痢疾的流行病学叙述，下列哪项不正确（　　）

A. 人群普遍易感　　B. 发病以冬春季多见

C. 患儿和带菌者为传染源　　D. 主要经粪－口途径传播

E. 肠道病变轻微，但全身症状重

2. 中毒型细菌性痢疾多见于以下哪个年龄段的小儿（　　）

A. 1～2岁　　B. 3～5岁　　C. 2～7岁

D. 7～9岁　　E. 10～12岁

3. 典型的中毒型细菌性痢疾患儿的粪便为（　　）

A. 黏液脓血便　　B. 陶土样便　　C. 柏油样便

D. 果酱样便　　E. 米汤水样便

4. 5岁患儿，以突然高热、进行性呼吸困难入院，拟诊为中毒型痢疾。为明确诊断，医生让护士为患儿留取大便，护士正确的做法是（　　）

A. 患儿无大便时，口服泻剂留取大便

B. 标本多次采集，集中送检

C. 如标本采集困难，可取其隔日大便送检

D. 用开塞露灌肠取便

E. 选取大便黏液脓血部分送检

5. 患儿，男，5 岁，确诊中毒型细菌性痢疾。为预防传播，该患儿应隔离至（　　）

A. 临床症状消失　　B. 临床症状消失后 3 天

C. 1 次大便培养阴性　　D. 2 次大便培养阴性

E. 3 次大便培养阴性

（刘忠立）

书网融合……

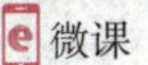

本章小结

自测题

第二十一章　伤寒患者的护理

PPT

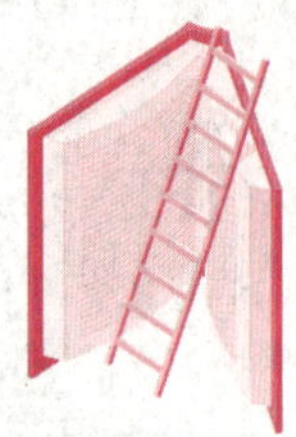

【学习目标】

1. **掌握**　伤寒的护理评估、护理措施及健康教育。
2. **熟悉**　伤寒的护理问题。
3. **了解**　伤寒的病原学特点及发病机制。

案例分析

患者，男性，36岁，15天前出现低热、乏力，以后体温逐日上升，近1周体温持续在39.0～39.5℃左右，伴有腹泻3～5次/日入院。查体：肝肋缘下2cm，脾肋缘下1cm。外周血白细胞5.1×10^9/L，谷丙转氨酶120U/L。肥达反应："O"抗体1∶160，"H"抗体1∶160。

问题

1. 该患者可能患何种疾病？
2. 要确诊该病例，需要做什么检查？
3. 如何对该患者进行饮食护理？

【疾病概要】

伤寒是由伤寒沙门菌经肠道引起的全身急性传染病。以回肠下段淋巴组织增生、肿胀、坏死、溃疡等病变为主，临床特征为持续发热、消化道症状及神经系统中毒症状、表情淡漠、相对缓脉、玫瑰疹、肝脾大及白细胞减少等。可并发心肌炎、中毒性肝炎、肠出血和肠穿孔等。

伤寒病原体是伤寒杆菌，革兰染色阴性，菌体呈短杆状，有鞭毛，能运动，无荚膜，不形成芽孢。伤寒杆菌具有脂多糖菌体抗原（O抗原），鞭毛抗原（H抗原）和表面抗原（Vi抗原），感染机体后均能诱导产生相应的抗体，但均为非保护性抗体。其中O抗原和H抗原，感染宿主后产生相应的抗"O"与"H"抗体。以凝集反应检测患者血清中的"O"与"H"抗体，即肥达试验，有助于本病的临床诊断。此外，该菌还有多糖毒力抗原（Vi抗原），Vi抗原能干扰血清的杀菌效能，抗组织吞噬，增强细菌的侵袭力，是伤寒杆菌毒力的重要因素。伤寒杆菌不产生外毒素，菌体裂解时产生的内毒素是致病的重要因素。

伤寒杆菌在自然界中生命力强，在地面水中可存活2～3周，在粪便中可存活1～2

个月，在冰冻环境中可生存数月。对阳光、热、干燥抵抗力较弱，加热至60℃15分钟或煮沸后即可杀死。对一般化学消毒剂敏感，消毒饮水余氯达0.2～0.4mg/L时迅速死亡。

伤寒的发病机制：人体摄入伤寒杆菌后是否发病取决于所摄入细菌的数量、致病性以及宿主的防御能力。伤寒杆菌随污染的水或食物进入消化道后，未被胃酸杀死的细菌在小肠的肠腔内生长繁殖并侵入小肠黏膜，经淋巴管进入肠道淋巴结及肠系膜淋巴结继续繁殖，再经胸导管入血，引起第一次菌血症，此阶段为无症状的潜伏期。细菌随血流进入肝、脾、胆囊、骨髓、肾等器官内继续大量繁殖，再次进入血流，形成第二次菌血症，同时释放大量内毒素，产生临床症状（相当于初期）。病程第2～3周，伤寒沙门菌继续随血流播散到全身各脏器，临床表现达到极期。进入胆囊内的细菌繁殖后随胆汁进入肠道，经肠黏膜再度侵入肠壁淋巴结，使原已致敏的淋巴组织发生剧烈的迟发型变态反应，导致淋巴组织坏死、溃疡形成，临床上处于缓解期。病变多局限于黏膜和黏膜下层，在极期和缓解期，若坏死和溃疡波及血管可引起肠出血，侵入肌层和浆膜层可引起穿孔。到病程第4～5周，人体免疫力增强，伤寒沙门菌逐渐从体内清除，肠壁溃疡愈合，临床上处于恢复期，极少数患者可成为慢性带菌者，少数患者由于免疫功能低下等原因引起复发。

伤寒病变主要的病理特点是全身单核-吞噬细胞系统的增生性反应，以回肠末端集合淋巴结和孤立淋巴结最为显著。病变镜检最显著的特征是淋巴组织内大量巨噬细胞增生，其胞质内含有吞噬的淋巴细胞、红细胞、伤寒沙门菌及坏死组织碎屑，称为"伤寒细胞"，"伤寒细胞"聚集成团，称为"伤寒小结"或"伤寒肉芽肿"。

【护理评估】

（一）流行病学资料

1. 传染源　患者与带菌者。从潜伏期末即可从粪便排菌，其中病后2～4周排菌量最多，传染性最强，恢复期或病愈后排菌减少。慢性带菌者（排菌超过3个月）是引起伤寒传播或流行的主要传染源，有重要的流行病学意义。

2. 传播途径　伤寒杆菌通过粪-口途径传播。病菌随患者或带菌者的粪便排出，通过污染的水和食物，或经苍蝇、蟑螂等间接污染水源和食物，或日常生活接触而传播。其中食物被污染是主要的传播方式。日常生活接触常致散发流行，而水源污染可造成暴发流行。

3. 易感人群　人类对本病普遍易感，以儿童和青壮年居多，病后可获持久免疫力。伤寒和副伤寒之间没有交叉免疫。

4. 流行特征　常年发病，以夏秋季多见。世界各地均有发病，以热带、亚热带地区多见，其中发展中国家发病率高，与当地是否建立完善的卫生供水系统和污水处理设施有关。

5. 评估要点　发病的季节、是否到过疫区和（或）接触过伤寒患者；个人卫生习惯，病前有无不洁饮食或饮水；既往是否患过伤寒。

（二）临床表现

潜伏期为3~21天，一般为7~14天。

1. 典型伤寒 自然病程为4~5周，临床分为4期。由于预防接种，且多数患者能及时得到诊断和治疗，目前典型病例已不多见。

（1）初期（病程第1周） 多以发热起病，为首发症状，发热前可伴畏寒，但少有寒战，出汗不多。大多起病缓慢，其体温呈阶梯形上升，于3~7天后可逐步达到39~40℃，可伴全身不适、头痛、乏力、干咳、食欲减退、恶心、呕吐、腹痛、轻度腹泻或便秘等表现。查体可有右下腹轻压痛，部分患者肝、脾肿大。

（2）极期（病程第2~3周） 出现伤寒特征性表现。①高热：呈持续高热，以稽留热型为主，少数可呈弛张热型和不规则热型，一般持续10~15天，长者可达3~4周。②消化系统症状：食欲缺乏明显，腹部不适、腹胀，约半数患者出现右下腹或弥漫性腹部隐痛、压痛，以右下腹明显。因中毒性肠麻痹及无渣饮食，患者常伴有便秘，少数以腹泻为主。③神经系统中毒症状：一般与病情轻重密切相关。患者出现精神恍惚、表情淡漠、呆滞，反应迟钝（称为伤寒面容），部分患者出现耳鸣、听力减退，严重者可出现谵妄、昏迷、出现病理反射等中毒性脑病表现。④循环系统表现：成年患者常有相对缓脉或重脉。如并发中毒性心肌炎，相对缓脉不明显。⑤肝脾大：多数患者有轻度的肝脾肿大，质软，可有压痛。⑥玫瑰疹：在病程第7~14天，部分患者皮肤可出现淡红色小斑丘疹（玫瑰疹），直径约2~4mm，该疹高出皮肤，压之褪色，数量不多，一般在10个以下。多分布于胸、腹、肩、背等部位，偶可见于四肢，多在2~4天内消退，但呈分批出现。

（3）缓解期（病程第4周） 体温出现波动并逐步下降，各种症状逐渐减轻，食欲渐好，腹胀逐渐消失，肿大的肝脾开始回缩，但本期内由于小肠病理改变仍处于溃疡期，还有可能出现肠出血、肠穿孔等并发症。

（4）恢复期（病程第5周） 临床症状消失，体温、肝脾恢复正常，食欲好转，常在1个月左右完全康复。体弱、原有慢性疾病或出现并发症者，病程往往较长。

2. 不典型伤寒 没有明显的典型伤寒各期临床表现。

（1）轻型 多见于儿童、发病初期用过抗生素、接种过伤寒菌苗的患者。全身症状轻，病程仅1~2周。由于症状不典型，容易漏诊或误诊。

（2）暴发型 急性起病，毒血症状严重，常并发中毒性脑病、心肌炎、肝炎、肠麻痹或休克等，若及时治疗仍有可能治愈。

（3）迁延型 常见于原有慢性肝炎、胆道结石、慢性血吸虫病史等消化系统基础疾病的患者。发热可持续5周以上，甚至长达数月之久，呈弛张热或间歇热，肝脾明显肿大。

（4）逍遥型 发病初期症状不明显，患者能正常生活、工作，部分患者甚至在发生肠出血或肠穿孔后才被发现。

（5）小儿伤寒　年龄越小临床表现越不典型。急性起病，热型不规则，以弛张热型为多，消化道症状明显，肝脾肿大明显，容易并发支气管炎或肺炎。多数患儿无相对缓脉、玫瑰疹、肠出血、肠穿孔等情况。

（6）老年伤寒　临床表现不典型，常无高热，但容易出现虚脱，病程迁延，恢复期长。易并发支气管肺炎、心力衰竭，病死率较高。

3. 复发和再燃

（1）复发　指少数患者热退后1～3周临床症状再现，血培养再度转阳。见于抗菌治疗不彻底、机体抵抗力低下的少数患者，与病灶内细菌未被完全清除，重新侵入血流有关。

（2）再燃　指部分患者在缓解期体温下降还未恢复到正常时，又重新升高，血培养可再获阳性，持续5～7天后热退，再燃时症状加剧，可能与抗菌治疗不当，菌血症尚未被完全控制有关。

4. 并发症

（1）肠出血　为最常见的并发症，多发生于病程第2～3周，发生率为2%～15%。常因饮食不当、腹泻、用力排便、不适当的治疗性灌肠及活动过多等诱发。出血量少时仅有粪便隐血，多者大量血便。少量出血可无症状或仅有轻度头晕、大量出血时常表现为体温骤降、头晕、口渴、恶心和烦躁不安等症状，体检患者可出现休克表现。

（2）肠穿孔　是最严重的并发症，多有饮食不当、腹泻等诱因。常发生于病程第2～3周，发生率1%～4%，穿孔部位好发于回肠末段。表现为突发右下腹剧痛，伴有恶心、呕吐、出冷汗、脉搏细速，并出现腹膜炎征象，肝浊音界缩小或消失，X线检查可见膈下游离气体，白细胞及中性粒细胞增高。

（三）心理-社会状况

伤寒具有传染性需要隔离治疗，且隔离时间较长，同时患者因起病急、症状重、出现并发症等多有悲观、焦虑、抑郁、烦躁、恐惧、孤独等不良心理反应。

（四）辅助检查

1. 血常规检查　白细胞减少，一般在（3～5）$\times 10^9$/L之间，嗜酸性粒细胞减少或消失。嗜酸性粒细胞计数随病情好转而逐渐恢复正常。复发者再度减少或消失，对伤寒的诊断与病情评估有一定参考价值。

2. 细菌学检查　①血培养：是本病的确诊方法。病程1～2周阳性率最高，可达80%～90%，第2周后逐步下降，第3周末50%左右，以后迅速降低，再燃和复发时可出现阳性。②骨髓培养：由于骨髓中伤寒杆菌存在的时间较长，故其阳性率比血培养稍高，可达80%～95%，且较少受抗菌药物的影响。③粪便培养：病程第2周起阳性率逐渐增加，第3～4周阳性率最高，可达75%。

3. 肥达反应　其原理是应用伤寒杆菌“O”抗原、“H”抗原，通过凝集反应检测患者血清中相应抗体的凝集效价，以协助诊断伤寒。评价结果时应注意以下几点：

①通常“O”抗体的效价在1∶80以上，“H”抗体效价在1∶160以上，可确定为阳性，有辅助诊断价值。②相隔1周双份血清抗体效价上升4倍以上有助于确诊。③接受伤寒、副伤寒菌苗预防接种后，在患其他发热性疾病时，可出现回忆反应，仅有“H”抗体效价增高，而“O”抗体效价不高。

4. 尿常规检查 从病程第2周开始可出现轻度蛋白尿或少量管型。

5. 粪便常规检查 腹泻患者大便可见少许白细胞，并发肠出血时可出现隐血试验阳性或肉眼血便。

⇄ 知识链接

伤寒不同检查方法的比较：肥达反应是经典的检测方法，但要在病程第2周起才出现阳性，阳性率低，易受多种因素影响，并可出现假阳性、假阴性。血培养是最常用的确诊伤寒的依据，是诊断伤寒的金标准，但培养时间较长，检测过程繁琐，且受多种因素影响，难以达到早期诊断的目的。胶金法、ELISA法直接检测血清中伤寒杆菌抗原，只要有伤寒杆菌存在，无论死菌或活菌，都能检出，发病早期即可获得阳性结果，灵敏度高，同时不受抗生素的干扰。

（五）治疗要点

治疗原则是在病原治疗的同时进行对症治疗，积极防治并发症。病原治疗：①首选第三代喹诺酮类药物：目前常用诺氟沙星（氟哌酸）、氧氟沙星（氟嗪酸）、左氧氟沙星等，疗程14天。该类药物体内分布广，尤其在胆汁中浓度最高，对并发胆囊炎者治疗有利。②第三代头孢菌素：抗菌活性强，有较强的抗伤寒杆菌作用，胆汁中药物浓度高，不良反应少，疗效亦佳。常用药物有头孢噻肟、头孢哌酮、头孢他啶、头孢曲松等。③还可选用氨苄西林或阿莫西林、氨基糖苷类广谱抗生素等。④氯霉素：对氯霉素敏感病例可选用，疗程10~14天。对严重毒血症状者，在有效抗生素治疗的同时，可短期加用小剂量肾上腺糖皮质激素。烦躁者用镇静剂，高热者行降温等对症处理。

【护理问题】

1. 有传播感染的危险 与伤寒杆菌经接触传播（主要是消化道途径传播）有关。

2. 体温过高 与大量内源性致热原和菌体裂解时释放的内毒素有关。

3. 营养失调，低于机体需要量 与消耗过多而营养摄入不足、消化吸收能力下降有关。

4. 焦虑、恐惧 与高热、并发症有关。

5. 知识缺乏 缺乏伤寒的疾病知识及消毒隔离知识。

6. 潜在并发症 肠出血、肠穿孔、中毒性肝炎。

【护理措施】

（一）一般护理

1. 休息与隔离 做到早发现、早报告、早诊断，伤寒确诊后要按有关规定登记，24 小时内上报。本病按肠道传染病隔离，发热期患者需卧床休息至热退后 1 周，以减少热量消耗和肠蠕动，预防肠出血和肠穿孔。卧床期间训练并协助患者床上使用便器。恢复期无并发症者可逐渐增加活动量。

2. 饮食护理 伤寒患者既需要补充营养，又需要防止饮食不当导致的并发症，所以饮食护理是本病护理的重点。①发热时：给予高热量、高维生素、高蛋白质、易消化流质（如米汤、蛋汤等）或无渣半流质（稀粥、软面条等）饮食。②热退后：逐渐过渡到无渣或少渣半流质饮食，可适量增加鱼肉末、瘦肉末等食物。热退 2 周后才能恢复正常饮食，但仍需注意进食易消化少渣软食。③饮食量：节制饮食，少量多餐，必要时禁食，静脉补充营养，密切观察进食后反应。④维持水电解质平衡：注意补充钾盐，鼓励患者少量多次饮水，保证每日液体入量 2000～3000ml，入量不足者给予静脉补充营养。⑤饮食禁忌：避免过早进食产气、多渣、生冷、过硬、刺激性强食物，避免过饱，防止诱发肠出血、肠穿孔等并发症。

（二）病情观察

密切观察神志、面色、生命体征、有无相对缓脉；注意尿液变化、大便颜色、性状、有无血便，注意检查大便隐血；有无玫瑰疹及出疹的时间、程度；有无腹膜刺激征、休克等肠出血、肠穿孔的先兆，如有异常，立即报告医生并配合处理。

（三）对症护理

1. 高热 给予物理降温，如 25%～30% 乙醇擦浴或头部放置冰袋，擦浴时避免在腹部加压用力，以免诱发肠出血或肠穿孔。尽量避免应用发汗退热药，以防体温骤降，大汗虚脱。

2. 便秘 告知患者排便时切忌过度用力，必要时可用开塞露或生理盐水低压灌肠或甘油、液状石蜡灌肠，禁用高压灌肠和泻药。

3. 腹胀 酌情减少牛奶、豆浆及糖类食物，适当补充钾盐，可用松节油热敷腹部，必要时肛管排气。禁用新斯的明，以免引起剧烈肠蠕动，诱发肠穿孔或肠出血。

4. 腹泻 给予低糖、低脂饮食，注意补充液体、钾盐及其他营养物质。不用鸦片制剂，以免肠蠕动减少，使肠胀气加重。若频繁腹泻，注意肛周清洁、干燥。必要时可遵医嘱给予盐酸小檗碱（黄连素）口服。

5. 并发肠出血 绝对卧床休息，严密观察患者的血压、脉搏、意识及便血等情况，暂禁食或进少量流食，遵医嘱使用镇静剂及止血剂，补液，必要时输血。

6. 并发肠穿孔 禁食，胃肠减压，遵医嘱静脉输液、使用敏感抗生素，密切监测患者生命体征并积极做好术前准备。

（四）用药护理

遵医嘱使用抗菌药物并观察疗效及不良反应。喹诺酮类药物可影响骨骼发育，儿童、孕妇、乳母慎用；喹诺酮类药还有光毒性副作用，用药后要注意保护皮肤，尽量避免长时间日光照射。使用氯霉素期间必须监测血常规变化，因其对骨髓有抑制作用，新生儿、孕妇和肝功能明显异常的患者忌用。

（五）心理护理

加强沟通，消除患者抑郁、悲观、焦虑及恐惧等心理，以便积极配合治疗与护理。

【健康指导】

（一）疾病知识指导

向患者及其家属讲解有关伤寒的病因、传播途径、临床特征、疾病过程、治疗药物、疗程、药物不良反应、预后等，尤其要强调休息及饮食管理对疾病治疗的重要性；告知伤寒的消毒、隔离知识、预防措施及并发症的发生时间、临床表现、饮食与并发症的关系、预防方法等；说明伤寒如不发生并发症则预后良好。

（二）疾病预防指导

1. 管理传染源　患者应按肠道传染病隔离，隔离至体温正常后 15 天或每隔 5 ~ 7 天粪便培养 1 次，连续 2 次阴性；接触者医学观察 15 天；慢性携带者应调离饮食业，并给予治疗。

2. 切断传播途径　应积极开展健康教育，搞好粪便、水源、饮食卫生管理和消灭苍蝇等工作。养成良好卫生与饮食习惯，饭前与便后洗手，不吃不洁食物、不饮生水等。

3. 提高人群免疫力　饮食、保育、供水等行业从业人员在伤寒流行之前接种伤寒、副伤寒甲、副伤寒乙三联菌苗或口服伤寒 Ty21a 活菌苗。上述菌苗只有部分免疫保护作用。因此，即使进行了免疫接种，也仍然需要注意饮食卫生。与带菌者一起生活或进入伤寒流行区之前，要采取预防接种或应急性预防用药，如服用复方磺胺甲噁唑等药物。

目标检测

单选题

1. 伤寒病变最显著的部位是（　　）

   A. 肝脏和脾脏

   B. 肠系膜淋巴结

   C. 乙状结肠

   D. 回肠末端的集合淋巴结和孤立淋巴滤泡

   E. 网状内皮系统

2. 在伤寒的流行病学上具有重要意义的是以下哪类（　　）

A. 患者　　B. 恢复期带菌者　　C. 暂时带菌者

D. 慢性带菌者　　E. 潜伏期患者

3. 伤寒患者传染性最强的时间是（　　）

A. 潜伏期　　B. 起病 1 周内　　C. 起病后 1 ~4 周

D. 起病后第 2 ~4 周　　E. 起病后第 3 ~4 周

4. 伤寒患者最严重的并发症是（　　）

A. 肠穿孔　　B. 支气管肺炎　　C. 肠出血

D. 中毒性心肌炎　　E. 溶血尿毒综合征

5. 确诊伤寒最可靠的依据是（　　）

A. 尿培养伤寒沙门菌阳性　　B. 大便培养伤寒沙门菌阳性

C. 血培养伤寒沙门菌阳性　　D. 血清肥达反应阳性

E. 胆汁培养阳性

（侯晓丰）

书网融合……

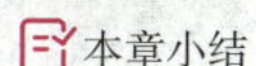

本章小结

自测题

第二十二章 鼠疫患者的护理

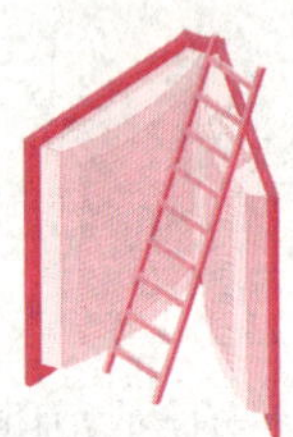

【学习目标】

1. 掌握　鼠疫的护理评估、护理措施及健康教育。
2. 熟悉　鼠疫的护理问题。
3. 了解　鼠疫的病原学特点。

案例分析

王某，男，28岁，牧民，青海省人，于8月2日突然出现高热、咳嗽、胸痛、痰中带血，8月3日到医院就诊。查体：体温39℃，肺部闻及散在湿啰音，有胸膜摩擦音。X线检查肺部呈支气管肺炎改变。病情迅速恶化，于8月3日死亡。

问题

1. 根据以上病情你考虑患者感染了哪种疾病？
2. 可提出哪些护理诊断？
3. 列出主要的护理措施。

【疾病概要】

鼠疫是由鼠疫耶尔森菌（又称鼠疫杆菌）引起的烈性传染病。主要流行于鼠类、旱獭及其他啮齿类动物，属于自然疫源性疾病，可经染菌的鼠蚤传染给人，引起人类鼠疫。临床上以高热、寒战、出血倾向和休克为特征。本病传染性强，病死率高。鼠疫分为：①腺鼠疫：主要通过带菌鼠蚤的叮咬引起。②肺鼠疫：主要经呼吸道传播引起。③败血症型鼠疫。鼠疫是国际检疫传染病，被列为我国甲类传染病之首，需强制管理。

鼠疫病原体是鼠疫杆菌，革兰染色阴性，可产生致病、致死的内毒素，也能产生外毒素（鼠毒素）和其他毒力因子。鼠疫杆菌对外界抵抗力较弱，日照4~5小时或100℃1分钟即死亡，常用化学消毒剂能将其杀死，但在低温、潮湿及有机物体内生存较久，在脓液和痰中可存活10~20日，在蚤粪内可存活1个月，在尸体中可存活数周至数月。

【护理评估】

（一）流行病学资料

1. 传染源　鼠疫是人兽共患病，其传染源主要是鼠类及其他啮齿类动物，旱獭、猫、羊、兔等也可成为传染源。各型鼠疫患者均可作为人间鼠疫的传染源，肺鼠疫患者痰中可排出大量鼠疫杆菌，因而成为人间鼠疫的最重要传染源。

2. 传播途径 腺鼠疫经接触传播，肺鼠疫以飞沫传播为主，接触传播为辅。①经鼠蚤传播：是人间鼠疫的主要传播途径。以鼠蚤为传播媒介，形成“鼠→蚤→人”的传播方式。②经皮肤黏膜感染：破损皮肤或黏膜直接接触患者的痰液、脓液或病兽的皮、血、肉及疫蚤粪便而被感染。③经消化道感染：如剥食染鼠疫杆菌的动物等。④经呼吸道感染：含菌的痰、飞沫或尘埃通过呼吸道传播，可迅速造成人间肺鼠疫的流行。

知识链接

鼠疫的三次世界大流行

首次国际大流行发生在公元6世纪，从地中海地区传入欧洲，造成全球死亡人数近1亿。第二次国际大流行发生在14世纪，导致欧洲人口减少三分之一，同时波及中国。云南师道南所著《死鼠行》中描述了当时鼠疫在中国流行的情景：“东死鼠，西死鼠，人见死鼠如见虎。鼠死不几日，人死如拆堵”。第三次国际大流行发生在18世纪，传播到了32个国家。

3. 易感人群 人类普遍易感，病后可获得持久性免疫力。接种过鼠疫疫苗者可使易感性降低，但仍有可能发病。

4. 流行特征 多发生在经济不发达地区，亚洲、非洲、美洲发病率高。我国主要发生在云南和青藏高原等地区。人间鼠疫多发生在夏秋季，6～9月，这与鼠类的繁殖活动和鼠蚤的繁殖季节相当。但肺鼠疫多发生在10月以后。

5. 评估要点 是否高危接触职业，是否到过疫区及居住的区域是否流行，有无与可疑鼠疫动物或患者接触史。

（二）临床表现

鼠疫潜伏期为2～5天，原发性肺鼠疫潜伏期仅1～3天。曾经接种过鼠疫疫苗者，潜伏期可长达12天。临床上有不同分型，各型初期的全身中毒症状大致相同，表现为起病急、高烧、恶心呕吐、头痛及四肢痛、颜面潮红、黏膜充血、意识障碍。主要分为以下三种类型。

1. 腺鼠疫 最多见。主要表现为单侧严重急性淋巴结炎，好发部位依次为腹股沟淋巴结、腋下淋巴结、颈部及颌下淋巴结。局部淋巴结急起肿痛、变硬，1～2日后迅速加剧，与周围组织粘连呈凸起肿块，直径2～7cm。病程第2～4日病变最严重。由于淋巴结剧烈肿大、疼痛，患者常处于强迫体位，是本病重要特征。若及时治疗，淋巴结肿大可消退；若治疗不及时，1周后淋巴结化脓、破溃，随之病情缓解。部分可发展成败血症、严重毒血症、心力衰竭、肺鼠疫等。

2. 肺鼠疫 病死率极高。原发或继发于腺鼠疫。原发性起病急，临床症状严重，寒战高热伴剧烈胸痛、咳嗽、咳大量泡沫血痰、呼吸困难等，但肺部体征较少，仅有散在湿啰音、轻微胸膜摩擦音等。若抢救不及时，多于 2～3 日内因呼吸衰竭、出血、休克而死亡。

3. 败血症型鼠疫 亦称暴发型鼠疫，多继发于肺鼠疫或腺鼠疫，是最凶险的类型。若不积极治疗，病死率接近 100%。主要表现为感染性休克、广泛皮肤出血、心力衰竭、昏迷等。因患者皮肤发绀、出血、坏死，死亡后尸体呈紫黑色，俗称“黑死病”。

（三）心理－社会状况

鼠疫为甲类传染病，病死率极高，患者易产生恐惧、焦虑的心理。所以，要及时评估患者和家属对隔离治疗的认识及适应情况，评估患者患病后对家庭、生活、工作的影响等。

（四）辅助检查

1. 病原学检查 取肿大淋巴结穿刺液、脓液、痰液、血液、脑脊液等直接涂片或印片染色镜检，亦可做细菌培养分离出鼠疫杆菌，是确诊的依据。

2. 血常规 白细胞计数明显增高，高达（20～30）$\times 10^9$/L 以上，中性粒细胞增多，甚至呈类似白血病反应。红细胞和血小板可减少。

3. 抗体检测 用荧光标记的特异性抗血清检测可疑标本，可快速准确诊断。

（五）治疗要点

1. 病原治疗 早期、联合、足量应用敏感的抗生素是治疗的关键，可采用磺胺类药、链霉素、庆大霉素、四环素或氯霉素等，疗程一般 7～10 天。腺鼠疫常用磺胺类与链霉素；肺鼠疫常用链霉素或庆大霉素加四环素或氯霉素；败血症鼠疫亦以链霉素加四环素为首选药物。

2. 对症治疗 ①有严重中毒症状者可适当使用激素。②烦躁不安或局部疼痛者可镇静止痛。③对肿痛的淋巴结涂抗生素软膏、局部注射链霉素、红外线照射等治疗方法，早期还可给予热敷。④避免挤压肿大的淋巴结，淋巴结未化脓、未软化不可切开，以免播散。⑤结膜炎可用氯霉素或四环素眼药水滴眼。⑥有心力衰竭、休克时，进行相应处理。

【护理问题】

1. 有感染的危险 与鼠疫杆菌经接触、飞沫传播有关。

2. 疼痛：淋巴结肿痛 与鼠疫杆菌引起淋巴结坏死性炎症有关。

3. 体温过高 与鼠疫杆菌引起的坏死性炎症有关。

4. 恐惧 与鼠疫病情进展迅速、病死率较高及实施严密隔离有关。

5. 皮肤完整性受损 与内毒素作用于皮肤小血管和毛细血管引起的局部出血、细胞浸润有关。

【护理措施】

（一）一般护理

1. 休息与隔离 本病严格隔离，患者注意休息，高热患者应绝对卧床休息，以减少耗氧量。保持病室适宜的温度和湿度，定期通风换气，保持空气清新和流通。

2. 饮食护理　急性期进流质饮食，补给足够液体，重症伴神志不清者暂禁食。

（二）病情观察

急性期卧床休息，待症状改善后可逐渐增加活动量，但以不感疲劳为度。监测患者生命体征、呼吸系统症状、全身淋巴结肿大情况、疼痛程度及部位、出血情况，注意有无循环衰竭、感染性休克、败血症、DIC 等并发症。

（三）用药护理

尽早应用抗生素是提高治疗效果降低病死率的关键。注意联合用药的配伍禁忌，观察药物不良反应。使用氯霉素时，定期化验血常规，注意有无骨髓造血抑制等不良反应；使用磺胺类药物时，鼓励患者多饮水，防止磺胺结晶。

（四）对症护理

1. 发热护理　高热时以物理降温为主，如冷敷头部或大动脉、32～36℃温水擦浴。禁用冷敷或乙醇擦浴，以免加重皮肤的充血。必要时可配合药物降温，注意出汗情况，避免大汗导致虚脱。

2. 疼痛护理　给患者舒适体位以减轻疼痛。若患者处于强迫体位，可协助使用毛毯、枕头适当支撑以缓解疼痛。

3. 皮肤护理　床褥保持清洁、平整，内衣柔软、宽松，勤换洗。患者大小便后及时清洗、保持皮肤干燥清洁；保护瘀点、瘀斑处皮肤，尽可能避免摩擦和受压，剪短患者指甲，以免抓破；皮肤如有溃疡，及时用生理盐水清洗后涂以抗生素软膏，预防继发性感染。注意用气垫床、海绵圈等物品保护长期受压皮肤、防止压疮。

4. 抗休克护理　迅速建立静脉通道，以便及时用药，必要时开放两条通路。记录 24 小时出入量有利于判断病情和调整补液速度。遵医嘱扩容、纠正酸中毒等抗休克治疗。扩容时，应根据血压、尿量随时调整输液速度。在快速扩容阶段，注意观察呼吸、脉搏次数，注意有无呼吸困难、咳泡沫痰及肺底湿啰音，防止肺水肿及左心衰的发生。

（五）心理护理

对于鼠疫患者，护士应积极、主动帮助患者树立治病的信心和增强安全感。与患者进行有效的沟通，让患者充分表达自己的情感，以了解患者的顾虑、困难及其他心理问题，给予精心护理。

【健康指导】

（一）疾病知识指导

向大众尤其是患者和家属及疫区群众宣传有关鼠疫防治知识，以减轻恐惧，使其积极参与控制、消灭鼠疫的工作之中。避免去鼠类滋生地。如去鼠疫流行地区，采取对啮齿类动物和跳蚤的防护措施；避免接触在路边或林中发现的有病或死去的动物。发现疑似或者确诊的病例，应立即按紧急疫情上报，同时将患者严密隔离，禁止探视及患者互相往来；患者治愈出院后告知其密切关注症状体征，发现异常及时就诊。

（二）疾病预防指导

1. 管理传染源 做到早发现、早报告、早诊断、早治疗。鼠疫患者确诊后按有关规定登记，2 小时内上报。密切接触者要严密检疫 9 天，若密切接触者曾接种过鼠疫疫苗需检疫 12 天。肺鼠疫以飞沫隔离为主，接触隔离为辅。腺鼠疫按接触隔离，禁止陪护和探视，病室应无鼠、无蚤。肺鼠疫隔离至痰培养 6 次阴性。腺鼠疫隔离至淋巴结肿大完全消散后再观察 7 天。凡确诊或疑似鼠疫患者，均应迅速就地治疗，不宜转送。

2. 切断传播途径 对疫点、疫区进行严格消毒、隔离。注意灭鼠、灭蚤、避免捕猎、剥食、携带疫区动物及产品。避免破损皮肤或黏膜直接接触患者的痰液、脓液或病兽的皮、肉等。患者的分泌物、伤口敷料、生活垃圾、医疗废弃物等应焚烧。

3. 保护易感者 进入疫区或鼠疫病房的人员，要进行预防接种，穿戴防护用品。若自身有呼吸道感染或皮肤破损，应停止接触患者。对鼠疫患者密切接触者的紧急预防可口服磺胺嘧啶、四环素等药。鼠疫疫苗通常在接种后 10 天产生抗体，免疫期 1 年，每年需加强接种 1 次。

目标检测

单选题

1. 鼠疫的传染源很多，以下主要的传染源是（　　）
   A. 猫、兔子　　B. 羊、骆驼　　C. 啮齿动物和患者
   D. 狐狸、狼　　E. 家禽类
2. 鼠疫最常见的临床类型是（　　）
   A. 肺鼠疫　　B. 腺鼠疫　　C. 败血症鼠疫
   D. 皮肤鼠疫　　E. 肠鼠疫
3. 腺鼠疫以淋巴结为主要病变，其好发部位是（　　）
   A. 腋下淋巴结　　B. 颈部淋巴结　　C. 腹股沟淋巴结
   D. 锁骨上淋巴结　　E. 腹腔淋巴结

（侯晓丰）

书网融合……

本章小结

自测题

第二十三章　布鲁菌病患者的护理

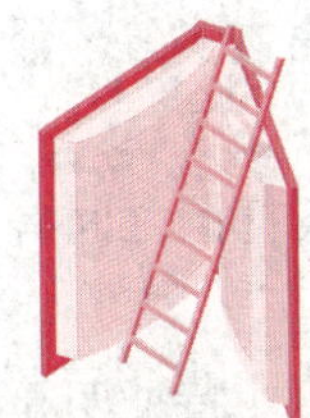

【学习目标】

1. **掌握**　布鲁菌病的护理评估、护理措施及健康教育。
2. **熟悉**　布鲁菌病的护理问题。
3. **了解**　布鲁菌病的病原学特点。

案例分析

患者，男，43 岁。因反复间断发热 5 月就诊。患者 5 月前开始出现间断发热，以夜间为主伴大汗、乏力，当地医院按照“感冒”治疗，效果欠佳。体温高达 40℃，给予对症药物治疗后降至 37℃左右，但停药后体温又恢复高热状态。既往有养羊史，入院诊断：发热待查？查体：体温 39.6℃，余无阳性体征。实验室检查：血常规：白细胞 4.2×10^9/L，中性粒细胞 0.74，红细胞 5.20×10^{12}/L，血小板 142×10^9/L；凝血功能、血生化全套、免疫球蛋白均正常；外斐反应、肥达反应、血培养、HIV、PPD 实验均阴性；布氏杆菌凝集实验阳性，滴度 >1∶400。

问题

1. 患者感染了哪种疾病？
2. 护理诊断有哪些？
3. 列出主要的护理措施。

【疾病概要】

布鲁菌病又称波状热，是由布氏杆菌引起的人畜共患传染病，属于自然疫源性疾病。临床表现主要为长期轻重不一的发热、多汗、关节痛、睾丸肿痛、肝脾及淋巴结肿大等。本病容易转为慢性，复发率高，属于我国当前重要的动物疫病，布鲁菌病在法定传染病中属乙类传染病。

布鲁菌病病原体是布氏杆菌，革兰染色阴性的短小球杆状菌，菌体无鞭毛，不形成芽孢。其在自然环境中存活力强，在病畜皮毛、乳汁、内脏中能存活 4 个月左右。耐低温，但对热、紫外线及一般消毒剂敏感，加热 60℃、日照 10～20 分钟或 3% 漂白粉澄清液数分钟均可灭活。布氏菌属分为 6 个生物种：羊种、牛种、猪种、犬种、绵羊附睾种、沙林鼠种，其中羊种致病力最强，细菌裂解释放的内毒素是主要的致病因素，人感染后症状较重，可引起暴发流行。我国主要是羊种流行，其次为牛种。

【护理评估】

（一）流行病学资料

1. 传染源 患病的羊、牛、猪等家畜是本病的主要传染源，病原菌存在于病畜的脏器、尿、乳汁、产道分泌物及羊水中。

2. 传播途径 具体有以下传播途径：①主要经皮肤黏膜接触传播，如为病羊接生。②经消化道传播，如进食染菌的生乳、乳制品和未煮沸（100℃）病畜肉类等。③偶尔经呼吸道黏膜、眼结膜和性器官黏膜传播。

3. 易感人群 人类普遍易感，病后有一定的免疫力。不同种布氏杆菌之间有交叉免疫，疫区居民常因隐性感染而获免疫。

4. 流行特征 全年均可发病，以春末夏初家畜繁殖季节多见。职业特征明显，牧区发病率高，与病兽密切接触的职业高发，如兽医、牧民、屠宰业及皮毛加工行业等。发病年龄以青壮年多见。

5. 评估要点 是否有流行地区居住史、与病畜接触史，是否食用过未严格消毒的乳制品等，有无布氏杆菌菌苗接种史。

（二）临床表现

布鲁菌病潜伏期1～3周，平均2周。临床表现多样，可分为急性期和慢性期两个阶段。

1. 急性期 常缓慢起病。①发热：多为低热和不规则热，热型不一；部分患者体温出现典型的波浪形，即发热2～3周后，间歇数日到2周，再发热，反复多次；存在发热时无明显不适，体温下降后自觉症状反而加重的矛盾现象。②多汗：夜间或凌晨热退时大汗淋漓，出汗后常感觉全身软弱无力，甚至发生虚脱。③关节痛：呈大关节游走性疼痛，常发生于膝、腰、肩、髋等部位，急性期可呈游走性，不对称，随病情发展，疼痛可固定发生在某个或几个关节。④睾丸肿痛：最具特征。占男性患者20%～40%，与睾丸炎、附睾炎有关。⑤肝脾淋巴结肿大。⑥少数患者可有神经系统受累表现。以坐骨神经和腰骶神经痛多见。

2. 慢性期 病程超过1年以上，则进入了慢性期。症状不明显，患者主要表现为长期低热或无热、乏力、多汗、固定或反复发作的关节疼痛、肌肉疼痛，常伴有精神抑郁、失眠、注意力不集中等精神症状。

3. 并发症 全血减少、视神经炎、脑膜炎、脊髓炎、心内膜炎等。

（三）心理–社会状况

由于身体不适，病情反反复复，患者常处于焦虑、抑郁状态。所以，要及时评估患者和家属对隔离治疗的认识及适应情况，评估患者患病后对家庭、生活、工作的影响。

（四）辅助检查

1. 病原学检查 取血液、骨髓、脑脊液、尿液等做细菌培养，10天以上可获得阳性结果。PCR 检测特异性核酸，速度快，与临床符合率高，有助于早期诊断。

2. 抗体检测　在病程早期、恢复期做双份血清抗体检测，若特异性抗体效价有 4 倍以上增高，有诊断价值。

3. 血液检查　白细胞计数多为正常或偏低，淋巴细胞相对增多；血沉增快；久病者有轻或中度贫血。

（五）治疗要点

1. 药物选择　选择能进入细胞内的抗生素，采用联合治疗。WHO 推荐应用利福平和多西环素（强力霉素）作为首选方案，急性期连用 6 周，慢性期需要重复治疗几个疗程。

2. 脱敏治疗　又称菌苗疗法。注射布氏杆菌菌苗刺激机体产生抗体，适用于慢性期的患者。少量多次注射布氏杆菌菌苗，既避免引起剧烈的组织损伤，又能起到脱敏作用。

【护理问题】

1. 有感染的危险　与布氏杆菌主要经接触传播（主要经皮肤黏膜、消化道传播）有关。

2. 体温过高　与布氏杆菌引起毒血症有关。

3. 疼痛：关节痛、肌肉、神经痛、睾丸痛　与病变累及骨关节、肌肉神经或睾丸、附睾有关。

4. 有体液不足的危险　与出汗过多有关。

5. 焦虑　与知识缺乏、病情反复有关。

【护理措施】

（一）一般护理

1. 休息与隔离　患者实施严密隔离，急性期或疼痛明显时卧床休息，注意保暖。帮助患者取舒适体位，保持关节功能位。关节肿胀时，嘱患者行动缓慢，避免肌肉及关节损伤。

2. 饮食护理　给予高热量、易消化的富含维生素 B、维生素 C 的饮食，鼓励患者多饮水，必要时静脉补充水分和电解质。

（二）病情观察

观察患者生命体征，尤其是体温变化、关节肿痛、肝脾淋巴结肿大等情况，注意有无并发症。

（三）对症护理

1. 发热护理　护理过程中注意：①不主张积极降温，若需降温可采取物理降温方法；②大量出汗后，应及时用温水擦洗皮肤，及时更换衣被，保持皮肤干燥；③大汗后要及时补充液体等，如多饮水或输液，防止虚脱。

2. 疼痛护理 可通过以下方法缓解疼痛：①疼痛部位用硫酸镁湿热敷，也可用短波热透疗法、水浴疗法等减轻疼痛。②放置支架，防止局部受压。③协助按摩针刺、肢体被动运动，防止关节强直、肌肉萎缩。④睾丸胀痛不适者，可用“十”字吊带托法。⑤关节腔积液时配合医生行关节腔穿刺，抽出积液。⑥慢性疼痛者，采用分散注意力，放松疗法等，以缓解不适。⑦疼痛明显时，遵医嘱用止痛药。

（四）用药护理

遵医嘱使用利福平、多西环素、链霉素等抗生素药物进行病原治疗，向患者解释其使用方法、作用、疗程及常见不良反应，如利福平、多西环素可引起肝损害，应定期复查肝功能。利福平还可以让分泌物、排泄物变橘黄色；多西环素可有恶心、呕吐、腹部不适等不良反应，应在饭后服药；链霉素可引起听神经损害，注意观察有无耳鸣、听力减退、平衡失调等，一旦出现立即通知医生停药。

（五）心理护理

多与患者进行沟通，鼓励患者说出关心的问题并耐心解答，进行心理疏导，及时解除患者痛苦，转移注意力，消除其紧张、焦虑等不良情绪，保持良好的心理状态。

【健康指导】

（一）疾病知识指导

1. 开展有关预防布氏菌病的宣教工作 ①对牧场、屠宰场的牲畜应定期卫生检查，检出病畜，应及时隔离治疗，必要时应宰杀并深埋；②加强对畜产品的卫生监督，禁食病畜肉及乳品；③对接触羊、牛、猪等牲畜的从业人员如饲养员、挤奶员、兽医、屠宰工人和皮毛、乳、肉等畜产品加工工人，注意个人防护；④对流行区内的易感人群和健康家畜应进行预防接种。

2. 对患者的指导 合理休息、增加营养，病后 1 年内避免过度劳累，注意定期复查、防止复发。家属应该关心、照顾患者，帮助患者坚持治疗。

（二）疾病预防指导

1. 管理传染源 布鲁菌病确诊后要按有关规定登记，24 小时内上报。对于家畜，采取定期检疫，健畜分群放牧，屠宰、深埋病畜等方法。人作为传染源的意义不大，但仍要对患者予以接触隔离、飞沫隔离，隔离至临床症状消失，病原学检查阴性。

2. 切断传播途径 对疫区进行定期卫生检查，对畜产品进行卫生监督，禁食病畜肉及乳品。保护水源，防止病畜的排泄物污染水源。

3. 保护易感者 对流行区家畜普遍进行布氏杆菌菌苗接种，可防止本病流行。必要时用药物预防。对于高危人群应该接种布氏杆菌菌苗，但该菌苗免疫维持时间短，需每年加强接种。

目标检测

单选题

1. 布氏菌病的主要传播途径是（　　）
   A. 接触传播　　B. 粪－口传播　　C. 呼吸道传播
   D. 血液－体液传播　　E. 虫媒传播
2. 布鲁菌病急性感染的治疗原则不包括（　　）
   A. 抗菌治疗多采用联合用药，剂量足，疗程够
   B. 关节疼痛剧烈者可应用镇痛剂
   C. 尽早采用菌苗疗法
   D. 中毒症状明显者可适当应用肾上腺皮质激素
   E. 应选择能进入细胞内的药物，抗生素可选用多西环素、利福平、氟喹诺酮类药物
3. 对于布氏菌病患者下列哪项护理措施不妥（　　）
   A. 观察体温变化　　B. 睾丸肿大者用十字吊带托起
   C. 多饮水　　D. 给营养丰富，易消化食物
   E. 为防止肌肉萎缩及关节强直，嘱患者多下床活动

（侯晓丰）

书网融合……

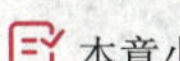

本章小结

自测题

4

第四篇

寄生虫及其他感染性疾病的护理

第二十四章 疟疾患者的护理

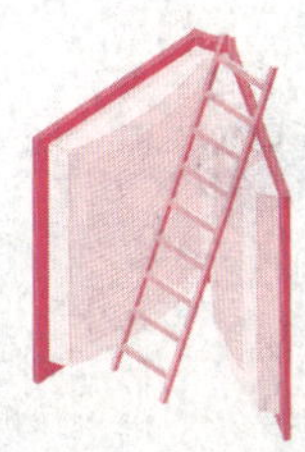

【学习目标】

1. **掌握** 疟疾的护理评估、护理措施及健康教育。
2. **熟悉** 疟疾的护理问题。
3. **了解** 疟疾的病原学特点及发病机制。

案例分析

患者，男，35 岁、有去西双版纳旅游及蚊虫叮咬史，半月后因寒战高热而就医，高热前寒战，高热后大汗淋漓，次晨热退，如此反复多日。体温 40.2℃、脉搏 115 次/分、呼吸 26 次/分、血压 115/75mmHg。意识清醒，脾大。血涂片见间日疟原虫。

问题

1. 该患者可能患何种疾病？
2. 主要的诊断依据及护理措施有哪些？

【疾病概要】

疟疾是由人类疟原虫感染引起的寄生虫病，主要由雌性按蚊叮咬传播，以反复发作的间歇性寒战、高热、大汗，继之缓解为特点，可有脾大及贫血等体征。

寄生于人体的疟原虫有间日疟原虫、恶性疟原虫、三日疟原虫和卵形疟原虫。疟原虫的生活史包括在人体内和在蚊体内两个阶段，在人体内进行无性繁殖，在按蚊体内进行有性生殖，故人类是中间宿主，蚊是终末宿主。

四种疟原虫的生活史相似，参见图 24－1。

（一）人体内阶段

寄生于雌性按蚊体内的感染性子孢子于按蚊叮人吸血时随其唾液腺分泌物进入人体，经血液循环迅速进入肝脏。在肝细胞内经 9～16 天从裂殖子发育为成熟的裂殖体。当被寄生的肝细胞破裂时，释放出大量裂殖子，裂殖子入血后侵入红细胞或被吞噬细胞吞噬，侵入红细胞后发育成小滋养体、大滋养体、裂殖体、裂殖子，使被寄生的红细胞胀破后释放出裂殖子及代谢产物，引起典型的疟疾发作。大部分裂殖子被吞噬细胞消灭，小部分侵入其他红细胞重新开始新一轮的无性繁殖，形成周期性发作症状。因疟原虫在红细胞内裂体增殖所需的时间不同，故发作周期不同，间日疟和卵形疟的周期为48小时，三日疟为72小时，恶性疟为36～48小时。间日疟和卵形疟既有速发型子孢子，又有迟发型子孢子。速发型子孢子在肝细胞内发育较快，约12～20天就能发育为成熟的裂殖体。迟发型子孢子则发育较缓慢，需经6～11个月才能发育为成熟的裂殖体，是疟疾复发的根源。

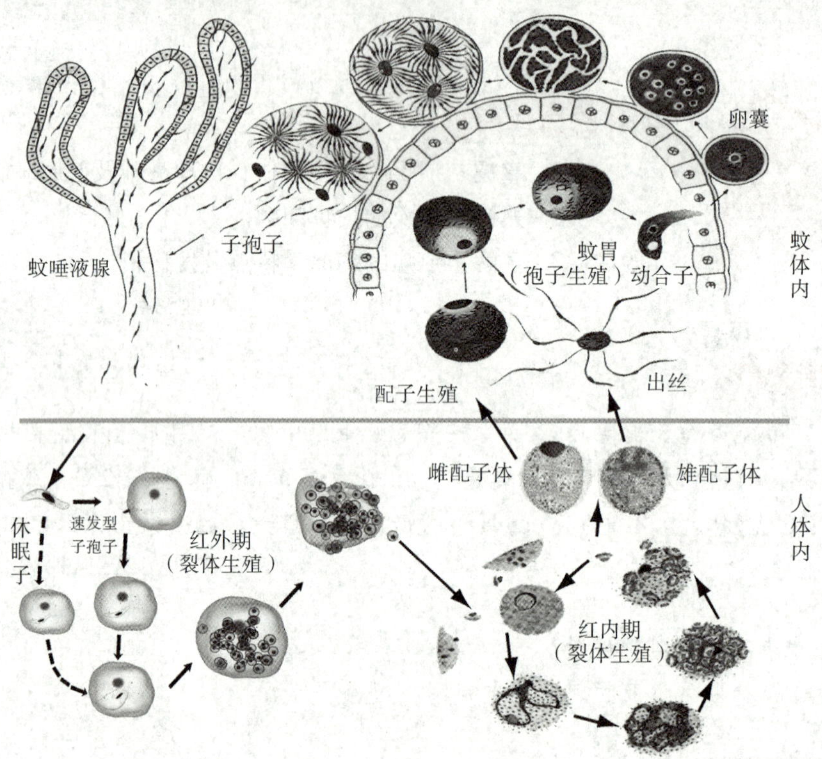

图24－1 疟原虫的生活史

（二）按蚊体内阶段

当雌性按蚊吸血时，配子体被吸入其体内，开始其有性繁殖。雌、雄配子体在蚊体内分别发育为雌、雄配子，两者结合后形成合子，继之成为动合子，动合子穿过蚊胃壁发育成囊合子。囊合子发育成孢子囊，内含成千上万个子孢子，子孢子从孢子囊逸出，进入蚊唾液腺内。当蚊叮咬人时，子孢子随唾液侵入人体。

疟原虫在肝细胞和红细胞内增殖时并不引起症状，当红细胞被裂殖体胀破后，大量裂殖子和代谢产物及变性血红蛋白进入血流，才引起寒战、高热。反复发作或重复感染使机体获得一定免疫力，故血中虽仍有疟原虫增殖，但可不出现间歇性疟疾发作而成为带疟原虫者。

【护理评估】

（一）流行病学资料

1. 传染源 疟疾患者和无症状带虫者。

2. 传播途径　经蚊虫叮咬皮肤为主要传播途径，少数病例可因输入带有疟原虫的血液或母婴传播。在我国主要的疟疾传播媒介是中华按蚊。

3. 人群易感性　人群普遍易感。感染后虽可获得一定程度免疫力，但不持久。再次感染同种疟原虫，临床症状较轻或无症状。各型疟疾之间无交叉免疫性。

4. 流行特征　疟疾主要流行于热带和亚热带，其次为温带。我国云南和海南两省为间日疟及恶性疟混合流行区，其余地区主要以间日疟为主。热带地区全年均可发病，其他地区发病季节以夏秋季为主。

5. 评估要点　本地区有无疟疾流行，有无到过疫区，近年有无疟疾发作史，有无接受过输血及身体状况等。

（二）临床表现

间日疟和卵形疟的潜伏期为13~15天，三日疟24~30天，恶性疟7~12天。

1. 典型发作　突发性寒战、高热和大量出汗。寒战常持续20分钟~1小时，随后体温迅速上升至40℃或更高，伴头痛、全身酸痛、疲乏，但神志清醒，发热常持续2~6小时。随后开始大量出汗，体温骤降，持续时间为30分钟~1小时，自觉症状明显缓解，但疲乏明显。反复多次发作造成大量红细胞破坏，可出现不同程度的脾大和贫血，恶性疟疾贫血较明显。

2. 凶险发作　多由恶性疟引起，常见类型有：①脑型：主要表现为发热、剧烈头痛、呕吐和抽搐等。严重者可因发生脑水肿、呼吸衰竭而死亡。②过高热型：持续高热可达42℃，烦躁不安、谵妄，继之昏迷、抽搐，可在数小时内死亡。③厥冷型：皮肤苍白或轻度发绀、体表湿冷、常有频繁呕吐、水样腹泻，继而血压下降、脉搏细弱，多死于循环衰竭。④胃肠型：患者伴有腹泻，初为黏液水便，每天数十次，后可有血便，呈柏油样，伴下腹痛或全腹痛。重者死于休克和肾衰竭。

3. 再燃和复发　四种疟疾都有发生再燃的可能性，再燃由血液中残存的疟原虫引起，多见于病愈之后的1~4周内，可多次出现。复发由寄生于肝细胞内的迟发型子孢子引起的，多见于病愈后3~6个月。

4. 并发症　黑尿热是恶性疟疾的严重并发症，又称溶血尿毒综合征。主要表现为寒战、高热、腰痛、酱油样尿、急性贫血与黄疸，严重者可发生急性肾衰竭。

（三）心理-社会状况

患者常因高热、大量出汗，全身酸痛等出现情绪低落、烦躁。病情严重时，可有精神紧张，甚至恐惧等心理反应。

（四）辅助检查

1. 血液涂片　经吉姆萨染色后用显微镜油镜检查，寻找疟原虫，是目前最常用的方法，应在寒战或发热初期采血。骨髓涂片的阳性率高于外周血液涂片。

2. 吖啶橙荧光染色法　具有检出速度较快、检出率较高的优点，但需用荧光显微镜检查。

3. 免疫学方法　鉴于患者常于感染后3~4周才有特异性抗体出现，因此特异性抗体的检测临床应用价值较小，仅用于流行病学调查。

（五）治疗要点

治疗原则为抗疟治疗，对症治疗，防治并发症。抗疟治疗：①对氯喹敏感的疟疾发作选用氯喹和伯氨喹治疗。②耐氯喹疟疾发作的治疗，可用甲氟喹、青蒿素衍生物等治疗。③凶险型疟疾发作的治疗，可用氯喹、奎宁、青蒿素酯等治疗。

【护理问题】

1. 体温过高 与疟原虫感染，大量致热源释放入血有关。

2. 有意识障碍的危险 与凶险性疟疾发作有关。

3. 活动无耐力 与红细胞破坏导致贫血、大量出汗等有关。

4. 潜在并发症 黑尿热、急性肾衰竭等。

【护理措施】

（一）一般护理

1. 隔离与休息 对患者实施虫媒隔离措施。发作期卧床休息，间歇期增加休息时间，以减少机体能量的消耗。

2. 饮食护理 给予高营养饮食，发热期进流质、半流质饮食，提供足够的水分，间歇期给予高热量、高蛋白、高维生素饮食和富含铁质的食物，以补充消耗，纠正患者贫血。

（二）病情观察

密切观察生命体征，注意体温的升降及热型；观察有无呕吐、头痛，有无颅内高压、脑膜刺激征和黑尿热的表现。

（三）用药护理

抗疟原虫常用药物有青蒿素及其衍生物、氯喹、哌喹、奎宁、磷酸伯氨喹等。抗疟药不良反应较多，用药过程中应注意观察。①口服氯喹可引起胃肠道反应、头晕、皮肤瘙痒及心律失常等，嘱患者饭后服用，可减少对胃肠道的刺激。②奎宁的主要不良反应有食欲减退、疲乏、头晕、耳鸣，流产等。③静脉滴注氯喹和奎宁时应控制滴速，因其可致血压下降、心脏传导阻滞，严重者出现心脏骤停等反应。④口服伯氨喹时应嘱患者多饮水，注意有无寒战、高热、腰痛、酱油色尿、贫血、黄疸等急性血管内溶血反应。

⇄ 知识链接

选药原则：根据诊断是否为恶性疟疾，是否来自耐药流行区、当地疟原虫的耐药类型，当地药物的可及性来选择药物。在全球大多数地区，恶性疟原虫已对氯喹、周效磺胺－乙胺嘧啶和单独使用的其他抗疟疾药物等传统治疗产生耐药性。世界卫生组织建议使用青蒿素衍生物与另一种有效抗疟疾药物的联合方案，这是目前最有效，并且可以避免疟原虫产生耐药性的方法。

（四）对症护理

高热时给予物理降温，过高热患者可遵医嘱药物降温。大汗期后温水擦浴，及时更换汗湿的衣服及床单，并应多饮水防止虚脱。缓解间歇期应保证患者安静休息，以恢复体力。对凶险发作有惊厥、昏迷时，应注意保持呼吸道通畅，并按惊厥、昏迷常规护理。

（五）黑尿热的护理

密切观察患者生命体征的变化，记录24小时出入量，检测血生化指标，及时发现肾衰竭。立即停用奎宁、伯氨喹啉等可能诱发溶血反应、导致黑尿热的药物。遵医嘱应用氢化可的松、5%碳酸氢钠等药物，以减轻溶血和肾功能损害。

【健康指导】

（一）疾病知识指导

对患者进行疾病有关知识教育。告知患者和家属坚持服药、定期随访，以求彻底治愈。凡两年内有疟疾病史，血中查到疟原虫或脾大者，均应在春季或流行高峰前一个月进行抗复发治疗。

（二）疾病预防指导

宣传防蚊、灭蚊的作用。正确使用蚊帐，户外活动时使用防蚊剂；消除积水，根除蚊子孳生场所；流行季节进入疫区的易感人群，酌情选用药物预防。疟疾病愈未满3年者，不得输血给他人。

目标检测

单选题

1. 疟原虫的感染阶段为（　　）

   A. 子孢子　B. 配子体　C. 裂殖体　D. 大滋养体　E. 小滋养体

2. 疟原虫的有性生殖阶段在何处完成（　　）

   A. 人体肝细胞内　B. 人体红细胞内　C. 人体脾内　D. 蚊体内　E. 以上均不是

（刘英伟）

书网融合……

本章小结

自测题

PPT

第二十五章 阿米巴病患者的护理

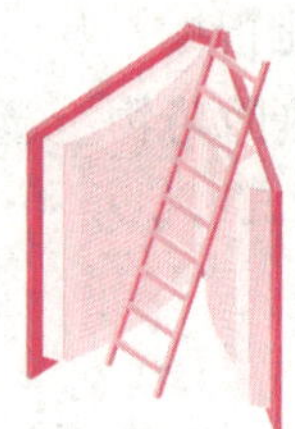

【学习目标】

1. **掌握** 阿米巴病的护理评估、护理措施及健康教育。
2. **熟悉** 阿米巴病的护理问题。
3. **了解** 阿米巴病病原学特点及发病机制。

案例分析

患者，男，30岁，农民，腹痛、腹泻半月。大便4~8次/日，量多，暗红色，有腥臭味，肉眼可见血液及黏液，右下腹隐痛，无发热。粪便镜检：WBC +/HP，RBC + + +/HP。

问题

1. 该患者可能患何种疾病？
2. 最主要的护理问题是什么？
3. 如何对人群进行预防指导。

【疾病概要】

阿米巴病是由溶组织内阿米巴感染人体引起的一种寄生虫病。按病变部位可分为肠阿米巴病和肠外阿米巴病。其中以肠阿米巴病为主，主要病变部位在结肠，表现为痢疾样症状；肠外阿米巴病的病变可发生在肝、肺或脑，表现为各脏器的脓肿。

溶组织内阿米巴有滋养体及包囊两种形态。

（一）滋养体

是溶组织内阿米巴的致病形态，自包囊逸出后寄生于大肠肠腔或肠壁，以大肠内容物包括细菌为养料，进行分裂繁殖。滋养体抵抗力甚弱，在室温下数小时内死亡，遇稀盐酸则在数分钟内死亡。滋养体在适当条件下能侵袭与破坏组织，造成结肠病变，引起临床症状，所以滋养体是溶组织内阿米巴的侵袭型，因其在体外很快死亡，即使进入消化道也很快被胃酸破坏，故无感染能力。

（二）包囊

是溶组织阿米巴的感染形态，包囊抵抗力强，能耐受人体胃酸的作用，在潮湿的环境中能存活数周或数月。能耐受常用化学消毒剂的作用。但对热和干燥较敏感，加热至50℃几分种即死亡。包囊可随粪便排到外界。人若吞食被包囊污染的食物或水即造成感染。包囊被吞食后，不受胃酸破环，经胃达回肠。由于小肠碱性消化液的作用及虫体的活动，含有四核的虫体从囊壁逸出。虫体又经一系列的复杂变化后，分裂为四个至八个小滋养体，定居于盲肠和结肠近端，重复其生活过程。

【护理评估】

（一）流行病学资料

1. 传染源 慢性患者、恢复期患者及无症状包囊携带者粪便中持续排出包囊，为主要传染源。急性患者，当其粪便中仅排出滋养体时，不是传染源。

2. 传播途径 经口感染是主要传播途径。阿米巴包囊污染食物和水，人摄入被包囊污染的食物和水而感染。苍蝇、蟑螂也可起传播作用。

3. 人群易感性 人群对溶组织内阿米巴包囊普遍易感，感染后不产生保护性抗体，故重复感染的机会较多。

4. 流行特征 本病分布遍及全球，在热带、亚热带及温带地区发病较多，以秋季为多，夏季次之。感染率高低与当地的经济水平、卫生状况及生活习惯有关。

5. 评估要点 发病前有不洁饮食史或与慢性腹泻患者密切接触史。有类似阿米巴临床症状，粪便中检测到阿米巴滋养体和包囊。

（二）临床表现

潜伏期一般为3周，亦可短至数天或长达年余。

1. 无症状型（包囊携带者） 此型临床常不出现症状，多次粪检时发现阿米巴包囊。当被感染者的免疫力低下时此型可转变为急性阿米巴痢疾。

2. 急性阿米巴痢疾

（1）轻型 临床症状较轻，表现为腹痛、腹泻、粪便中有溶组织内阿米巴滋养体和包囊。

（2）普通型 起病缓慢，全身症状轻，无发热。以腹痛、腹泻开始，典型者为黏液脓血便，果酱样，有腥臭；伴有腹胀或轻中度腹痛，盲肠与升结肠部位轻度压痛。粪便镜检可发现滋养体，而无包囊。

（3）重型 起病急，全身中毒症状重、高热、出现剧烈肠绞痛，粪便呈水样或血水样，奇臭。伴脱水、电解质紊乱、甚至虚脱或肠穿孔、肠出血等并发症。

3. 慢性阿米巴痢疾 急性阿米巴痢疾患者的临床表现若持续存在达2个月以上，则转为慢性。常表现为食欲缺乏、贫血、乏力、腹胀、腹泻、右下腹压痛较常见。腹泻或便秘交替出现，大便呈黄色糊状，带少量黏液及血，可检出滋养体和包囊。

4. 并发症

（1）肠内并发症 肠出血、肠穿孔、结肠肉芽肿及肛周瘘管等，以肠穿孔最为严重。

（2）肠外并发症 阿米巴肝脓肿最常见，其次发生在肺、脑和泌尿生殖系统等部位。

知识链接

阿米巴肝脓肿由溶组织内阿米巴通过门静脉到达肝脏，引起细胞溶化坏死，形成脓肿，又称阿米巴肝病。肝脓肿可在没有阿米巴痢疾的患者中出现。目前有特效的治疗药物和方法，治愈率较高。

（三）心理-社会状况

出现肠出血、肠穿孔、弥漫性腹膜炎等并发症和复发时，患者会现出现焦虑、紧张甚至恐惧等心理。

（四）辅助检查

1. 血象 阿米巴痢疾伴细菌感染时，血白细胞总数和中性粒细胞比例增高，轻型、慢性阿米巴痢疾白细胞总数和分类均正常，少数患者嗜酸性粒细胞比例增高。

2. 粪便检查 是确诊的主要方法。粪便呈暗红色果酱样，含血及黏液，腥臭味浓；在粪便中检到滋养体和包囊可确诊。

3. 血清学检查 血清学检查 IgG 抗体阴性者，一般可排除本病。特异性 IgM 抗体阳性提示近期或现症感染，阴性者不排除本病。

4. 结肠镜检查 必要时做结肠镜检查，可见肠壁大小不等散在性溃疡，中心区有渗出，边缘整齐，周边围有一圈红晕，取溃疡边缘部分涂片及活检可查到滋养体。

5. 影像学检查 B 超、CT 及 MRI 检查可确定阿米巴肝脓肿的部位、大小、数目，有助于穿刺、手术引流定位、与肝癌的鉴别等；脓肿穿刺如能抽出棕褐色脓液，可确诊。

（五）治疗要点

治疗原则为抗阿米巴治疗，控制继发感染，防治并发症。

（1）病原治疗　硝基咪唑类如甲硝唑、替硝唑等是目前治疗肠内、外各型阿米巴病的首选药物，对阿米巴滋养体有强大杀灭作用。二氯尼特（又名糠酯酰胺），是目前最有效的杀包囊药物。

（2）对症治疗　应用颠茄、阿托品解痉剂，合并细菌感染时，加用抗生素。

（3）处理并发症　肝阿米巴病在应用抗阿米巴病药物治疗的同时，肝脓肿 3cm 以上、靠近体表者，可行肝穿刺引流。对肝脓肿穿破引起化脓性腹膜炎者、内科治疗疗效欠佳者，可做外科手术引流。

【护理问题】

1. 腹泻 与肠道感染有关。

2. 营养失调 与进食减少、肠吸收功能下降、消耗增多有关。

3. 急性疼痛 与肠道阿米巴感染，肝脏坏死、液化、脓肿形成有关。

4. 潜在并发症　阿米巴肝脓肿、肠出血、肠穿孔。

【护理措施】

（一）一般护理

实施消化道隔离措施，患者粪便应进行无害化处理。保证休息，减少消耗。急性期应卧床休息，给予流质或易消化的少渣食物，慢性患者应加强营养，注意避免进食刺激性食物。重型患者给予输液、输血等支持治疗。

（二）病情观察

观察患者营养状况和生命体征，尤其是体温变化。肠阿米巴患者注意观察大便次数、量、性状的变化，有无脱水和休克征兆；有无肠出血和突发腹痛、腹肌紧张、压痛等肠穿孔表现。肝阿米巴患者观察肝区压痛、叩击痛和肝大的变化，有无咳嗽、气急、局部软组织水肿、腹膜刺激征等脓肿向周围组织穿破的征兆。

（三）对症护理

1. 腹泻　腹泻严重时遵医嘱补液，纠正水、电解质紊乱，频繁腹泻伴明显腹痛时，行腹部热敷或遵医嘱给予阿托品等抗胆碱药。

2. 肝区痛　取左侧卧位或其他较为舒适的卧位避免肝脏受压，减轻肝区疼痛。必要时遵医嘱给子镇静剂和止痛剂。

（四）用药护理

抗阿米巴药物不良反应主要为腹痛、腹泻、恶心、口中金属味、碘过敏反应、皮疹、致畸、共济失调等。嘱患者饭后服药以减轻不良反应。服药期间应禁酒、妊娠 3 个月以内和哺乳期妇女禁用。

（五）心理护理

主动、耐心向患者介绍疾病的有关知识，说明疾病的可治性，鼓励患者积极配合治疗，消除焦虑、恐惧的心理。

【健康指导】

（一）疾病知识指导

严格执行消化道隔离措施，患者的粪便应进行无害化处理，症状消失后连续做 3 次粪便检查，滋养体或包囊均为阴性方可解除隔离。嘱患者遵医嘱坚持用药，不能随意增减或自行停药；治疗期间应加强营养、防止暴饮暴食。出院后 3 个月内应定期检查大便。追踪疗效，观察有无复发。

（二）疾病预防指导

切断传播途径，养成良好卫生习惯，饭前便后要洗手，不吃生冷的，不喝生水；搞好环境卫生，消灭苍蝇和蟑螂，防止病从口入；加强粪便管理，避免食入污染的食物和水。检查和治疗从事饮食业的排包囊者及慢性患者，治疗期间应调换工作。

目标检测

单选题

1. 溶组织内阿米巴的致病型（　　）

A. 大滋养体　　B. 小滋养体　　C. 包囊

D. 裂殖体　　E. 配子体

2. 溶组织内阿米巴的感染型（　　）

A. 大滋养体　　B. 小滋养体　　C. 包囊

D. 裂殖体　　E. 配子体

（刘英伟）

书网融合……

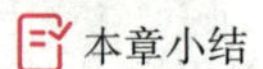

本章小结

自测题

第二十六章 血吸虫病患者的护理

PPT

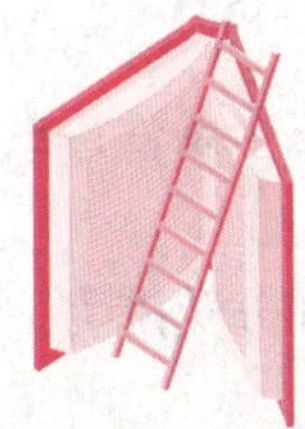

【学习目标】

1. 掌握 血吸虫病的护理评估、护理措施及健康教育。
2. 熟悉 血吸虫病的护理问题。
3. 了解 血吸虫病的病原学特点及发病机制。

案例分析

患者，男，30岁，因“呕血、黑便2天”入院。腹泻4月余，时有低热、腹痛，排便带血性黏液。2天前排柏油样便，呕鲜血。半年前在水田插过秧。肝脾轻度大伴压痛。B超肝区回声分布不均匀、增强增粗，呈光斑、光带样表现，门、脾静脉增宽；直肠黏膜活检血吸虫卵（+）。

问题

1. 患者可能患何种疾病?
2. 对该患者的护理措施有哪些?

【疾病概要】

血吸虫病是由血吸虫寄生于人体所致的疾病。目前公认寄生于人体的血吸虫主要有日本血吸虫、曼氏血吸虫、埃及血吸虫、间插血吸虫与湄公血吸虫。日本血吸虫病流行于中国、菲律宾与印尼。急性期主要表现为发热、腹痛、腹泻或脓血便、肝大与压痛等。慢性期以肝脾肿大或慢性腹泻为主。晚期发展为血吸虫性肝硬化。

日本血吸虫常雌雄合抱寄生于人体或哺乳动物的门脉系统，雌虫在肠黏膜下层静脉末梢内产卵。部分虫卵破坏肠黏膜进入肠腔，随粪便排出体外。排出体外的虫卵入水后在适宜温度下孵出毛蚴，毛蚴钻入中间宿主钉螺体内发育成尾蚴，尾蚴从螺体内逸出后在水面漂浮游动。当人或其他哺乳动物接触疫水时，尾蚴在极短时间内从皮肤或黏膜侵入宿主体内，脱去尾部成为童虫，经毛细血管或淋巴管至静脉系统，随血液循环到达肝脏，肝内门静脉的童虫经约30天左右发育为成虫，雌雄合抱逆血流移行至肠系膜下静脉中产卵，完成其生活史。所以人是终末宿主；钉螺是必需的唯一中间宿主。在自然界除人以外，尚有牛、猪、羊等哺乳动物可以作为保虫宿主。

血吸虫发育的不同阶段可引起人体的一系列免疫反应，其中以虫卵的作用最为突出。病理改变主要由虫卵沉积引起，以肝和结肠最为显著。肝脏早期充血肿胀，表面可见黄褐色粟粒样虫卵结节，晚期出现典型的干线状纤维化，病情进一步发展可导致血吸虫性肝硬化。结肠病变以直肠、乙状结肠、降结肠为最重。

【护理评估】

（一）流行病学资料

1. 传染源 血吸虫病是人畜共患疾病，传染源是患者和保虫宿主。在水网地区患者是主要传染源，在湖沼地区除患者外，感染的耕牛也是重要传染源。

2. 传播途径 接触传播是主要的传播方式，造成传播必须具备三个条件：虫卵随粪便入水、钉螺孳生和人畜接触疫水。

3. 人群易感性 人群普遍易感，以农民、渔民为主。感染后有部分免疫力，但不持久，可反复感染。

4. 流行特征 本病感染季节多为夏秋季。在我国主要分布在长江中下游及长江流域以南地区。

5. 评估要点 该区域是否为血吸虫病疫区、有无接触过疫水、有无慢性病史及身体状况等。

（二）临床表现

从尾蚴侵入至出现临床症状的潜伏期长短不一，80% 患者为 30～60 天，平均 40 天，临床表现复杂多样。

1. 急性血吸虫病 起病较急，有明确的疫水接触史，常为初次重度感染，以全身症状为主。①发热：患者均有发热，热度高低、期限与感染程度成正比。轻症发热数天，一般 2～3 周，重症可迁延数月。热型以间歇热、弛张热多见。高热时偶有烦躁不安等中毒症状。重症可出现贫血、恶病质等，甚至死亡。②消化道症状：发热期间多伴有食欲减退，轻微腹痛、腹泻、呕吐等。腹泻一般每日 3～5 次，粪便稀薄，严重者为脓血便，可出现腹膜刺激征。也可有腹腔积液形成，粪检易发现虫卵。③过敏反应：荨麻疹较常见，还可出现血管神经性水肿、全身淋巴结肿大等。血中嗜酸性粒细胞显著增多，具有重要的诊断价值。④肝脾大：90% 以上患者肝大伴压痛，左叶较右叶明显。50% 左右的患者轻度脾大。

2. 慢性血吸虫病 急性症状未经治疗消退，或疫区居民反复轻度感染而获得部分免疫力，病程在半年以上者。临床表现主要以隐匿型间质性肝炎或慢性血吸虫性结肠炎为主。①无症状型：轻度感染者大多无明显症状，仅粪便检查中发现虫卵，或体检时发现轻度肝大，但肝功能一般正常。②有症状型：最常见症状为慢性腹泻，脓血黏液便，病程长者可出现肠梗阻、贫血、消瘦。早期肝大，随病程延长进入肝硬化阶段。脾脏亦逐渐增大。

3. 晚期血吸虫病 主要造成血吸虫性肝硬化、门静脉高压、脾显著增大和并发症。可分为 4 型，各型可单独或合并存在。①巨脾型：最为常见，脾大可达脐下或横径超过腹中线，质坚硬，可有压痛，伴有脾功能亢进。②腹水型：是严重肝硬化的重要标志。腹腔积液进行性加剧，下肢严重水肿，呼吸困难，腹壁静脉曲张，出现脐疝和巨脾。易并发上消化道出血、肝性脑病或感染导致败血症而死亡。③结肠肉芽肿型：以结肠病变为主，表现为腹痛、腹泻、便秘，或腹泻与便秘交替出现。腹泻为水样便、血便或黏液脓性便，有时出现腹胀、肠梗阻。④侏儒型：少见，为儿童期反复感染血吸虫所致。患者除有血吸虫病的表现外，还有身材矮小，面容苍老，发育迟缓，性器官与第二性征不良的表现，但智力多正常。

知识链接

晚期血吸虫病与门脉性及坏死后肝硬化鉴别：前者常有慢性腹泻、便血史，门静脉高压引起巨脾与食管下端静脉曲张较多见，肝功能损害较轻，黄疸、蜘蛛痣与肝掌较少见。但仍需多次病原学检查与免疫学检查才能鉴别。

4. 异位血吸虫病　虫卵沉积在门静脉系统以外脏器所引起的损害，常见的异位损害在脑和肺。

5. 并发症　以上消化道出血最常见，也可发生肝性脑病；肠道并发症以阑尾炎最多见，其次是肠梗阻。

（三）心理-社会状况

患者常因长时间发热及肝脾大而烦躁、焦虑；由于并发症的出现，患者会出现恐惧、绝望心理。

（四）辅助检查

1. 血液检查　急性期以嗜酸性粒细胞增多为主要特点。白细胞总数在 10×10^9/L 以上，嗜酸性粒细胞占 20% ~40%。慢性期嗜酸性粒细胞一般轻度增加。晚期常因脾功能亢进引起全血细胞减少。

2. 粪便检查　粪便检出虫卵和孵出毛蚴或直肠黏膜活检查出虫卵是确诊的直接依据。

3. 肝功能检查　急性期患者血清球蛋白显著增高，血清 ALT、AST 轻度增高。晚期患者出现白蛋白减少，导致白蛋白和球蛋白比例倒置。

4. 免疫学检查　免疫学检查方法较多，而且敏感性与特异性较高，采血量少且操作简便，但不能区分既往感染和现症感染。

5. 直肠黏膜活检　是血吸虫病原诊断方法之一。通过直肠或乙状结肠镜，自病变处取米粒大小黏膜，检查有无虫卵。

6. 肝影像学检查　进行肝脏 B 超和 CT 检查，判断肝纤维化和肝硬化程度。

（五）治疗要点

补充营养、注意休息、改善全身情况。同时选择有效药物积极进行病原治疗与对症治疗，首选治疗药物是吡喹酮，可用于各期各型血吸虫病患者。

【护理问题】

1. **体温过高** 与急性感染后虫卵和虫体代谢产物作用有关。

2. **腹泻** 与病变累及直肠、结肠，导致局部黏膜充血、水肿、溃疡有关。

3. **营养失调** 与结肠、肝脏病变所致营养吸收、合成障碍有关。

4. **活动无耐力** 与发热、肝脏病变有关。

5. **体液过多** 与门静脉高压有关。

6. **潜在并发症** 上消化道出血、肝性脑病等。

【护理措施】

（一）一般护理

1. **隔离与休息** 保护好水源，避免患者粪便污染水源。急性及晚期患者应卧床休息，慢性患者可以适当活动。

2. **饮食护理** 急性患者应给予高热量、高蛋白、易消化的饮食。慢性患者给予营养丰富、易消化食物，避免进食粗糙、刺激性食物。晚期患者腹腔积液明显者应低钠饮食，发生肝性脑病先兆时应减少或暂停蛋白质摄入。

（二）病情观察

密切观察体温变化，每日腹泻次数、大便性状，皮疹形态及部位。晚期患者应观察腹围、下肢水肿表现、肝脾大小，有无并发症表现。

（三）对症护理

嘱患者卧床休息，密切监测体温，高热者可用物理方法降温，必要时遵医嘱应用药物降温。腹泻频繁者应给予少渣、高蛋白、高热量饮食，禁止食用生冷及刺激性食物。观察患者有无脱水，保持水电解质和酸碱平衡，做好肛周皮肤清洁护理。

（四）用药护理

吡喹酮是目前治疗日本血吸虫病最有效的药物，对血吸虫各个发育阶段都有不同程度的杀灭效果。吡喹酮不良反应小，但个别患者服用后有头痛、头晕、腹痛、腹泻、恶心、呕吐、乏力等，于服药后0.5～1小时出现，不需处理，数小时内自行消失。

（五）心理护理

帮助患者消除焦虑、恐惧心理，树立自信心，保持乐观心态，积极配合治疗和护理。

【健康指导】

（一）疾病知识指导

进行科学宣教，告知患者出院休养期间应注意休息，改善体质，增加营养，避免使用损害肝脏的药物；按期随访检查，一旦发生并发症，应及时就诊。

（二）疾病预防指导

1. **管理传染源** 在流行区每年对患者和病畜进行普查普治。

2. 切断传播途径　用物理和化学方法消灭钉螺是预防本病的关键；粪便需严格无害化处理，防止污染水源。

3. 保护易感人群　提高疫区居民的防护意识，严禁接触疫水，水中作业时应穿着防护衣裤和使用防尾蚴剂等，接触疫水者可预防性服药。

目标检测

单选题

1. 下列哪一个不是血吸虫病的受累器官（　　）

A. 肝脏　　B. 肠　　C. 心脏

D. 脑　　E. 肺

2. 日本血吸虫的中间宿主为（　　）

A. 血吸虫患者　　B. 钉螺　　C. 健康人

D. 病畜　　E. 健康家畜

（刘英伟）

书网融合……

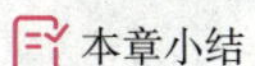

本章小结

自测题

第二十七章 流行性斑疹伤寒患者的护理

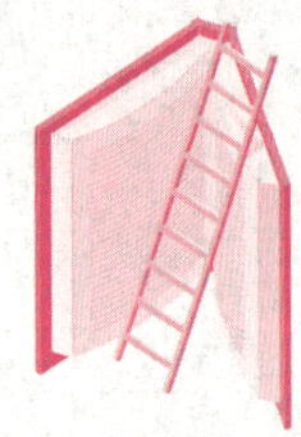

【学习目标】

1. **掌握** 流行性斑疹伤寒的护理评估、护理措施及健康教育。
2. **熟悉** 流行性斑疹伤寒的护理问题。
3. **了解** 流行性斑疹伤寒的病原学特点及发病机制。

案例分析

患者，男性，45岁，居住在东北农村，1月中旬因发热、头痛6天、谵妄、皮疹2天入院。查体：体温40.5℃、脉搏110次/分，呼吸25次/分，腰、背部及四肢布满鲜红色的充血性皮疹，眼结膜充血，浅表淋巴结未触及，心、肺功能正常。血常规：白细胞总数$9.6\times10^9/L$，血小板总数$90\times10^9/L$，嗜酸性粒细胞0.2%，尿常规：尿蛋白（++）。

问题

1. 本病最可能的诊断是什么？
2. 要确诊该病例，需要做哪些检查？
3. 如何对该患者进行护理？

【疾病概要】

流行性斑疹伤寒又称虱传性斑疹伤寒，是由普氏立克次体所致的，由人虱为传播媒介的自然疫源性急性传染病，主要临床表现为起病急，持续高热，剧烈头痛、伴皮疹及中枢神经系统症状。病程2~3周，年龄在40岁以上的患者，病情相对较重。

普氏立克次体呈多形性球杆状，革兰染色阴性，具有内毒素样作用的细胞，可在鸡胚卵黄囊及组织中培养。接种雄性豚鼠腹腔可引起发热及血管病变，但不引起阴囊红肿，可与莫氏立克次体鉴别。普氏立克次体主要含有两种抗原，一是特异性不耐热颗粒抗原，用来区分地方性斑疹伤寒；二是可溶性耐热性特异性抗原，用来鉴别斑疹伤寒以外的立克次体病。

普氏立克次体不耐热，56℃，30分钟或者37℃，5~7小时就可被灭活，对紫外线及一般消毒剂均敏感。但对低温和干燥有抵抗力。

⇄ 知识链接

立克次体病是由立克次体引起的人兽共患疾病，人类感染立克次体病有斑疹伤寒（流行性斑疹伤寒和地方性斑疹伤寒）、斑点病（斑点热、马赛热、澳洲蜱样斑疹伤寒、立克次体痘症）、恙虫病、Q热等。有共同储存宿主如啮齿类动物，传播媒介主要为吸血节肢类动物如虱、蚤、蜱、螨等。

【护理评估】

（一）流行病学资料

1. 传染源　患者是主要传染源。潜伏期末即有传染性，发病第1周传染性最强，一般不超过3周。

2. 传播途径　接触传播，传播媒介为人虱。人虱吸血时将病原体随血吸入虱肠内增殖繁衍后排入肠腔，叮咬人体时排出虱粪或人抓挠过程中将虱压碎使病原体逸出，通过抓痕侵入皮内被感染。干燥虱粪中的病原体偶可成为气溶胶由呼吸道或眼结膜感染人体。

3. 易感人群　各年龄段的人群普遍易感，病后可获相当持久的免疫力，偶可再次感染发病。

4. 流行特征　多发生在寒冷地区，以冬春季多见。可因战争、贫困、灾荒等卫生状况差而出现和流行。

5. 评估要点　询问有无在流行区居住史或1个月内去过疫区，发病季节、有无虱叮咬史，个人卫生状况以及发病表现等。

（二）临床表现

潜伏期5～23天，平均为10～14天。

1. 典型斑疹伤寒

（1）发热　起病急，体温于1～2天内可达40℃，可伴寒战，多为稽留热，少数为弛张热或不规则热。伴全身毒血症症状，如剧烈持久头痛、周身肌肉疼痛、烦躁不安、眼结膜及面部高度充血等。

（2）皮疹　是本病的重要体征。初见于胸背部，一天内迅速发展至全身，通常面部无疹，下肢较少。初为鲜红色充血性斑丘疹，压之褪色，继转为暗红色或出血性瘀点瘀斑，持续1周左右消退，遗有色素沉着。

（3）中枢神经系统症状　早期即可出现剧烈头痛，伴头晕、失眠、耳鸣、听力减退等，重者可出现烦躁不安、嗜睡、谵妄、双手震颤等。

（4）肝脾肿大　约90%患者多见脾肿大，少数肝肿大。

（5）心血管系统　部分患者可发生中毒性心肌炎，出现奔马律、心律失常等的症状。

（6）其他　少数患者有支气管炎、支气管肺炎或消化系统症状，重者可出现肾衰竭。

2. 轻型斑疹伤寒　我国多见，表现为病程较短（7～17天）、热度低（39℃以下），全身毒血症状较轻，但仍有明显周身疼痛，无皮疹或少量充血性斑丘疹，1～2天消退，肝脾肿大少见。

3. 复发型斑疹伤寒 我国少见。是流行性斑疹伤寒的复发，部分患者初次感染后，病原体长期潜伏在体内，当机体免疫力下降、外科手术或应用免疫抑制剂时，使其再度繁殖引起复发。

4. 并发症 肺炎、心肌炎、中耳炎、腮腺炎，可并发感染性心肌病。

（三）心理－社会状况

因起病急、持续高热、以及中枢神经系统症状等，可使患者产生焦虑、恐惧情绪；担心皮疹消退后色素沉着影响形象。

（四）辅助检查

1. 血、尿常规 白细胞计数多在正常范围内，血小板数减少，嗜酸粒细胞显著减少或消失。蛋白尿常见。

2. 血清免疫学试验 ①外斐试验：第1周出现阳性，2～3周达高峰，阳性率为70%～85%，血清OX_{19}菌株凝集效价>1∶160或病程中有4倍以上增长者具诊断价值。②立克次体凝集试验：阳性率高，特异性强，用立克次体抗原与患者血清做凝集反应，效价1∶40以上者为阳性。③补体结合试验：用来区分流行性和地方性斑疹伤寒。用立克次体与患者血清做补体试验，效价≥1∶32有诊断意义。④微量间接凝血试验：阳性反应出现早，用于其他群立克次体感染鉴别，但不作为流行性和地方性斑疹伤寒的鉴别。⑤微量间接免疫荧光试验：是诊断立克次体感染的金标准。普氏立克次体血清抗体效价IgM≥1∶40或IgG≥1∶160，或者两次血清标本抗体效价提高4倍或以上，可诊断为阳性。

3. 病原体分离 在有条件的实验室将患者血液注入雄性豚鼠腹腔内，分离病原体。

4. 核酸检测 用DNA探针或PCR方法检测普氏立克次体特异性DNA。

（五）治疗要点

1. 一般治疗 卧床休息，给予高热量易消化饮食，注意补充水和电解质，做好护理防止并发症发生。

2. 病原治疗 首选多西环素，成人每日0.2～0.3g，顿服或分2次服用。如若合用甲氧苄啶疗效更佳，成人每日0.2～0.4g，分2次服用。治疗持续至体温恢复正常后的2～3天。

3. 对症治疗 头痛剧烈者及严重神经症状者给予镇痛药和镇静药；心功能不全者采用强心剂；有严重毒血症症状者可应用肾上腺皮质激素，低血容量者考虑补充血浆、右旋糖酐等。慎用退热剂，以防大汗虚脱。有继发细菌感染，按发生部位及细菌药敏结果给以适宜抗菌药物。

【护理问题】

1. 体温过高 与立克次体感染、全身毒血症有关。

2. 疼痛 与立克次体引起的全身毒血症及中枢神经系统病变有关。

3. 皮肤完整性受损 皮疹与立克次体导致的血管病变有关。

4. 有传播感染的危险　与立克次体寄生于人虱有关。

5. 潜在并发症　心功能不全与心血管病变有关。

【护理措施】

（一）一般护理

1. 休息与隔离　卧床休息，注意保暖。灭虱是预防流行和控制本病的关键，患者隔离，彻底灭虱，包括剔除毛发包好焚烧、沐浴更衣、消毒衣物等。注意观察灭虱效果，必要时重复灭虱。

2. 饮食护理　高热患者应给予高热量、易消化、清淡的流质或半流质饮食，嘱病人多饮水，每日成人量宜为3000ml左右，年老者及有心功能不全者酌减。进食困难者可给予静脉营养支持，补充水分和营养。

（二）病情观察

严密观察患者生命体征，尤其是体温的变化和伴随的症状、体征；观察患者是否出现头痛及头痛性质、意识状态、双侧瞳孔变化等；确定皮疹的位置及分布的情况，观察皮疹性状、有无新发皮疹、皮疹的发展及伴随的症状；观察有无中枢神经系统受损的表现。

（三）对症护理

1. 体温过高　应用物理降温或遵医嘱用退热药，禁用乙醇擦浴，以免影响皮疹观察及诱发皮下出血。注意补充水分和电解质。保持皮肤清洁和干燥，及时更换衣物被服。

2. 中枢神经系统症状　出现谵妄、躁狂或其他严重的神经症状者，遵医嘱给予镇静药，加床档，必要时用约束带，设专人守护，防止意外。

3. 头痛　绝对卧床休息，减少活动，可采用穴位按摩、冷敷头痛部位、暗示或转移注意力等方式减轻患者头痛症状。剧烈头痛者遵医嘱应用镇痛药。

4. 其他　做好皮肤护理，预防压疮；高热患者做好口腔护理，保持口腔清洁和湿润；保持大便通畅，多摄入富含纤维素饮食和水分，必要时给予开塞露或灌肠；注意变换卧位，防止肺部并发症。

（四）用药护理

遵医嘱用药并观察药物的疗效及不良反应。高热患者尽量物理降温，不可应用大量退热药。多西环素应饭后服，有肝肾损害者慎用，孕妇及哺乳期妇女禁用。

（五）心理护理

向患者及家属讲解疾病相关知识，缓解焦虑、紧张及恐惧情绪；说明灭虱的重要性，给予及时有效的心理支持。

【健康指导】

（一）疾病知识指导

向患者及家属讲解本病相关知识，尤其强调个人卫生及做好灭虱工作对预防该病的意义。嘱咐患者在恢复期及出院以后应注意休息，加强营养，提高免疫力，预防复发。

（二）疾病预防指导

（1）管理传染源　患者应尽早隔离，对其进行灭虱处理。密切接触者，进行医学观察21天。

（2）切断传播途径　做好个人卫生、防虱、灭虱是关键措施，加强卫生宣讲，注意个人清洁卫生，勤洗澡，并更换干净衣服，有虱者应及时灭虱。

（3）对易感人群接种鼠肺疫苗以提高人群免疫力。

目标检测

单选题

1. 流行性斑疹伤寒常见的病原体是（　　）
   A. 普氏立克次体　B. 莫氏立克次　C. 钩端螺旋体
   D. 伤寒杆菌　E. 志贺菌
2. 流行性斑疹伤寒的传播媒介是（　　）
   A. 跳蚤　B. 虱子　C. 恙螨
   D. 老鼠　E. 蚊蝇
3. 流行性斑疹伤寒密切接触者应进行医学隔离（　　）
   A. 3天　B. 7天　C. 14天
   D. 21天　E. 30天
4. 预防流行性斑疹伤寒的关键措施是（　　）
   A. 提高机体免疫力　B. 全民接种疫苗
   C. 隔离患者和密切接触者　D. 及时治疗患者
   E. 注意个人卫生，有效灭虱

（郭莹莹）

书网融合……

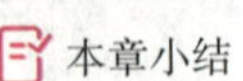

第二十八章 地方性斑疹伤寒患者的护理

PPT

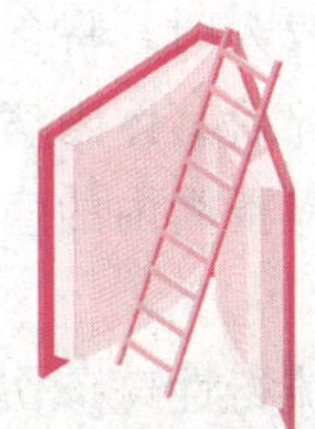

【学习目标】

1. **掌握** 地方性斑疹伤寒的护理评估、护理措施及健康教育。

2. **熟悉** 地方性斑疹伤寒的护理问题。

3. **了解** 地方性斑疹伤寒的病原学特点及发病机制。

案例分析

患者，男性，45岁，于9月初回河北农村老家探亲，回来后1周出现寒战、高热、伴恶心、呕吐，于9月20入院检查，有鼠类接触史。查体：体温40℃，脉搏110次/分，呼吸30次/分，神志清楚，急性病容，胸腹部有少量皮疹，双肺呼吸音清，肝未触及，脾侧位可及，血常规：WBC 4.6×10^9/L，中性粒细胞75%，外斐反应 OX_{19} 1∶160（+）。

问题

1. 本病最可能的诊断是什么？
2. 要确诊该病例，需要做哪些检查？
3. 如何对该患者进行护理？

【疾病概要】

地方性斑疹伤寒又称鼠型斑疹伤寒，是由莫氏立克次体引起的，鼠蚤为媒介传播的自然疫源性急性传染病，其临床特征与流行性斑疹伤寒类似，但病程较短、病情较轻，皮疹很少呈出血性，病死率也低，感染后病死率不到5%。本病预后良好，一般在发病第2周即可恢复，恢复后可获得强而持久的免疫力。

莫氏立克次体在形态、染色特点、生化反应、培养条件以及对热和消毒剂的抵抗力上和普氏立克次体类似，但DNA同源性研究可以将二者进行区分。在动物接种实验上，莫氏立克次体接种雄性豚鼠腹腔后，可引起阴囊的明显肿胀，称之为豚鼠阴囊现象，而普氏立克次体仅可引起轻度阴囊反应，这是莫氏与普氏立克次体的重要鉴别方法。莫氏立克次体接种大、小鼠可致其感染死亡，可用来分离、保存病原体或传代，但普氏立克次体对大、小鼠均不敏感。

莫氏立克次体和普氏立克次体有相同的耐热可溶性抗原，因此二者有交叉反应；但不耐热的颗粒抗原不同，可用立克次体凝集试验和补体结合试验加以区分。

【护理评估】

（一）流行病学资料

1. 传染源 主要传染源是家鼠，主要以“鼠→鼠蚤→鼠”的循环流行。鼠蚤在鼠死后叮咬人致其感染。此外，患者、牛、羊、猪、马、骡等也有可能作为传染源。

2. 传播途径 主要是通过鼠蚤的叮咬传播，方式与流行性斑疹伤寒类似。鼠蚤吸鼠血，立克次体随血进入蚤肠繁殖并长期存在，当受感染的鼠蚤叮咬人时，将含病原体的蚤粪和呕吐物排于人体皮肤上，经抓破处进入人体；或蚤被压碎后其体内病原体经抓痕进入人体。人进食被病鼠排泄物污染的食物也可被感染，干燥蚤粪内的病原体也随灰尘进入呼吸道或眼结膜而使人感染。

3. 易感人群 人群普遍易感，感染后可获得持久的免疫力，与流行性斑疹伤寒有交叉免疫。隐形感染率高。

4. 流行特征 本病呈散发性，全球散发，多见于热带和亚热带。我国华北、西南、西北等地发病率较高，以夏末和秋季（8～10 月）多见，也可与流行性斑疹伤寒同时存在于同一地区。

5. 评估要点 询问患者有无鼠蚤或虱叮咬史，是否有疫区居住史或 1 个月内去过疫区，有无与流行性斑疹伤寒类似的临床表现，但症状较轻、热程短、皮疹少见等。

（二）临床表现

潜伏期为 1～2 周，临床表现和流行性斑疹伤寒相似，但病情轻，病程短。

（1）发热 起病多急骤，体温多在 39℃左右，稽留热或弛张热，热程最短 4 天，最长 25 天，一般持续 9～14 天后，体温逐渐恢复正常，可伴寒战、头痛、全身痛及眼结膜充血等。少数患者有 1～2 天的前驱期症状如乏力、纳差及头痛等。

（2）皮疹 发病率约 50%～80%。患者皮疹出现时间及特点与流行性斑疹伤寒相似，但皮疹数量少且多为充血性，极少见出血性皮疹。一般发于胸、腹部，逐渐向肩、背及四肢扩散。初为红色斑疹，继成暗红色斑丘疹，按之不褪。

（3）中枢神经系统症状 较流行性斑疹伤寒轻，大多表现为头痛、头晕、失眠等轻度神经系统症状，较少发生烦躁、谵妄、昏睡及意识障碍等。脑膜刺激征、昏迷及大小便失禁较罕见。

（4）其他 约 50% 患者有轻度脾肿大，循环系统症状和体征少见。可有食欲不振、恶心、呕吐、腹胀及腹泻等消化系统症状。部分患者可并发支气管炎。

（三）心理－社会状况

因起病急、高热以及中枢神经系统症状等，可使患者产生焦虑、恐惧等情绪。

（四）辅助检查

1. 血常规 大多数患者白细胞计数多正常，少数出现嗜酸性粒细胞和血小板减少。

2. 血清学检查 外斐反应中患者血清与变形杆菌 OX19 株凝集试验阳性，但效价较流行性斑疹伤寒低，且特异性差，不能与流行性斑疹伤寒相区别，需要以补体结合试验和立克次体凝集试验进行鉴别。间接免疫荧光试验，莫氏立克次体血清抗体效价 IgM≥1∶40 或 IgG≥1∶160，或者两次血清标本的效价≥4 倍，可明确诊断该病。

3. 核酸检测　可用于本病的早期诊断，用 DNA 探针杂交与 PCR 基因扩增技术联合检测患者血液中莫氏立克次体 DNA 片段。

4. 动物接种　有条件的实验室将患者血液注入雄性豚鼠的腹腔，直接分离病原体。

（五）治疗要点

与流行性斑疹伤寒治疗要点基本相同。多选用多西环素类，一般在 1～3 天内体温即可恢复正常。

⇄ 知识链接

流行性斑疹伤寒与地方性斑疹伤寒区别

主要区别点	流行性斑疹伤寒	地方性斑疹伤寒
病原	普氏立克次体	莫氏立克次体
流行情况	流行性	地方性或散发性
流行季节	冬春	夏秋
传播媒介	体虱	鼠蚤
病情轻重	较重，神经症状明显	较轻
热程	12～18 日	9～14 日
皮疹	多，遍及全身，瘀点样	较稀，极少呈出血性
病死率（未受特效治疗者）	较高	较低
外斐试验（OX19）	强阳性	阳性，但无特异性
豚鼠阴囊反应（腹腔接种）	轻度阴囊发红	阴囊明显红肿

【护理问题】

1. 体温过高　与立克次体感染有关。

2. 有感染的风险　与体温反复升高、毒血症等有关。

3. 有皮肤完整性受损的危险　与立克次体导致的血管病变及皮肤瘙痒抓挠有关。

4. 有传播感染的危险　与立克次体寄生于鼠蚤有关。

【护理措施】

（一）一般护理

1. 休息与隔离　高热期卧床休息，减少体力消耗，注意保暖，保持病室环境安静整洁，注意通风与消毒。患者做好隔离，注意灭蚤，如剃发、洗澡、更换衣物等，将剔下的毛发包好焚烧，更换下的衣物可用高压消毒、煮沸或用消毒液浸泡消毒。

2. 饮食护理　患者在高热期应给予高热量、高维生素、易消化、清淡的流质或半流质饮食，嘱病人多饮水，保证足够的水分摄入，年老者及有心功能不全者酌减。进食困难者可给予静脉营养支持，补充水分和营养。有腹胀、腹泻严重的患者，注意饮食中产气食物如豆制品、牛奶的摄入。疾病恢复期患者应注意禁食生冷刺激的食物，以免诱发胃肠道的不适。

（二）病情观察

密切观察患者的生命体征，尤其是体温的变化，记录患者体温变化情况和伴随症状、体征。观察患者有无皮疹发生、发生皮疹的部位及分布的情况，观察皮疹的大小、形状、颜色、边缘及表面的情况，有无新发皮疹，皮疹的发展及伴随的症状；观察患者有无其他并发症状和体征。

（三）对症护理

1. 体温过高 可用物理降温，禁用乙醇擦浴，以免影响皮疹观察及诱发皮下出血。物理降温不明显可遵医嘱用药物降温，做好用药护理。注意补充水分和电解质。保持皮肤清洁和干燥。

2. 口腔护理 高热及病情较重生活不能自理的患者应给予口腔护理，避免发生口腔感染。

3. 头痛 头痛严重者应卧床休息，减少活动，可采用穴位按摩、冷敷头痛部位、暗示或转移注意力等方式减轻患者头痛症状。剧烈头痛者遵医嘱应用镇痛药。

4. 皮肤完整性受损 出现皮疹的患者嘱其不要抓挠皮疹，修剪指甲。保持皮肤清洁和干燥，每日用温水清洗皮肤，不可用肥皂水、酒精等擦拭皮肤。勤换衣物，穿宽松、纯棉衣服，保持被褥的清洁、平整、干燥。定时翻身以避免压疮的发生。

5. 其他 有严重中枢神经系统症状者遵医嘱给予镇静剂；保持大便通畅，多摄入富含纤维素饮食和水分，必要时给予开塞露或灌肠；腹泻、腹胀者做好饮食护理；注意变换卧位，防止肺部并发症。

（四）用药护理

遵医嘱用药并观察药物的疗效及不良反应。高热患者尽量物理降温，不可应用大量退热药。多西环素应饭后服，有肝肾损害者慎用，孕妇及哺乳期妇女禁用。

（五）心理护理

向患者及家属讲解疾病相关知识，缓解焦虑、紧张及恐惧情绪；说明灭鼠、灭蚤的重要性，给予及时有效的心理支持。

【健康指导】

（一）疾病知识指导

向患者及家属讲解本病相关知识，说明灭鼠及灭蚤工作对预防该病的意义，嘱病人做好个人卫生及生活环境卫生。嘱咐患者在恢复期及出院以后应注意休息，加强营养，提高免疫力，预防复发。

（二）疾病预防指导

（1）管理传染源　患者应尽早隔离，对其进行灭蚤处理。

（2）切断传播途径　做好个人卫生、防鼠、灭蚤是关键措施，加强卫生宣讲，注意个人清洁卫生，勤洗澡，并更换干净衣服，有蚤者应及时灭蚤。

（3）本病多散发，一般不接种疫苗。

目标检测

单选题

1. 地方性斑疹伤寒常见的病原体是（　　）
   A. 普氏立克次体　B. 莫氏立克次　C. 钩端螺旋体
   D. 伤寒杆菌　E. 志贺菌
2. 地方性斑疹伤寒的传播媒介是（　　）
   A. 人虱　B. 羌螨　C. 蚊蝇
   D. 鼠蚤　E. 猪
3. 不可用于地方性斑疹伤寒和流行性斑疹伤寒鉴别诊断的是（　　）
   A. 外斐试验
   B. 体结合试验和立克次体凝集试验
   C. DNA 检测
   D. 豚鼠接种
   E. 间接免疫荧光试验
4. 患者，男性，40 岁，农村生活，有鼠类接触史，9 月初就诊，体温 40℃，伴寒战、恶心、呕吐，胸腹部有少量皮疹，诊断为地方性斑疹伤寒，对该病人进行护理时，不正确的是（　　）
   A. 卧床休息，注意保暖　B. 单间病房隔离
   C. 进行灭蚤处理　D. 嘱病人不可抓挠皮肤
   E. 皮疹部位用肥皂水清洗

（郭莹莹）

书网融合……

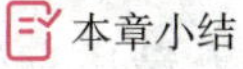

本章小结

自测题

第二十九章 钩端螺旋体病患者的护理

PPT

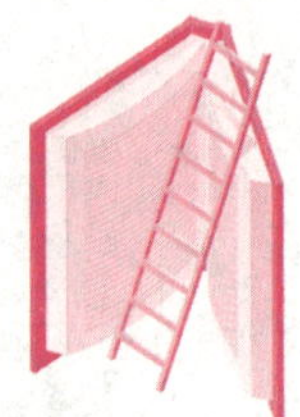

【学习目标】

1. **掌握** 钩端螺旋体病的护理评估、护理措施及健康教育。

2. **熟悉** 钩端螺旋体病的护理问题。

3. **了解** 钩端螺旋体病的病原学特点及发病机制。

案例分析

患者，男性，24岁，南方某小镇渔民，8月中旬下河捕鱼归来后高烧3天，伴头痛，明显乏力，全身肌肉酸痛，来院就诊。查体：体温39.7℃，脉搏112次/分，呼吸35次/分，血压110/70mmHg，巩膜黄染，结膜充血，皮肤少量出血点，肝肋下1.5cm，质中。腋下及腹股沟可触及数个蚕豆大淋巴结，有压痛。血常规：白细胞16.5×10^9/L，中性粒细胞0.80，尿常规：尿蛋白（++），白细胞3~5个/HP。

问题

1. 本病最可能的诊断是什么？
2. 要确诊该病例，需要做哪些检查？
3. 如何对该患者进行护理？

【疾病概要】

钩端螺旋体病简称钩体病，是由致病性钩端螺旋体（简称钩体）引起的一种自然疫源性急性传染病。钩体自皮肤、黏膜等途径进入人体，迅速在血液中大量繁殖并释放毒素，引起早期的钩端螺旋体败血症，出现严重中毒症状。此后，钩体侵入到全身各个组织器官（肝的钩体数量最多），并导致肺出血、黄疸、肾衰竭、脑膜脑炎等多器官损伤。后期部分患者可出现眼、中枢神经系统等的后发症。病情轻重与菌体和人体免疫状态有关，病变基础是全身毛细血管感染中毒性损伤。

钩体纤细螺旋状，长约6~20μm，一端或两端弯曲成钩状，沿中轴旋转运动。穿透能力强，革兰染色阴性。分25个血清群，250多个血清型，在我国分布最广的是波摩那群，毒力最强的是黄疸出血群。在28~30℃最适宜生存，在适宜的水或湿土中可存活1~3个月，但抵抗力弱，对热、酸、干燥和一般消毒剂均敏感，70%乙醇和肥皂水、稀盐酸均可将其灭活。

【护理评估】

（一）流行病学资料

1. 传染源　鼠类和猪是主要储存宿主和传染源。我国南方稻田型钩端螺旋体病的主要传染源是鼠类，北方洪水型钩端螺旋体病的主要传染源是猪。人一般不作为传染源。

2. 传播途径　直接接触传播。钩体通过破损的皮肤、黏膜侵入人体。进食被钩体污染的食物也可能发病。

3. 易感人群　人普遍易感，感染后可获较强同型免疫力，但对其他类型的钩体仍可感染。新入疫区人口的发病率往往高于疫区居民，病情也较重。

4. 流行特征　我国以西南和南方各省多见。流行形式有稻田型、雨水型和洪水型。主要流行于夏秋季，6～10月发病最多。青壮年多见，农民、渔民、兽医、屠宰工人、下水道工人、野外工作者和矿工等易被感染。

5. 评估要点　询问有无在流行地区、流行季节或病前1～2周是否接触过疫水，询问患者的职业，是否为易感人群。

（二）临床表现

潜伏期多为7～14天。最短2天，最长达28天。

1. 早期（钩体败血症期）　急起发热，体温39℃左右，伴畏寒或寒战，多为稽留热，热程约7天。头痛明显，全身肌肉酸痛，伴全身乏力，特别是腿软明显，甚至不能站立、行走。眼结膜充血，腓肠肌疼痛，全身浅表淋巴结肿大，以腹股沟和腋下淋巴结肿大为主，质软，有压痛，但无红肿和化脓。上述表现可归纳为“寒热、酸痛、身软，眼红、腿痛、淋巴结大”。

2. 中期（器官损伤期）　起病后3～10日，是症状明显阶段。

（1）流感伤寒型　最常见，病程一般5～10天，无明显器官损害，经治疗热退或自然缓解。

（2）肺出血型　分肺出血轻型与肺弥漫性出血型。前者不明显或能闻及少许啰音，X线片仅显示肺纹理增多、点状或小片状阴影；后者又称肺大出血型，特点为迅速发展的广泛性肺微血管出血，可导致循环与呼吸功能衰竭，咯血进行性加剧，双肺布满湿啰音，X线片显示双肺广泛性弥漫性点片状软化阴影。肺弥漫性出血是本病的主要死亡原因。

（3）黄疸出血型　病程4～8天出现进行性加重的黄疸、出血倾向和肝肾功能损害。其中肾衰竭为主要的死亡原因。

（4）脑膜脑炎型　病程2～3日出现头痛、烦躁不安、呕吐、颈强直、凯尔尼格征和布鲁津斯基征阳性等脑膜炎的表现，或嗜睡、神志不清、谵妄、瘫痪、抽搐、昏迷等脑炎表现，严重者可出现脑水肿、脑疝及呼吸衰竭。

3. 后期（恢复期或后发症期）　少数患者退热后恢复期再次出现症状和体征。常见有后发热、眼后发症、反应性脑膜炎、闭塞性脑动脉炎等。

（三）心理－社会状况

因病情来势猛，进展快，预后差，患者可出现恐惧、悲观、畏死心理。有些患者和家属对该病认识不足，会因疾病复杂危重而出现紧张、烦躁、无力感，或有放弃治疗的念头。

（四）辅助检查

1. 血、尿常规 血常规白细胞总数和中性粒细胞轻度增高或正常。尿常规多数患者有轻度蛋白尿，镜检可见红细胞、白细胞或管型。

2. 血清学试验

（1）显微凝集试验（MAT） 是目前国内最常用的血清学诊断方法。检测血清中的特异性抗体，效价≥1∶400或间隔两周双份血清效价增高4倍以上为阳性。

（2）酶联免疫吸附实验（ELISA） 比MAT出现时间更早和更灵敏。

3. 病原学检查 取血液、脑脊液或尿液培养钩体，或应用分子生物学技术检测钩体DNA，有助于早期诊断。

（五）治疗要点

强调“三早一就地”的治疗原则，即早发现、早诊断、早治疗及就地治疗。

1. 病原治疗 治疗钩体病的关键是杀灭病原体。轻者可口服多西环素、阿莫西林、氨苄西林或阿奇霉素；重症可静脉注射青霉素、头孢曲松或头孢噻肟钠治疗。青霉素是治疗钩体病的首选药，部分患者可出现赫氏反应而加重病情。另外，亦可应用四环素、多西环素、第三代头孢菌素、喹诺酮类等。

2. 对症治疗和支持疗法 根据具体情况及时采取有效措施。

知识链接

赫氏反应是一种青霉素治疗后加重反应，多在首剂青霉素后30分钟至4小时发生，当青霉素剂量较大时容易发生，是由于大量钩体被青霉素杀灭后释放毒素所致。主要临床表现为寒战、高热、头痛、全身痛、心率和呼吸加快，原有症状加重，或出现低血压、休克等。反应一般在30分钟至1小时消失。少数患者可迅速出现肺弥漫性出血，须高度重视。

【护理问题】

1. 体温过高 与钩体感染引起的败血症有关。

2. 急性疼痛肌肉酸痛 与毒血症及肌肉损害有关。

3. 气体交换受损 与肺弥漫性出血有关。

4. 潜在并发症 呼吸衰竭、循环衰竭、肝衰竭、急性肾衰竭等。

【护理措施】

（一）一般护理

1. 注意隔离　做好接触隔离，患者排泄物和被污染物品及时消毒处理，做好疫情报告，控制流行。

2. 休息与活动　卧床休息，尽量减少搬动，以免加重疼痛或诱发大出血。待临床症状完全好转后方可下床活动，并逐渐增加活动量和活动时间。

3. 饮食护理　给予高热量、高维生素、低脂、易消化饮食，根据患者肝肾损害程度适当调整蛋白质及钠盐摄入量。鼓励患者多饮水，以补充足够液体。

（二）病情观察

严密监测生命体征及神志变化，若患者突然出现烦躁不安、面色苍白、呼吸急促等表现，提示肺弥漫性出血，应立即通知医生，配合抢救；如皮肤、巩膜黄染提示肝功能受损；出现少尿，无尿，提示肾功能受损。在应用青霉素后密切观察是否出现赫氏反应。在恢复期要注意观察是否出现后发症。

（三）对症护理

1. 高热护理　以物理降温为主，有皮肤出血倾向者，严禁酒精擦浴。

2. 疼痛护理　局部肌肉疼痛可用热敷，严重疼痛者可遵医嘱给予止痛剂，也可指导患者深呼吸、转移注意力等来缓解疼痛。

3. 肺弥漫性出血护理　一旦发现肺弥漫性出血的先兆立即报告医生，争分夺秒配合抢救。保持患者安静，避免一切不必要的检查和操作，禁止随意搬动患者，保持侧卧位或平卧位头偏向一侧，防止血液堵塞呼吸道。吸氧，心电监护，备急救器械及药品，保持呼吸道通畅。遵医嘱给予镇静剂、止血药、氢化可的松等，输液速度不宜过快。

（四）用药护理

遵医嘱使用抗生素，应用青霉素后注意观察有无赫氏反应的发生。

（五）心理护理

关心体贴患者，给予支持和鼓励，向患者和家属介绍疾病相关知识，帮助其建立康复信心，减轻或消除紧张和焦虑情绪，积极配合治疗和护理。

【健康指导】

（一）疾病知识指导

指导患者出院后加强营养、避免过劳，如在半年内出现视力障碍、发音不清、肢体运动障碍等，可能是钩体病后发症，应及时就诊。

（二）疾病预防指导

宣传本病预防知识，注重灭鼠，加强饲养院及排泄物管理。对污染的水源或积水进行消毒。加强个人防护，减少和防止不必要的疫水接触。在流行季节前一个月，预防接种钩体多价菌苗。接触疫水期间，可口服多西环素，对高度怀疑已受钩体感染者，可用青霉素肌内注射，以预防并发症。

目标检测

单选题

1. 下列有关钩体病的说法，不正确的一项是（　　）
   A. 鼠是稻田型钩端螺旋体病的主要来源
   B. 猪是洪水型钩端螺旋体病的重要来源
   C. 稻田型构体病多见于北方，洪水型钩体病多见于南方
   D. 人很容易感染钩体病，但一般不作为传染源
   E. 主要流行的季节是夏秋季
2. 下列属于钩体败血症期表现的是（　　）
   A. 咳嗽、咳痰、咯血
   B. 头痛、烦躁不安、颈抵抗
   C. 眼结膜充血、腓肠肌疼痛、浅表淋巴结肿大
   D. 嗜睡、神志不清、谵妄、抽搐
   E. X 线显示双肺点片状软化阴影
3. 黄疸出血型钩体病常见的死亡原因是（　　）
   A. 消化道大出血　　B. 肺弥漫性大出血　　C. 肝衰竭
   D. 肾衰竭　　E. 呼吸衰竭
4. 患者，男性，26 岁，诊断为钩体病，用青霉素 80 万 U 肌内注射治疗 3 小时后，出现寒战、发热、脉搏加快。呼吸急促，首先应考虑（　　）
   A. 赫氏反应　　B. 过敏性休克　　C. 急性中枢性呼吸衰竭
   D. 并发肺炎　　E. 并发脑炎

（郭莹莹）

书网融合……

本章小结

自测题

PPT

第三十章 医院感染患者的护理

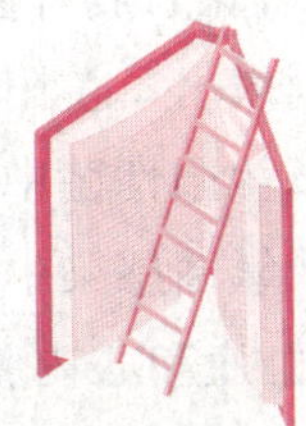

【学习目标】

1. **掌握** 医院感染的概念、护理评估及措施、健康教育。

2. **熟悉** 医院感染的护理问题。

3. **了解** 医院感染的病原学特点及发病机制。

案例分析

患者，女性，65岁，因胫骨骨折入院治疗，处于卧床状态，常规使用抗生素治疗，近日护士在其进行口腔护理时发现口腔黏膜破溃，创面附着白色膜状物，用棉签轻轻擦拭掉膜状物，可见创面轻微出血，口角有疱疹。

问题

1. 该患者可能发生了什么？
2. 列出具体的护理措施。
3. 如何进行健康教育。

【疾病概要】

医院感染又称医院内感染、院内感染或医院获得性感染，是指住院患者在医院内获得的感染，包括在住院期间发生的感染和在医院内获得但在出院后发生的感染，以及医院工作人员在医院内获得的感染，但不包括入院前已开始或入院时已存在的感染。

医院感染分为外源性感染和内源性感染，外源性感染又称获得性感染或交叉感染，是指携带病原微生物的医院内患者、工作人员或探视者，以及医疗器械、医院环境带给患者的外源性病原微生物所引起的医院感染；内源性感染又称自源性感染或自身感染，是指患者自身皮肤或鼻腔、消化道等腔道处常驻的条件致病菌或从外界获得的常驻菌由于数量或常驻部位的改变而引起的感染。新生儿从产道获得的感染也属于医院感染的范畴。

细菌、病毒、真菌、立克次体和原虫等均可引起医院感染，可以是一种，也可以是多种病原体的混合感染。其病原体特点为：①以条件致病菌或机会病原体为主，条件致病菌是在有诱发因素的患者中引起医院感染，机会病原体仅在患者抗感染抵抗力降低时引起临床疾病；②多为耐药菌或多重耐药菌，甚至出现“超级细菌”；③条件致病菌如铜绿假单胞菌、阴沟肠杆菌，对外界环境有特殊的适应性和较强的抵抗力，在医院各个地方广泛存在，尤其是潮湿的环境和物体表面；④除细菌外，真菌是医院病原体的一个重要组成部分，深部真菌几乎都是医院感染；⑤医院感染病原体的变迁，受抗生素普及和应用所影响。

医院感染的发病与各种原因造成的宿主免疫功能减退、各种侵袭性诊疗措施及抗菌药物使用不当有关。

1. 细菌 是引起医院感染的主要病原体，约90%以上的医院感染为细菌感染。以革兰氏阴性杆菌多见，尤其是肠杆菌科细菌，如大肠埃希菌、克雷伯杆菌、肠杆菌等。近年来，假单胞菌属和其他单胞菌、不动杆菌属，产碱杆菌和黄杆菌属、革兰阳性菌中表皮葡萄球菌等条件致病菌逐渐增多，引起严重的医院感染，而革兰阳性菌中的化脓球菌逐渐减少。随着厌氧菌耐药性的逐渐产生，类杆菌属是医院厌氧菌感染中最常见的病原菌，可引起胃肠道和妇科手术后的盆腔、腹腔感染以及败血症和心内膜炎。嗜肺军团菌和其他军团菌属是医院内获得性肺炎的主要病原体。梭杆菌属等可引起口腔和呼吸系统的感染。难辨梭菌是抗生素相关性腹泻的主要病原菌。结核分枝杆菌感染常常发生于免疫功能低下的人群。

2. 真菌 由于医院内广谱抗生素的广泛应用、介入性操作和手术以及免疫抑制剂的应用等多方面的原因，院内真菌感染的发病率逐渐增多，在医院感染的真菌病原体中，最常见的是念珠菌属，其中白色念珠菌约占80%，是医院内肺部感染和消化道感染的常见病原体，并且还可在静脉留置导管引起的败血症和免疫功能缺陷患者中造成严重感染。其他菌群还包括曲霉菌、毛霉菌和新型隐球菌等。医院内真菌感染几乎都为条件致病菌和机会病原体。

3. 病毒 常见的有疱疹病毒、合胞病毒、肠道病毒和肝炎病毒等，也是医院感染的重要病原体。其中合胞病毒常引起呼吸道感染；轮状病毒和诺瓦克病毒等常引起老年人和婴幼儿患者腹泻；巨细胞病毒感染多见于器官移植和应用免疫抑制的患者中；乙型和丙型肝炎病毒感染主要与输血及输注其他血制品、血液透析相关。

【护理评估】

（一）流行病学资料

1. 感染源 即医院环境中的任何物体，包括带有病原微生物的物体、体表或体内携带病原微生物的患者、携带者或医院工作人员，也包括病原微生物自然生存和孳生的场所和环境。

2. 传播途径

（1）接触传播　是最主要的传播途径，指病原微生物从患者或带菌者直接传给接触者。污染的手是接触传播的主要媒介，不仅可引起直接传播，还可造成间接接触传播。

（2）血液/体液传播　直接或间接接触到感染的血液及体液引起的感染。主要见于乙型肝炎病毒、丙型肝炎病毒和人类免疫缺陷病毒（HIV）传播。

（3）呼吸道传播　以空气中带有病原微生物的气溶胶微粒和尘埃为媒介进行传播，

如非典型肺炎冠状病毒、新型冠状病毒等。空调传播是空气传播的特殊形式，主要与军团病有关。雾化吸入和吸氧装置也可传播病原菌。

（4）消化道传播　主要见于因饮水、食物被污染而引起医院内肠道感染。

（5）共同媒介物传播　主要见于药品、医疗器械和插管、导管、内镜、呼吸机等侵袭性诊疗设备受病原微生物污染所致。

3. 易感人群　住院患者对条件致病菌和机会病原体的易感性较高，尤其是下列患者更容易发生医院感染。

（1）患恶性肿瘤、糖尿病、肝病、肾病、结缔组织病、慢性阻塞性支气管肺疾患和血液病等严重影响了机体的细胞免疫和体液免疫功能的患者。

（2）接受免疫抑制剂治疗、移植治疗、各种侵袭性操作、异物的植入、长期使用广谱抗生素或污染手术的患者。

（3）新生儿、婴幼儿和老年人。

（4）烧伤或创伤患者。

4. 流行特征　老年人、新生儿与婴幼儿、免疫功能低下的患者感染率高，可发生在任何季节，无明显性别差异，但某些感染部位如女性患者泌尿道感染率大于男性。

5. 评估要点　了解感染部位、感染对象；所患基础疾病的种类、程度、治疗效果与现状；诊治措施及其影响，包括侵袭性诊疗措施，手术治疗的部位、引流、疗效与现状，免疫抑制治疗如化疗和放疗情况，抗菌药物治疗的详细情况，如种类、剂量、用法、疗程、变动情况、疗效与不良反应等。

（二）临床表现

1. 潜伏期　没有明确潜伏期的感染，将入院 48 小时后发生的感染定义为医院感染；对于有明确潜伏期的感染，自入院时起超过平均潜伏期后发生的感染为医院感染。

2. 常见的感染部位和感染特点

（1）肺部感染　简称医院肺炎，是最常见的医院感染，其病死率位于医院感染之首位，常发生于长期卧床、白血病、慢性阻塞性肺疾病、外科手术患者及肿瘤、行气管切开术或安置气管导管等危重患者中，ICU 患者感染率更高。其主要临床表现有发热、咳嗽、咳黏稠痰、呼吸增快，肺部有湿啰音，可伴有发绀，确诊需经 X 线胸部检查与痰标本中检出相应的病原体。其病原体中，革兰阴性杆菌约占 60% 以上，革兰阳性球菌中以金葡菌为常见，其他还有肺炎链球菌、嗜肺军团菌及真菌等。危重患者和免疫功能低下者，可见真菌、疱疹病毒类、沙眼衣原体、巨细胞病毒和非典型分枝杆菌等。ICU 患者中可见耐甲氧西林金黄色葡萄球菌和耐甲氧西林表皮葡萄球菌。

（2）尿路感染　占医院感染第二位。常发生于尿路器械诊疗的患者。诱发因素有：老年、女性、尿路梗阻、膀胱输尿管反流、膀胱残余尿和不规则抗菌药物治疗等。其主要病原菌为大肠埃希菌，其次为肠球菌、变形杆菌、铜绿假单胞菌、肺炎链球菌、沙雷菌和念珠菌等。临床尿路感染可分为三种情况：①有症状泌尿道感染：表现为尿频、尿急、尿痛等尿道刺激症状，或有下腹触痛、肾区叩痛，可伴或不伴有发热。尿常规白细胞增多，尿细菌培养阳性。②无症状菌尿症：患者并无任何不适，但在近期（一般为7天内）有内镜检查或有留置导尿史，尿细菌培养阳性。③其他尿路感染：如肾、肾周围组织、输尿管、膀胱、尿道等。

（3）消化道感染　主要有抗菌药物相关性腹泻和胃肠炎。①抗菌药物相关性腹泻，又称伪膜性肠炎、假膜性肠炎，常发生于糖尿病、尿毒症、肠梗阻、胃肠道手术后、再生障碍性贫血以及老年患者应用抗菌药物过程中，其主要的致病菌是难辨梭菌，其次为金黄色葡萄球菌。患者出现腹泻，呈水样便，可伴血便、黏液脓血便等，或在大便中见到斑块条索状假膜，可伴发热、腹痛或腹部压痛，外周血白细胞升高。严重感染者病死率可达30%，故应引起重视并及时治疗。②胃肠炎：主要为感染性胃肠炎，是常见的流行性医院感染，其特点是入院48小时后腹泻稀便，每日3次以上，连续2天以上。常见的病原菌有沙门菌、产肠毒素大肠埃希菌、致病性大肠埃希菌及念珠菌等，志贺菌属、空肠弯曲菌、轮状病毒、溶组织阿米巴原虫、诺如病毒等也可引起该病院内感染的流行与暴发。临床表现因病原菌不同而异，如产肠毒素大肠埃希菌肠炎，表现为腹泻，呈水样或蛋花样大便，镜检无脓细胞和白细胞。念珠菌肠炎，多发生于有基础疾病患者在应用广谱抗菌药后，每日腹泻数次，严重者可伴黑便，大便涂片染色镜检可查见酵母样菌，用沙保培养基可有念珠菌生长。鼠伤寒沙门菌肠炎，主要发生于小儿，尤其是婴儿，可在新生儿及小儿病房中暴发流行，其表现为急性发热、恶心、呕吐，腹泻每日可10余次，稀便或带脓液，可有脓血便，有腥臭味，大便培养可有鼠伤寒沙门菌生长，一般5~7日内痊愈。

（4）全身感染　发病率在医院感染中占5%，其中原发性败血症（原发病灶不明显或由静脉输液、血管内检查及血液透析、静脉输入污染的药物或血液引起的败血症）约占半数，其他来源于原发局部炎症或感染病灶。全身感染并无特征性临床表现，常见的表现为不规则寒战、高热，可达39~40℃以上，热型为弛张热，有显著的中毒症状，血常规检查可见白细胞显著增高达$15\times10^9/L$以上，中性粒细胞占0.85%以上，血培养有病原菌生长。但需要注意的是，免疫功能低下者，白细胞常不升高，确诊需要依靠血培养，为提高阳性检出率并确定病原菌及敏感药物，最好多次进行血培养。全身感染常见病原菌是革兰阳性球菌、革兰阴性菌及少数真菌。革兰阳性球菌中最常见的是凝固酶阴性葡萄球菌，其次是金黄色葡萄球菌和粪肠球菌。革兰阴性杆菌败血症主要为大肠埃希菌、克雷伯菌属、肠杆菌属，少数为铜绿假单胞菌和沙门菌属。真菌主要是念珠菌属。另少数为两种以上的细菌混合感染。

⇄ 知识链接

原位菌群失调是指正常菌群生活在原来部位，也无外来菌入侵，但发生了数量或种类结构上的变化，即出现了偏离正常生理结合的生态学现象，可对宿主产生某些不良影响。

（三）心理－社会状况

医院感染患者往往有基础疾病，易出现紧张、焦虑等心理，加之对疾病缺乏了解，易产生急躁情绪。

（四）辅助检查

1. 血常规　化脓性细菌感染时，白细胞、中性粒细胞增多；革兰阴性杆菌、某些病毒、原虫感染时，白细胞、中性粒细胞减少；病毒、结核分枝杆菌、弓形虫等感染时，淋巴细胞增多；感染性心内膜炎、活动性肺结核，单核细胞明显增多。

2. 尿常规、大便常规　尿路感染时，尿中白细胞增多；消化道感染时，大便中白细胞增多。

3. 病原体检查　是确诊的主要依据。包括细菌培养、血液特异性病原体抗原检测、组织或体液涂片找包涵体、病理活检等。

4. 其他　用以了解组织器官的病变情况，如 X 线、B 超、CT 等。

（五）治疗要点

1. 合理应用抗菌药物

（1）选择抗菌药物时应考虑　①病原菌：包括病原菌的种类、特点、部位、药敏与动态变化等；②病情：包括感染部位、老年或小儿和基础疾病等；③抗菌药物：包括抗菌活性与其药代动力学特点，如吸收、分布与排泄特点，血药浓度高低，半衰期长短，血浆蛋白结合率高低以及不良反应等。

（2）抗菌药物选用步骤　①首先根据临床诊断估计病原菌进行经验治疗，革兰阳性球菌选用青霉素、苯唑西林、大环内酯类、庆大霉素、头孢哌酮和万古霉素等；革兰阴性杆菌选用氨苄西林、庆大霉素、氯霉素、哌拉西林、头孢唑啉、二代或三代头孢菌素、氟喹诺酮类等；铜绿假单胞菌选用阿米卡星、哌拉西林、氟喹诺酮类、或头孢哌酮、头孢他啶或亚胺培南－西拉司丁（泰能）等；厌氧菌选用甲硝唑和替硝唑、青霉素、克林霉素和拉氧头孢等；深部真菌选用两性霉素 B、咪康唑、酮康唑、氟康唑、伊曲康唑或氟胞嘧啶等；念珠菌引起的口腔炎选用 1% 甲紫，肠炎选用制霉菌素；颅内感染选用青霉素 G、氯霉素或三代头孢菌素；老年人和肾功能不全者慎用氨基糖苷类。②根据培养出的病原菌与药敏试验结果调整用药，以后再根据疗效、不良反应酌情调整。应尽量减少联合用药，以免引起菌群失调。

（3）抗菌药物联合应用的指征为　①急性严重感染病原菌未明确诊断前，暂时应用；②严重混合感染，一种抗菌药不能兼顾时，如同时有细菌和真菌感染，或两种细菌用一种抗菌药不能兼顾者。

2. 根据患者病情对症治疗

（1）基础疾患的相应治疗。

（2）维持水、电解质的平衡和补充必要热量和营养。

（3）维持重要的生理功能，如呼吸与循环功能。

（4）有脓肿或炎性积液者，应及时争取有效的引流。

【护理问题】

视感染不同、感染部位不同而异。

1. 体温过高 与感染有关。

2. 气体交换受损 与肺部感染引起呼吸面积减少有关。

3. 清理呼吸道无效 与呼吸道分泌物增多、痰液黏稠有关。

4. 营养失调低于机体需要量 与腹痛腹泻有关。

5. 知识缺乏 缺乏有关疾病防治知识护理措施。

【护理措施】

（一）一般护理

1. 休息与隔离 病情严重者应卧床休息。根据病原体传播途径进行隔离，以不同颜色的卡片分别表示7种不同的隔离技术，安置在护理办公室和患者者床头：黄色——严格隔离，橙色——接触隔离，蓝色——呼吸隔离，灰色——抗酸杆菌（结核病）隔离，棕色——肠道隔离，绿色——引流/分泌物隔离，粉红色——血液、体液隔离。并对其分泌物、排泄物进行消毒。

2. 饮食护理 清淡、易消化的高热量、高蛋白、高维生素饮食。鼓励患者多饮水以保证液体入量，口服不足者可静脉补充。

（二）病情观察

密切观察体温、脉搏、呼吸、血压、意识状况；观察咳嗽、咳痰情况，小便颜色、量，大便性状、量；原有基础疾病病情变化等。

（三）对症护理

1. 高热 可用物理方法降温，如使用冰袋冷敷、温水或乙醇擦浴等，必要时遵医嘱应用药物降温。

2. 痰多且黏稠 嘱患者多喝开水以补充足够的液体，遵医嘱应用祛痰药，指导患者有效咳嗽，协助患者排痰。

3. 腹泻 腹泻次数多者，注意保护肛周皮肤清洁。

（四）用药方法及护理

根据病情遵医嘱应用抗菌药物，注意观察药物疗效及不良反应。病情较重者静脉滴注，病情减轻后可改为肌内注射或口服；重症患者静脉推注，病情好转后改为静脉滴注；中度或轻度感染患者肌内注射与口服；浅表或腹腔感染采用局部用药，剂量应相应减少。需要注意的是，老年人和原有基础疾病的患者在用药过程中容易发生不良反应、过敏反应和毒性反应，联合用药容易引起菌群失调，应特别注意。

（五）心理护理

关心、体贴、照顾患者，耐心解答患者及其家属提出的疑问，满足患者的合理需要，创造适宜的环境。加强护患沟通，以增加患者对治疗的信心，主动配合治疗，使疾病早日康复。

【健康指导】

（一）疾病相关知识指导

告知医院感染的消毒、隔离知识、预防措施。严格遵守病室的消毒管理制度，加强个人卫生，告知医院环境中的任何物品都可能成为医院感染的传染源，排泄物、分泌物要严格按要求放置及处理。嘱患者多休息，注意加强营养，特别强调合理应用抗菌药物，不能自行增减、停药或随意用药。

（二）疾病预防指导

主要针对医院管理及医院感染发生的各个环节。

知识链接

标准预防：将所有患者的血液、体液、分泌物、排泄物、非完整皮肤和黏膜都视为有传染性，在接触时均需采取预防措施，穿戴适宜的防护用品，包括洗手、戴手套、戴口罩、面罩及护目镜、穿隔离衣等。标准预防是双向防护，既要防止疾病从患者传播至医护人员，也要防止从医护人员传播至患者和从患者传播至医护人员再传播至患者。

1. 建立和健全有关规章制度，认真执行并经常监督与定期检查。①做好清洁卫生：包括医院的环境卫生和科室与病室的清洁卫生。②加强消毒工作：包括污物与污水的消毒，科室与病室的消毒，医院感染高发区的消毒，医护人员特别注意手的消毒，手卫生非常关键，贯穿于医院感染预防与控制的全过程。③严格执行标准预防，加强隔离：病原性隔离，隔离传染病患者，以防其传播；对医院感染患者的分泌物、排泄物进行消毒，对其他易感患者进行保护性隔离，防止受感染。④做好医院污物的处理：医疗垃圾应严格按照有关规定处理、消毒和运输。⑤做好灭菌工作：中心供应室的消毒灭菌必须进行质量控制。⑥严格执行手术室和相关诊疗措施的无菌技术。

2. 对医护人员、检验及有关人员进行培训，讲授有关医院感染的防治知识，提高相关人员的防治意识。

3. 合理应用抗菌药物，包括对医院感染与抗菌药物理论知识的讲解，诊断、治疗的指导和存在问题的解决。

目标检测

单选题

1. 医院感染的主要病原体为（　　）

A. 细菌　　B. 病毒　　C. 真菌

D. 支原体　　　　E. 衣原体

2. 下列哪项不是选用抗菌药物时考虑的因素（　　）

A. 病原菌的种类、特点　　　　B. 患者是否吸烟

C. 感染的部位　　　　D. 年龄因素

E. 抗菌药物的抗菌活性及药代动力学特点

3. 医院感染中最常见的真菌是（　　）

A. 白色念珠菌　　　　B. 曲霉菌　　　　C. 毛霉菌

D. 新型隐球菌　　　　E. 化脓球菌

（4～5 题共用题干）

患者，男性，76 岁，慢性阻塞性肺疾病入院治疗，一周后并发院内肺炎。

4. 有关医院肺部感染的说法，下列不正确的是（　　）

A. 是最常见的医院感染

B. 病死率位于医院感染的首位

C. ICU 患者相较于普通患者，更容易被感染

D. 肺部感染的病原菌以金黄色葡萄球菌居多

E. 主要临床表现为发热、咳嗽、咳痰等

5. 要明确诊断，最重要的检查是（　　）

A. 肺部 CT 检查　　　　B. 血常规检查　　　　C. 多次血培养及痰培养

D. 尿常规　　　　E. 结核菌素试验

（郭莹莹）

书网融合……

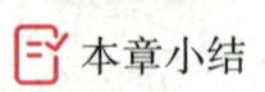
本章小结

自测题

附录一

中华人民共和国传染病防治法

1989 年 2 月 21 日第七届全国人民代表大会常务委员会第六次会议通过

2004 年 8 月 28 日第十届全国人民代表大会常务委员会第十一次会议修订

根据 2013 年 6 月 29 日第十二届全国人民代表大会常务委员会第三次会议《关于修改〈中华人民共和国文物保护法〉等十二部法律的决定》修正）

目　录

第一章　总　则

第一条　为了预防、控制和消除传染病的发生与流行，保障人体健康和公共卫生，制定本法。

第二条　国家对传染病防治实行预防为主的方针，防治结合、分类管理、依靠科学、依靠群众。

第三条　本法规定的传染病分为甲类、乙类和丙类。

甲类传染病是指：鼠疫、霍乱。

乙类传染病是指：传染性非典型肺炎、艾滋病、病毒性肝炎、脊髓灰质炎、人感染高致病性禽流感、麻疹、流行性出血热、狂犬病、流行性乙型脑炎、登革热、炭疽、细菌性和阿米巴性痢疾、肺结核、伤寒和副伤寒、流行性脑脊髓膜炎、百日咳、白喉、新生儿破伤风、猩红热、布鲁氏菌病、淋病、梅毒、钩端螺旋体病、血吸虫病、疟疾。

丙类传染病是指：流行性感冒、流行性腮腺炎、风疹、急性出血性结膜炎、麻风病、流行性和地方性斑疹伤寒、黑热病、棘球蚴病、丝虫病，除霍乱、细菌性和阿米巴性痢疾、伤寒和副伤寒以外的感染性腹泻病。上述规定以外的其他传染病，根据其暴发、流行情况和危害程度，需要列入乙类、丙类传染病的，由国务院卫生行政部门决定并予以公布。

国务院卫生行政部门根据传染病暴发、流行情况和危害程度，可以决定增加、减少或者调整乙类、丙类传染病病种并予以公布。

第四条 对乙类传染病中传染性非典型肺炎、炭疽中的肺炭疽和人感染高致病性禽流感，采取本法所称甲类传染病的预防、控制措施。其他乙类传染病和突发原因不明的传染病需要采取本法所称甲类传染病的预防、控制措施的，由国务院卫生行政部门及时报经国务院批准后予以公布、实施。

需要解除依照前款规定采取的甲类传染病预防、控制措施的，由国务院卫生行政部门报经国务院批准后予以公布。

省、自治区、直辖市人民政府对本行政区域内常见、多发的其他地方性传染病，可以根据情况决定按照乙类或者丙类传染病管理并予以公布，报国务院卫生行政部门备案。

第五条 各级人民政府领导传染病防治工作。县级以上人民政府制定传染病防治规划并组织实施，建立健全传染病防治的疾病预防控制、医疗救治和监督管理体系。

第六条 国务院卫生行政部门主管全国传染病防治及其监督管理工作。县级以上地方人民政府卫生行政部门负责本行政区域内的传染病防治及其监督管理工作。

县级以上人民政府其他部门在各自的职责范围内负责传染病防治工作。

军队的传染病防治工作，依照本法和国家有关规定办理，由中国人民解放军卫生主管部门实施监督管理。

第七条 各级疾病预防控制机构承担传染病监测、预测、流行病学调查、疫情报告以及其他预防、控制工作。医疗机构承担与医疗救治有关的传染病防治工作和责任区域内的传染病预防工作。城市社区和农村基层医疗机构在疾病预防控制机构的指导下，承担城市社区、农村基层相应的传染病防治工作。

第八条 国家发展现代医学和中医药等传统医学，支持和鼓励开展传染病防治的科学研究，提高传染病防治的科学技术水平。国家支持和鼓励开展传染病防治的国际合作。

第九条 国家支持和鼓励单位和个人参与传染病防治工作。各级人民政府应当完善有关制度，方便单位和个人参与防治传染病的宣传教育、疫情报告、志愿服务和捐赠活动。居民委员会、村民委员会应当组织居民、村民参与社区、农村的传染病预防与控制活动。

第十条 国家开展预防传染病的健康教育。新闻媒体应当无偿开展传染病防治和公共卫生教育的公益宣传。各级各类学校应当对学生进行健康知识和传染病预防知识的教育。

医学院校应当加强预防医学教育和科学研究，对在校学生以及其他与传染病防治相关人员进行预防医学教育和培训，为传染病防治工作提供技术支持。疾病预防控制机构、医疗机构应当定期对其工作人员进行传染病防治知识、技能的培训。

第十一条　对在传染病防治工作中做出显著成绩和贡献的单位和个人，给予表彰和奖励。对因参与传染病防治工作致病、致残、死亡的人员，按照有关规定给予补助、抚恤。

第十二条　在中华人民共和国领域内的一切单位和个人，必须接受疾病预防控制机构、医疗机构有关传染病的调查、检验、采集样本、隔离治疗等预防、控制措施，如实提供有关情况。疾病预防控制机构、医疗机构不得泄露涉及个人隐私的有关信息、资料。卫生行政部门以及其他有关部门、疾病预防控制机构和医疗机构因违法实施行政管理或者预防、控制措施，侵犯单位和个人合法权益的，有关单位和个人可以依法申请行政复议或者提起诉讼。

第二章　传染病预防

第十三条　各级人民政府组织开展群众性卫生活动，进行预防传染病的健康教育，倡导文明健康的生活方式，提高公众对传染病的防治意识和应对能力，加强环境卫生建设，消除鼠害和蚊、蝇等病媒生物的危害。各级人民政府农业、水利、林业行政部门按照职责分工负责指导和组织消除农田、湖区、河流、牧场、林区的鼠害与血吸虫危害，以及其他传播传染病的动物和病媒生物的危害。铁路、交通、民用航空行政部门负责组织消除交通工具以及相关场所的鼠害和蚊、蝇等病媒生物的危害。

第十四条　地方各级人民政府应当有计划地建设和改造公共卫生设施，改善饮用水卫生条件，对污水、污物、粪便进行无害化处置。

第十五条　国家实行有计划的预防接种制度。国务院卫生行政部门和省、自治区、直辖市人民政府卫生行政部门，根据传染病预防、控制的需要，制定传染病预防接种规划并组织实施。用于预防接种的疫苗必须符合国家质量标准。国家对儿童实行预防接种证制度。国家免疫规划项目的预防接种实行免费。医疗机构、疾病预防控制机构与儿童的监护人应当相互配合，保证儿童及时接受预防接种。具体办法由国务院制定。

第十六　条国家和社会应当关心、帮助传染病病人、病原携带者和疑似传染病病人，使其得到及时救治。任何单位和个人不得歧视传染病病人、病原携带者和疑似传染病病人。传染病病人、病原携带者和疑似传染病病人，在治愈前或者在排除传染病嫌疑前，不得从事法律、行政法规和国务院卫生

第十七条　国家建立传染病监测制度。国务院卫生行政部门制定国家传染病监测规划和方案。省、自治区、直辖市人民政府卫生行政部门根据国家传染病监测规划和方案，制定本行政区域的传染病监测计划和工作方案。各级疾病预防控制机构对传染病的发生、流行以及影响其发生、流行的因素，进行监测；对国外发生、国内尚未发生的传染病或者国内新发生的传染病，进行监测。

第十八条　各级疾病预防控制机构在传染病预防控制中履行下列职责：

（一）实施传染病预防控制规划、计划和方案；

（二）收集、分析和报告传染病监测信息，预测传染病的发生、流行趋势；

（三）开展对传染病疫情和突发公共卫生事件的流行病学调查、现场处理及其效果评价；

（四）开展传染病实验室检测、诊断、病原学鉴定；

（五）实施免疫规划，负责预防性生物制品的使用管理；

（六）开展健康教育、咨询，普及传染病防治知识；

（七）指导、培训下级疾病预防控制机构及其工作人员开展传染病监测工作；

（八）开展传染病防治应用性研究和卫生评价，提供技术咨询。国家、省级疾病预防控制机构负责对传染病发生、流行以及分布进行监测，对重大传染病流行趋势进行预测，提出预防控制对策，参与并指导对暴发的疫情进行调查处理，开展传染病病原学鉴定，建立检测质量控制体系，开展应用性研究和卫生评价。设区的市和县级疾病预防控制机构负责传染病预防控制规划、方案的落实，组织实施免疫、消毒、控制病媒生物的危害，普及传染病防治知识，负责本地区疫情和突发公共卫生事件监测、报告，开展流行病学调查和常见病原微生物检测。

第十九条 国家建立传染病预警制度。国务院卫生行政部门和省、自治区、直辖市人民政府根据传染病发生、流行趋势的预测，及时发出传染病预警，根据情况予以公布。

第二十条 县级以上地方人民政府应当制定传染病预防、控制预案，报上一级人民政府备案。传染病预防、控制预案应当包括以下主要内容：

（一）传染病预防控制指挥部的组成和相关部门的职责；

（二）传染病的监测、信息收集、分析、报告、通报制度；

（三）疾病预防控制机构、医疗机构在发生传染病疫情时的任务与职责；

（四）传染病暴发、流行情况的分级以及相应的应急工作方案；

（五）传染病预防、疫点疫区现场控制，应急设施、设备、救治药品和医疗器械以及其他物资和技术的储备与调用。地方人民政府和疾病预防控制机构接到国务院卫生行政部门或者省、自治区、直辖市人民政府发出的传染病预警后，应当按照传染病预防、控制预案，采取相应的预防、控制措施。

第二十一条 医疗机构必须严格执行国务院卫生行政部门规定的管理制度、操作规范，防止传染病的医源性感染和医院感染。医疗机构应当确定专门的部门或者人员，承担传染病疫情报告、本单位的传染病预防、控制以及责任区域内的传染病预防工作；承担医疗活动中与医院感染有关的危险因素监测、安全防护、消毒、隔离和医疗废物处置工作。疾病预防控制机构应当指定专门人员负责对医疗机构内传染病预防工作进行指导、考核，开展流行病学调查。

第二十二条 疾病预防控制机构、医疗机构的实验室和从事病原微生物实验的单位，应当符合国家规定的条件和技术标准，建立严格的监督管理制度，对传染病病原体样本按照规定的措施实行严格监督管理，严防传染病病原体的实验室感染和病原微生物的扩散。

第二十三条　采供血机构、生物制品生产单位必须严格执行国家有关规定，保证血液、血液制品的质量。禁止非法采集血液或者组织他人出卖血液。疾病预防控制机构、医疗机构使用血液和血液制品，必须遵守国家有关规定，防止因输入血液、使用血液制品引起经血液传播疾病的发生。

第二十四条　各级人民政府应当加强艾滋病的防治工作，采取预防、控制措施，防止艾滋病的传播。具体办法由国务院制定。

第二十五条　县级以上人民政府农业、林业行政部门以及其他有关部门，依据各自的职责负责与人畜共患传染病有关的动物传染病的防治管理工作。与人畜共患传染病有关的野生动物、家畜家禽，经检疫合格后，方可出售、运输。

第二十六条　国家建立传染病菌种、毒种库。对传染病菌种、毒种和传染病检测样本的采集、保藏、携带、运输和使用实行分类管理，建立健全严格的管理制度。对可能导致甲类传染病传播的以及国务院卫生行政部门规定的菌种、毒种和传染病检测样本，确需采集、保藏、携带、运输和使用的，须经省级以上人民政府卫生行政部门批准。具体办法由国务院制定。

第二十七条　对被传染病病原体污染的污水、污物、场所和物品，有关单位和个人必须在疾病预防控制机构的指导下或者按照其提出的卫生要求，进行严格消毒处理；拒绝消毒处理的，由当地卫生行政部门或者疾病预防控制机构进行强制消毒处理。

第二十八条　在国家确认的自然疫源地计划兴建水利、交通、旅游、能源等大型建设项目的，应当事先由省级以上疾病预防控制机构对施工环境进行卫生调查。建设单位应当根据疾病预防控制机构的意见，采取必要的传染病预防、控制措施。施工期间，建设单位应当设专人负责工地上的卫生防疫工作。工程竣工后，疾病预防控制机构应当对可能发生的传染病进行监测。

第二十九条　用于传染病防治的消毒产品、饮用水供水单位供应的饮用水和涉及饮用水卫生安全的产品，应当符合国家卫生标准和卫生规范。饮用水供水单位从事生产或者供应活动，应当依法取得卫生许可证。生产用于传染病防治的消毒产品的单位和生产用于传染病防治的消毒产品，应当经省级以上人民政府卫生行政部门审批。具体办法由国务院制定。

第三章　疫情报告、通报和公布

第三十条　疾病预防控制机构、医疗机构和采供血机构及其执行职务的人员发现本法规定的传染病疫情或者发现其他传染病暴发、流行以及突发原因不明的传染病时，应当遵循疫情报告属地管理原则，按照国务院规定的或者国务院卫生行政部门规定的内容、程序、方式和时限报告。军队医疗机构向社会公众提供医疗服务，发现前款规定的传染病疫情时，应当按照国务院卫生行政部门的规定报告。

第三十一条　任何单位和个人发现传染病病人或者疑似传染病病人时，应当及时向附近的疾病预防控制机构或者医疗机构报告。

第三十二条 港口、机场、铁路疾病预防控制机构以及国境卫生检疫机关发现甲类传染病病人、病原携带者、疑似传染病病人时，应当按照国家有关规定立即向国境口岸所在地的疾病预防控制机构或者所在地县级以上地方人民政府卫生行政部门报告并互相通报。

第三十三条 疾病预防控制机构应当主动收集、分析、调查、核实传染病疫情信息。接到甲类、乙类传染病疫情报告或者发现传染病暴发、流行时，应当立即报告当地卫生行政部门，由当地卫生行政部门立即报告当地人民政府，同时报告上级卫生行政部门和国务院卫生行政部门。疾病预防控制机构应当设立或者指定专门的部门、人员负责传染病疫情信息管理工作，及时对疫情报告进行核实、分析。

第三十四条 县级以上地方人民政府卫生行政部门应当及时向本行政区域内的疾病预防控制机构和医疗机构通报传染病疫情以及监测、预警的相关信息。接到通报的疾病预防控制机构和医疗机构应当及时告知本单位的有关人员。

第三十五条 国务院卫生行政部门应当及时向国务院其他有关部门和各省、自治区、直辖市人民政府卫生行政部门通报全国传染病疫情以及监测、预警的相关信息。毗邻的以及相关的地方人民政府卫生行政部门，应当及时互相通报本行政区域的传染病疫情以及监测、预警的相关信息。县级以上人民政府有关部门发现传染病疫情时，应当及时向同级人民政府卫生行政部门通报。中国人民解放军卫生主管部门发现传染病疫情时，应当向国务院卫生行政部门通报。

第三十六条 动物防疫机构和疾病预防控制机构，应当及时互相通报动物间和人间发生的人畜共患传染病疫情以及相关信息。

第三十七条 依照本法的规定负有传染病疫情报告职责的人民政府有关部门、疾病预防控制机构、医疗机构、采供血机构及其工作人员，不得隐瞒、谎报、缓报传染病疫情。

第三十八条 国家建立传染病疫情信息公布制度。国务院卫生行政部门定期公布全国传染病疫情信息。省、自治区、直辖市人民政府卫生行政部门定期公布本行政区域的传染病疫情信息。

传染病暴发、流行时，国务院卫生行政部门负责向社会公布传染病疫情信息，并可以授权省、自治区、直辖市人民政府卫生行政部门向社会公布本行政区域的传染病疫情信息。公布传染病疫情信息应当及时、准确。

第四章　疫情控制

第三十九条 医疗机构发现甲类传染病时，应当及时采取下列措施：

（一）对病人、病原携带者，予以隔离治疗，隔离期限根据医学检查结果确定；

（二）对疑似病人，确诊前在指定场所单独隔离治疗；

（三）对医疗机构内的病人、病原携带者、疑似病人的密切接触者，在指定场所进行医学观察和采取其他必要的预防措施。拒绝隔离治疗或者隔离期未满擅自脱离隔离治疗的，可以由公安机关协助医疗机构采取强制隔离治疗措施。医疗机构发现乙类或者丙类传染病病人，应当根据病情采取必要的治疗和控制传播措施。医疗机构对本单位内被传染病病原体污染的场所、物品以及医疗废物，必须依照法律、法规的规定实施消毒和无害化处置。

第四十条　疾病预防控制机构发现传染病疫情或者接到传染病疫情报告时，应当及时采取下列措施：

（一）对传染病疫情进行流行病学调查，根据调查情况提出划定疫点、疫区的建议，对被污染的场所进行卫生处理，对密切接触者，在指定场所进行医学观察和采取其他必要的预防措施，并向卫生行政部门提出疫情控制方案；

（二）传染病暴发、流行时，对疫点、疫区进行卫生处理，向卫生行政部门提出疫情控制方案，并按照卫生行政部门的要求采取措施；

（三）指导下级疾病预防控制机构实施传染病预防、控制措施，组织、指导有关单位对传染病疫情的处理。

第四十一条　对已经发生甲类传染病病例的场所或者该场所内的特定区域的人员，所在地的县级以上地方人民政府可以实施隔离措施，并同时向上一级人民政府报告；接到报告的上级人民政府应当即时作出是否批准的决定。上级人民政府作出不予批准决定的，实施隔离措施的人民政府应当立即解除隔离措施。在隔离期间，实施隔离措施的人民政府应当对被隔离人员提供生活保障；被隔离人员有工作单位的，所在单位不得停止支付其隔离期间的工作报酬。

隔离措施的解除，由原决定机关决定并宣布。

第四十二条　传染病暴发、流行时，县级以上地方人民政府应当立即组织力量，按照预防、控制预案进行防治，切断传染病的传播途径，必要时，报经上一级人民政府决定，可以采取下列紧急措施并予以公告：

（一）限制或者停止集市、影剧院演出或者其他人群聚集的活动；

（二）停工、停业、停课；

（三）封闭或者封存被传染病病原体污染的公共饮用水源、食品以及相关物品；

（四）控制或者扑杀染疫野生动物、家畜家禽；

（五）封闭可能造成传染病扩散的场所。上级人民政府接到下级人民政府关于采取前款所列紧急措施的报告时，应当即时作出决定。紧急措施的解除，由原决定机关决定并宣布。

第四十三条　甲类、乙类传染病暴发、流行时，县级以上地方人民政府报经上一级人民政府决定，可以宣布本行政区域部分或者全部为疫区；国务院可以决定并宣布跨省、自治区、直辖市的疫区。县级以上地方人民政府可以在疫区内采取本法第四十二条规定的紧急措施，并可以对出入疫区的人员、物资和交通工具实施卫生检疫。省、自治区、直辖市人民政府可以决定对本行政区域内的甲类传染病疫区实施封锁；但是，封锁大、中城市的疫区或者封锁跨省、自治区、直辖市的疫区，以及封锁疫区导致中断干线交通或者封锁国境的，由国务院决定。疫区封锁的解除，由原决定机关决定并宣布。

第四十四条 发生甲类传染病时，为了防止该传染病通过交通工具及其乘运的人员、物资传播，可以实施交通卫生检疫。具体办法由国务院制定。

第四十五条 传染病暴发、流行时，根据传染病疫情控制的需要，国务院有权在全国范围或者跨省、自治区、直辖市范围内，县级以上地方人民政府有权在本行政区域内紧急调集人员或者调用储备物资，临时征用房屋、交通工具以及相关设施、设备。紧急调集人员的，应当按照规定给予合理报酬。临时征用房屋、交通工具以及相关设施、设备的，应当依法给予补偿；能返还的，应当及时返还。

第四十六条 患甲类传染病、炭疽死亡的，应当将尸体立即进行卫生处理，就近火化。患其他传染病死亡的，必要时，应当将尸体进行卫生处理后火化或者按照规定深埋。为了查找传染病病因，医疗机构在必要时可以按照国务院卫生行政部门的规定，对传染病病人尸体或者疑似传染病病人尸体进行解剖查验，并应当告知死者家属。

第四十七条 疫区中被传染病病原体污染或者可能被传染病病原体污染的物品，经消毒可以使用的，应当在第四十八条发生传染病疫情时，疾病预防控制机构和省级以上人民政府卫生行政部门指派的其当地疾病预防控制机构的指导下，进行消毒处理后，方可使用、出售和运输。

他与传染病有关的专业技术机构，可以进入传染病疫点、疫区进行调查、采集样本、技术分析和检验。

第四十九条 传染病暴发、流行时，药品和医疗器械生产、供应单位应当及时生产、供应防治传染病的药品和医疗器械。铁路、交通、民用航空经营单位必须优先运送处理传染病疫情的人员以及防治传染病的药品和医疗器械。县级以上人民政府有关部门应当做好组织协调工作。

第五章 医疗救治

第五十条 县级以上人民政府应当加强和完善传染病医疗救治服务网络的建设，指定具备传染病救治条件和能力的医疗机构承担传染病救治任务，或者根据传染病救治需要设置传染病医院。

第五十一条 医疗机构的基本标准、建筑设计和服务流程，应当符合预防传染病医院感染的要求。医疗机构应当按照规定对使用的医疗器械进行消毒；对按照规定一次使用的医疗器具，应当在使用后予以销毁。医疗机构应当按照国务院卫生行政部门规定的传染病诊断标准和治疗要求，采取相应措施，提高传染病医疗救治能力。

第五十二条 医疗机构应当对传染病病人或者疑似传染病病人提供医疗救护、现场救援和接诊治疗，书写病历记录以及其他有关资料，并妥善保管。医疗机构应当实行传染病预检、分诊制度；对传染病病人、疑似传染病病人，应当引导至相对隔离的分诊点进行初诊。医疗机构不具备相应救治能力的，应当将患者及其病历记录复印件一并转至具备相应救治能力的医疗机构。具体办法由国务院卫生行政部门规定。

第六章　监督管理

第五十三条　县级以上人民政府卫生行政部门对传染病防治工作履行下列监督检查职责：

（一）对下级人民政府卫生行政部门履行本法规定的传染病防治职责进行监督检查；

（二）对疾病预防控制机构、医疗机构的传染病防治工作进行监督检查；

（三）对采供血机构的采供血活动进行监督检查；

（四）对用于传染病防治的消毒产品及其生产单位进行监督检查，并对饮用水供水单位从事生产或者供应活动以及涉及饮用水卫生安全的产品进行监督检查；

（五）对传染病菌种、毒种和传染病检测样本的采集、保藏、携带、运输、使用进行监督检查；

（六）对公共场所和有关单位的卫生条件和传染病预防、控制措施进行监督检查。省级以上人民政府卫生行政部门负责组织对传染病防治重大事项的处理。

第五十四条　县级以上人民政府卫生行政部门在履行监督检查职责时，有权进入被检查单位和传染病疫情发生现场调查取证，查阅或者复制有关的资料和采集样本。被检查单位应当予以配合，不得拒绝、阻挠。

第五十五条　县级以上地方人民政府卫生行政部门在履行监督检查职责时，发现被传染病病原体污染的公共饮用水源、食品以及相关物品，如不及时采取控制措施可能导致传染病传播、流行的，可以采取封闭公共饮用水源、封存食品以及相关物品或者暂停销售的临时控制措施，并予以检验或者进行消毒。经检验，属于被污染的食品，应当予以销毁；对未被污染的食品或者经消毒后可以使用的物品，应当解除控制措施。

第五十六条　卫生行政部门工作人员依法执行职务时，应当不少于两人，并出示执法证件，填写卫生执法文书。卫生执法文书经核对无误后，应当由卫生执法人员和当事人签名。当事人拒绝签名的，卫生执法人员应当注明情况。

第五十七条　卫生行政部门应当依法建立健全内部监督制度，对其工作人员依据法定职权和程序履行职责的情况进行监督。上级卫生行政部门发现下级卫生行政部门不及时处理职责范围内的事项或者不履行职责的，应当责令纠正或者直接予以处理。

第五十八条　卫生行政部门及其工作人员履行职责，应当自觉接受社会和公民的监督。单位和个人有权向上级人民政府及其卫生行政部门举报违反本法的行为。接到举报的有关人民政府或者其卫生行政部门，应当及时调查处理。

第七章　保障措施

第五十九条　国家将传染病防治工作纳入国民经济和社会发展计划，县级以上地方人民政府将传染病防治工作纳入本行政区域的国民经济和社会发展计划。

第六十条 县级以上地方人民政府按照本级政府职责负责本行政区域内传染病预防、控制、监督工作的日常经费。国务院卫生行政部门会同国务院有关部门，根据传染病流行趋势，确定全国传染病预防、控制、救治、监测、预测、预警、监督检查等项目。中央财政对困难地区实施重大传染病防治项目给予补助。省、自治区、直辖市人民政府根据本行政区域内传染病流行趋势，在国务院卫生行政部门确定的项目范围内，确定传染病预防、控制、监督等项目，并保障项目的实施经费。

第六十一条 国家加强基层传染病防治体系建设，扶持贫困地区和少数民族地区的传染病防治工作。地方各级人民政府应当保障城市社区、农村基层传染病预防工作的经费。

第六十二条 国家对患有特定传染病的困难人群实行医疗救助，减免医疗费用。具体办法由国务院卫生行政部门会同国务院财政部门等部门制定。

第六十三条 县级以上人民政府负责储备防治传染病的药品、医疗器械和其他物资，以备调用。

第六十四条 对从事传染病预防、医疗、科研、教学、现场处理疫情的人员，以及在生产、工作中接触传染病病原体的其他人员，有关单位应当按照国家规定，采取有效的卫生防护措施和医疗保健措施，并给予适当的津贴。

第八章　法律责任

第六十五条 地方各级人民政府未依照本法的规定履行报告职责，或者隐瞒、谎报、缓报传染病疫情，或者在传染病暴发、流行时，未及时组织救治、采取控制措施的，由上级人民政府责令改正，通报批评；造成传染病传播、流行或者其他严重后果的，对负有责任的主管人员，依法给予行政处分；构成犯罪的，依法追究刑事责任。

第六十六条 县级以上人民政府卫生行政部门违反本法规定，有下列情形之一的，由本级人民政府、上级人民政府卫生行政部门责令改正，通报批评；造成传染病传播、流行或者其他严重后果的，对负有责任的主管人员和其他直接责任人员，依法给予行政处分；构成犯罪的，依法追究刑事责任：

(1) 未依法履行传染病疫情通报、报告或者公布职责，或者隐瞒、谎报、缓报传染病疫情的；(二) 发生或者可能发生传染病传播时未及时采取预防、控制措施的；

(三) 未依法履行监督检查职责，或者发现违法行为不及时查处的；

(四) 未及时调查、处理单位和个人对下级卫生行政部门不履行传染病防治职责的举报的；

(五) 违反本法的其他失职、渎职行为。

第六十七条 县级以上人民政府有关部门未依照本法的规定履行传染病防治和保障职责的，由本级人民政府或者上级人民政府有关部门责令改正，通报批评；造成传染病传播、流行或者其他严重后果的，对负有责任的主管人员和其他直接责任人员，依法给予行政处分；构成犯罪的，依法追究刑事责任。

第六十八条　疾病预防控制机构违反本法规定，有下列情形之一的，由县级以上人民政府卫生行政部门责令限期改正，通报批评，给予警告；对负有责任的主管人员和其他直接责任人员，依法给予降级、撤职、开除的处分，并可以依法吊销有关责任人员的执业证书；构成犯罪的，依法追究刑事责任：

（1）未依法履行传染病监测职责的；

（2）未依法履行传染病疫情报告、通报职责，或者隐瞒、谎报、缓报传染病疫情的；

（3）未主动收集传染病疫情信息，或者对传染病疫情信息和疫情报告未及时进行分析、调查、核实的；

（4）发现传染病疫情时，未依据职责及时采取本法规定的措施的；

（5）故意泄露传染病病人、病原携带者、疑似传染病病人、密切接触者涉及个人隐私的有关信息、资料的。

第六十九条　医疗机构违反本法规定，有下列情形之一的，由县级以上人民政府卫生行政部门责令改正，通报批评，给予警告；造成传染病传播、流行或者其他严重后果的，对负有责任的主管人员和其他直接责任人员，依法给予降级、撤职、开除的处分，并可以依法吊销有关责任人员的执业证书；构成犯罪的，依法追究刑事责任：

（1）未按照规定承担本单位的传染病预防、控制工作、医院感染控制任务和责任区域内的传染病预防工作的；

（2）未按照规定报告传染病疫情，或者隐瞒、谎报、缓报传染病疫情的；

（3）发现传染病疫情时，未按照规定对传染病病人、疑似传染病病人提供医疗救护、现场救援、接诊、转诊的，或者拒绝接受转诊的；

（4）未按照规定对本单位内被传染病病原体污染的场所、物品以及医疗废物实施消毒或者无害化处置的；

（5）未按照规定对医疗器械进行消毒，或者对按照规定一次使用的医疗器具未予销毁，再次使用的；

（6）在医疗救治过程中未按照规定保管医学记录资料的；

（7）故意泄露传染病病人、病原携带者、疑似传染病病人、密切接触者涉及个人隐私的有关信息、资料的。

第七十条　采供血机构未按照规定报告传染病疫情，或者隐瞒、谎报、缓报传染病疫情，或者未执行国家有关规定，导致因输入血液引起经血液传播疾病发生的，由县级以上人民政府卫生行政部门责令改正，通报批评，给予警告；造成传染病传播、流行或者其他严重后果的，对负有责任的主管人员和其他直接责任人员，依法给予降级、撤职、开除的处分，并可以依法吊销采供血机构的执业许可证；构成犯罪的，依法追究刑事责任。非法采集血液或者组织他人出卖血液的，由县级以上人民政府卫生行政部门予以取缔，没收违法所得，可以并处十万元以下的罚款；构成犯罪的，依法追究刑事责任。

第七十一条　国境卫生检疫机关、动物防疫机构未依法履行传染病疫情通报职责的，由有关部门在各自职责范围内责令改正，通报批评；造成传染病传播、流行或者其他严重后果的，对负有责任的主管人员和其他直接责任人员，依法给予降级、撤职、开除的处分；构成犯罪的，依法追究刑事责任。

第七十二条 铁路、交通、民用航空经营单位未依照本法的规定优先运送处理传染病疫情的人员以及防治传染病的药品和医疗器械的，由有关部门责令限期改正，给予警告；造成严重后果的，对负有责任的主管人员和其他直接责任人员，依法给予降级、撤职、开除的处分。

第七十三条 违反本法规定，有下列情形之一，导致或者可能导致传染病传播、流行的，由县级以上人民政府卫生行政部门责令限期改正，没收违法所得，可以并处五万元以下的罚款；已取得许可证的，原发证部门可以依法暂扣或者吊销许可证；构成犯罪的，依法追究刑事责任：

（1）饮用水供水单位供应的饮用水不符合国家卫生标准和卫生规范的；

（2）涉及饮用水卫生安全的产品不符合国家卫生标准和卫生规范的；

（3）用于传染病防治的消毒产品不符合国家卫生标准和卫生规范的；

（4）出售、运输疫区中被传染病病原体污染或者可能被传染病病原体污染的物品，未进行消毒处理的；

（5）生物制品生产单位生产的血液制品不符合国家质量标准的。

第七十四条 违反本法规定，有下列情形之一的，由县级以上地方人民政府卫生行政部门责令改正，通报批评，给予警告，已取得许可证的，可以依法暂扣或者吊销许可证；造成传染病传播、流行以及其他严重后果的，对负有责任的主管人员和其他直接责任人员，依法给予降级、撤职、开除的处分，并可以依法吊销有关责任人员的执业证书；构成犯罪的，依法追究刑事责任：

（1）疾病预防控制机构、医疗机构和从事病原微生物实验的单位，不符合国家规定的条件和技术标准，对传染病病原体样本未按照规定进行严格管理，造成实验室感染和病原微生物扩散的；

（2）违反国家有关规定，采集、保藏、携带、运输和使用传染病菌种、毒种和传染病检测样本的；

（3）疾病预防控制机构、医疗机构未执行国家有关规定，导致因输入血液、使用血液制品引起经血液传播疾病发生的。

第七十五条 未经检疫出售、运输与人畜共患传染病有关的野生动物、家畜家禽的，由县级以上地方人民政府畜牧兽医行政部门责令停止违法行为，并依法给予行政处罚。

第七十六条 在国家确认的自然疫源地兴建水利、交通、旅游、能源等大型建设项目，未经卫生调查进行施工的，或者未按照疾病预防控制机构的意见采取必要的传染病预防、控制措施的，由县级以上人民政府卫生行政部门责令限期改正，给予警告，处五千元以上三万元以下的罚款；逾期不改正的，处三万元以上十万元以下的罚款，并可以提请有关人民政府依据职责权限，责令停建、关闭。

第七十七条　单位和个人违反本法规定，导致传染病传播、流行，给他人人身、财产造成损害的，应当依法承担民事责任。

第九章　附　则

第七十八条　本法中下列用语的含义：

（1）传染病病人、疑似传染病病人：指根据国务院卫生行政部门发布的《中华人民共和国传染病防治法规定管理的传染病诊断标准》，符合传染病病人和疑似传染病病人诊断标准的人。

（2）病原携带者：指感染病原体无临床症状但能排出病原体的人。

（3）流行病学调查：指对人群中疾病或者健康状况的分布及其决定因素进行调查研究，提出疾病预防控制措施及保健对策。

（4）疫点：指病原体从传染源向周围播散的范围较小或者单个疫源地。

（5）疫区：指传染病在人群中暴发、流行，其病原体向周围播散时所能波及的地区。

（6）人畜共患传染病：指人与脊椎动物共同罹患的传染病，如鼠疫、狂犬病、血吸虫病等。

（7）自然疫源地：指某些可引起人类传染病的病原体在自然界的野生动物中长期存在和循环的地区。

（8）病媒生物：指能够将病原体从人或者其他动物传播给人的生物，如蚊、蝇、蚤类等。

（9）医源性感染：指在医学服务中，因病原体传播引起的感染。

（10）医院感染：指住院病人在医院内获得的感染，包括在住院期间发生的感染和在医院内获得出院后发生的感染，但不包括入院前已开始或者入院时已处于潜伏期的感染。医院工作人员在医院内获得的感染也属医院感染。

（11）实验室感染：指从事实验室工作时，因接触病原体所致的感染。

（12）菌种、毒种：指可能引起本法规定的传染病发生的细菌菌种、病毒毒种。

（13）消毒：指用化学、物理、生物的方法杀灭或者消除环境中的病原微生物。

（14）疾病预防控制机构：指从事疾病预防控制活动的疾病预防控制中心以及与上述机构业务活动相同的单位。

（15）医疗机构：指按照《医疗机构管理条例》取得医疗机构执业许可证，从事疾病诊断、治疗活动的机构。

第七十九条　传染病防治中有关食品、药品、血液、水、医疗废物和病原微生物的管理以及动物防疫和国境卫生检疫，本法未规定的，分别适用其他有关法律、行政法规的规定。

第八十条　本法自2004年12月1日起施行。

附录二

中华人民共和国传染病防治法实施办法（节选）

第一章 总 则

第一条 根据《中华人民共和国传染病防治法》（以下简称《传染病防治法》）的规定，制定本办法。

第二条 国家对传染病实行预防为主的方针，各级政府在制定社会经济发展规划时，必须包括传染病防治目标，并组织有关部门共同实施。

第三条 各级政府卫生行政部门对传染病防治工作实施统一监督管理。

受国务院卫生行政部门委托的其他有关部门卫生主管机构，在本系统内行使《传染病防治法》第三十二条第一款所列职权。

军队的传染病防治工作，依照《传染病防治法》和本办法中的有关规定以及国家其他有关规定，由中国人民解放军卫生主管部门实施监督管理。

第四条 各级各类卫生防疫机构按照专业分工承担传染病监测管理的责任和范围，由省级政府卫生行政部门确定。

铁路、交通、民航、厂（场）矿的卫生防疫机构，承担本系统传染病监测管理工作，并接受本系统上级卫生主管机构和省级政府卫生行政部门指定的卫生防疫机构的业务指导。

第五条 各级各类医疗保健机构承担传染病防治管理的责任和范围，由当地政府卫生行政部门确定。

第六条 各级政府对预防、控制传染病做出显著成绩和贡献的单位和个人，应当给予奖励。

第二章 预 防

第七条 各级政府应当组织有关部门，开展传染病预防知识和防治措施的卫生健康教育。

第八条 各级政府组织开展爱国卫生活动。

铁路、交通、民航部门负责组织消除交通工具的鼠害和各种病媒昆虫的危害。

农业、林业部门负责组织消除农田、牧场及林区的鼠害。

国务院各有关部委消除钉螺危害的分工，按照国务院的有关规定办理。

第九条 集中式供水必须符合国家《生活饮用水卫生标准》。

各单位自备水源，未经城市建设部门和卫生行政部门批准，不得与城镇集中式供水系统连接。

第十条 地方各级政府应当有计划地建设和改造公共卫生设施。

城市应当按照城市环境卫生设施标准修建公共厕所、垃圾粪便的无害化处理场和污水、雨水排放处理系统等公共卫生设施。

农村应当逐步改造厕所，对粪便进行无害化处理，加强对公共生活用水的卫生管理，建立必要的卫生管理制度。饮用水水源附近禁止有污水池、粪堆（坑）等污染源。禁止在饮用水水源附近洗刷便器和运输粪便的工具。

第十一条 国家实行有计划的预防接种制度。

中华人民共和国境内的任何人均应按照有关规定接受预防接种。

各省、自治区、直辖市政府卫生行政部门可以根据当地传染病的流行情况，增加预防接种项目。

第十二条 国家对儿童实行预防接种证制度。

适龄儿童应当按照国家有关规定，接受预防接种。适龄儿童的家长或者监护人应当及时向医疗保健机构申请办理预防接种证。

托幼机构、学校在办理入托、入学手续时，应当查验预防接种证，未按规定接种的儿童应当及时补种。

第十三条 各级各类医疗保健机构的预防保健组织或者人员，在本单位及责任地段内承担下列工作：

（一）传染病疫情报告和管理；

（二）传染病预防和控制工作；

（三）卫生行政部门指定的卫生防疫机构交付的传染病防治和监测任务。

第十四条 医疗保健机构必须按照国务院卫生行政部门的有关规定，严格执行消毒隔离制度，防止医院内感染和医源性感染。

第十五条 卫生防疫机构和从事致病性微生物实验的科研、教学、生产等单位必须做到：

（一）建立健全防止致病性微生物扩散的制度和人体防护措施；

（二）严格执行实验操作规程，对实验后的样品、器材、污染物品等，按照有关规定严格消毒后处理；

（三）实验动物必须按照国家有关规定进行管理。

第十六条 传染病的菌（毒）种分为下列三类：

一类：鼠疫耶尔森氏菌、霍乱弧菌；天花病毒、人类免疫缺陷病毒；

二类：布氏菌、炭疽菌、麻风杆菌、肝炎病毒、狂犬病毒、出血热病毒、登革热病毒；斑疹伤寒立克次体；

三类：脑膜炎双球菌、链球菌、淋病双球菌、结核杆菌、百日咳嗜血杆菌、白喉棒状杆菌、沙门氏菌、志贺氏菌、破伤风梭状杆菌；钩端螺旋体、梅毒螺旋体；乙型脑炎病毒、脊髓灰质炎病毒、流感病毒、流行性腮腺炎病毒、麻疹病毒、风疹病毒。

国务院卫生行政部门可以根据情况增加或者减少菌（毒）种的种类。

第十七条 国家对传染病菌（毒）种的保藏、携带、运输实行严格管理：

（一）菌（毒）种的保藏由国务院卫生行政部门指定的单位负责；

（二）一、二类菌（毒）种的供应由国务院卫生行政部门指定的保藏管理单位供应。三类菌（毒）种由设有专业实验室的单位或者国务院卫生行政部门指定的保藏管理单位供应；

（三）使用一类菌（毒）种的单位，必须经国务院卫生行政部门批准；使用二类菌（毒）种的单位必须经省级政府卫生行政部门批准；使用三类菌（毒）种的单位，应当经县级政府卫生行政部门批准；

（四）一、二类菌（毒）种，应派专人向供应单位领取，不得邮寄；三类菌（毒）种的邮寄必须持有邮寄单位的证明，并按照菌（毒）种邮寄与包装的有关规定办理。

第十八条 对患有下列传染病的病人或者病原携带者予以必要的隔离治疗，直至医疗保健机构证明其不具有传染性时，方可恢复工作：

（一）鼠疫、霍乱；

（二）艾滋病、病毒性肝炎、细菌性和阿米巴痢疾、伤寒和副伤寒、炭疽、斑疹伤寒、麻疹、百日咳、白喉、脊髓灰质炎、流行性脑脊髓膜炎、猩红热、流行性出血热、登革热、淋病、梅毒；

（三）肺结核、麻风病、流行性腮腺炎、风疹、急性出血性结膜炎。

第十九条 从事饮水、饮食、整容、保育等易使传染病扩散工作的从业人员，必须按照国家有关规定取得健康合格证后方可上岗。

第二十条 招用流动人员200人以上的用工单位，应当向当地政府卫生行政部门指定的卫生防疫机构报告，并按照要求采取预防控制传染病的卫生措施。

第二十一条 被甲类传染病病原体污染的污水、污物、粪便，有关单位和个人必须在卫生防疫人员的指导监督下，按照下列要求进行处理：

（一）被鼠疫病原体污染

1、被污染的室内空气、地面、四壁必须进行严格消毒，被污染的物品必须严格消毒或者焚烧处理；

2、彻底消除鼠疫疫区内的鼠类、蚤类；发现病鼠、死鼠应当送检；解剖检验后的鼠尸必须焚化；

3、疫区内啮齿类动物的皮毛不能就地进行有效的消毒处理时，必须在卫生防疫机构的监督下焚烧。

（二）被霍乱病原体污染

1、被污染的饮用水，必须进行严格消毒处理；

2、污水经消毒处理后排放；

3、被污染的食物要就地封存，消毒处理；

4、粪便消毒处理达到无害化；

5、被污染的物品，必须进行严格消毒或者焚烧处理。

第二十二条　被伤寒和副伤寒、细菌性痢疾、脊髓灰质炎、病毒性肝炎病原体污染的水、物品、粪便，有关单位和个人应当按照下列要求进行处理：

（一）被污染的饮用水，应当进行严格消毒处理；

（二）污水经消毒处理后排放；

（三）被污染的物品，应当进行严格消毒处理或者焚烧处理；

（四）粪便消毒处理达到无害化。

死于炭疽的动物尸体必须就地焚化，被污染的用具必须消毒处理，被污染的土地、草皮消毒后，必须将10厘米厚的表层土铲除，并在远离水源及河流的地方深埋。

第二十三条　出售、运输被传染病病原体污染或者来自疫区可能被传染病病原体污染的皮毛、旧衣物及生活用品等，必须按照卫生防疫机构的要求进行必要的卫生处理。

第二十四条　用于预防传染病的菌苗、疫苗等生物制品，由各省、自治区、直辖市卫生防疫机构统一向生物制品生产单位订购，其他任何单位和个人不得经营。

用于预防传染病的菌苗、疫苗等生物制品必须在卫生防疫机构监督指导下使用。

第二十五条　凡从事可能导致经血液传播传染病的美容、整容等单位和个人，必须执行国务院卫生行政部门的有关规定。

第二十六条　血站（库）、生物制品生产单位，必须严格执行国务院卫生行政部门的有关规定，保证血液、血液制品的质量，防止因输入血液、血液制品引起病毒性肝炎、艾滋病、疟疾等疾病的发生。任何单位和个人不准使用国务院卫生行政部门禁止进口的血液和血液制品。

第二十七条　生产、经营、使用消毒药剂和消毒器械、卫生用品、卫生材料、一次性医疗器材、隐形眼镜、人造器官等必须符合国家有关标准，不符合国家有关标准的不得生产、经营和使用。

第二十八条　发现人畜共患传染病已在人、畜间流行时，卫生行政部门与畜牧兽医部门应当深入疫区，按照职责分别对人、畜开展防治工作。

传染病流行区的家畜家禽，未经畜牧兽医部门检疫不得外运。

进入鼠疫自然疫源地捕猎旱獭应按照国家有关规定执行。

第二十九条　狂犬病的防治管理工作按照下列规定分工负责：

（一）公安部门负责县以上城市养犬的审批与违章养犬的处理，捕杀狂犬、野犬。

（二）畜牧兽医部门负责兽用狂犬病疫苗的研制、生产和供应；对城乡经批准的养犬进行预防接种、登记和发放“家犬免疫证”；对犬类狂犬病的疫情进行监测和负责进出口犬类的检疫、免疫及管理。

（三）乡（镇）政府负责辖区内养犬的管理，捕杀狂犬、野犬。

（四）卫生部门负责人用狂犬病疫苗的供应、接种和病人的诊治。

第三十条　自然疫源地或者可能是自然疫源地的地区计划兴建大型建设项目时，

建设单位在设计任务书批准后，应当向当地卫生防疫机构申请对施工环境进行卫生调查，并根据卫生防疫机构的意见采取必要的卫生防疫措施后，方可办理开工手续。

兴建城市规划内的建设项目，属于在自然疫源地和可能是自然疫源地范围内的，城市规划主管部门在核发建设工程规划许可证明中，必须有卫生防疫部门提出的有关意见及结论。建设单位在施工过程中，必须采取预防传染病传播和扩散的措施。

第三十一条 卫生防疫机构接到自然疫源地和可能是自然疫源地范围内兴办大型建设项目的建设单位的卫生调查申请后，应当及时组成调查组到现场进行调查，并提出该地区自然环境中可能存在的传染病病种、流行范围、流行强度及预防措施等意见和结论。

第三十二条 在自然疫源地或者可能是自然疫源地内施工的建设单位，应当设立预防保健组织负责施工期间的卫生防疫工作。

第三十三条 凡在生产、工作中接触传染病病原体的工作人员，可以按照国家有关规定申领卫生防疫津贴。

附录三

突发公共卫生事件应急条例

第一章 总 则

第一条 为了有效预防、及时控制和消除突发公共卫生事件的危害，保障公众身体健康与生命安全，维护正常的社会秩序，制定本条例。

第二条 本条例所称突发公共卫生事件（以下简称突发事件），是指突然发生，造成或者可能造成社会公众健康严重损害的重大传染病疫情、群体性不明原因疾病、重大食物和职业中毒以及其他严重影响公众健康的事件。

第三条 突发事件发生后，国务院设立全国突发事件应急处理指挥部，由国务院有关部门和军队有关部门组成，国务院主管领导人担任总指挥，负责对全国突发事件应急处理的统一领导、统一指挥。

国务院卫生行政主管部门和其他有关部门，在各自的职责范围内做好突发事件应急处理的有关工作。

第四条 突发事件发生后，省、自治区、直辖市人民政府成立地方突发事件应急处理指挥部，省、自治区、直辖市人民政府主要领导人担任总指挥，负责领导、指挥本行政区域内突发事件应急处理工作。

县级以上地方人民政府卫生行政主管部门，具体负责组织突发事件的调查、控制和医疗救治工作。

县级以上地方人民政府有关部门，在各自的职责范围内做好突发事件应急处理的有关工作。

第五条 突发事件应急工作，应当遵循预防为主、常备不懈的方针，贯彻统一领导、分级负责、反应及时、措施果断、依靠科学、加强合作的原则。

第六条 县级以上各级人民政府应当组织开展防治突发事件相关科学研究，建立突发事件应急流行病学调查、传染源隔离、医疗救护、现场处置、监督检查、监测检验、卫生防护等有关物资、设备、设施、技术与人才资源储备，所需经费列入本级政府财政预算。

国家对边远贫困地区突发事件应急工作给予财政支持。

第七条 国家鼓励、支持开展突发事件监测、预警、反应处理有关技术的国际交流与合作。

第八条 国务院有关部门和县级以上地方人民政府及其有关部门，应当建立严格的突发事件防范和应急处理责任制，切实履行各自的职责，保证突发事件应急处理工作的正常进行。

第九条 县级以上各级人民政府及其卫生行政主管部门，应当对参加突发事件应急处理的医疗卫生人员，给予适当补助和保健津贴；对参加突发事件应急处理作出贡献的人员，给予表彰和奖励；对因参与应急处理工作致病、致残、死亡的人员，按照国家有关规定，给予相应的补助和抚恤。

第二章　预防与应急准备

第十条 国务院卫生行政主管部门按照分类指导、快速反应的要求，制定全国突发事件应急预案，报请国务院批准。

省、自治区、直辖市人民政府根据全国突发事件应急预案，结合本地实际情况，制定本行政区域的突发事件应急预案。

第十一条 全国突发事件应急预案应当包括以下主要内容：

（一）突发事件应急处理指挥部的组成和相关部门的职责；

（二）突发事件的监测与预警；

（三）突发事件信息的收集、分析、报告、通报制度；

（四）突发事件应急处理技术和监测机构及其任务；

（五）突发事件的分级和应急处理工作方案；

（六）突发事件预防、现场控制，应急设施、设备、救治药品和医疗器械以及其他物资和技术的储备与调度；

（七）突发事件应急处理专业队伍的建设和培训。

第十二条 突发事件应急预案应当根据突发事件的变化和实施中发现的问题及时进行修订、补充。

第十三条 地方各级人民政府应当依照法律、行政法规的规定，做好传染病预防和其他公共卫生工作，防范突发事件的发生。

县级以上各级人民政府卫生行政主管部门和其他有关部门，应当对公众开展突发事件应急知识的专门教育，增强全社会对突发事件的防范意识和应对能力。

第十四条 国家建立统一的突发事件预防控制体系。

县级以上地方人民政府应当建立和完善突发事件监测与预警系统。

县级以上各级人民政府卫生行政主管部门，应当指定机构负责开展突发事件的日常监测，并确保监测与预警系统的正常运行。

第十五条 监测与预警工作应当根据突发事件的类别，制定监测计划，科学分析、综合评价监测数据。对早期发现的潜在隐患以及可能发生的突发事件，应当依照本条例规定的报告程序和时限及时报告。

第十六条 国务院有关部门和县级以上地方人民政府及其有关部门，应当根据突发事件应急预案的要求，保证应急设施、设备、救治药品和医疗器械等物资储备。

第十七条 县级以上各级人民政府应当加强急救医疗服务网络的建设，配备相应的医疗救治药物、技术、设备和人员，提高医疗卫生机构应对各类突发事件的救治能力。

设区的市级以上地方人民政府应当设置与传染病防治工作需要相适应的传染病专科医院，或者指定具备传染病防治条件和能力的医疗机构承担传染病防治任务。

第十八条　县级以上地方人民政府卫生行政主管部门，应当定期对医疗卫生机构和人员开展突发事件应急处理相关知识、技能的培训，定期组织医疗卫生机构进行突发事件应急演练，推广最新知识和先进技术。

第三章　报告与信息发布

第十九条　国家建立突发事件应急报告制度。

国务院卫生行政主管部门制定突发事件应急报告规范，建立重大、紧急疫情信息报告系统。

有下列情形之一的，省、自治区、直辖市人民政府应当在接到报告1小时内，向国务院卫生行政主管部门报告：

（一）发生或者可能发生传染病暴发、流行的；

（二）发生或者发现不明原因的群体性疾病的；

（三）发生传染病菌种、毒种丢失的；

（四）发生或者可能发生重大食物和职业中毒事件的。

国务院卫生行政主管部门对可能造成重大社会影响的突发事件，应当立即向国务院报告。

第二十条　突发事件监测机构、医疗卫生机构和有关单位发现有本条例第十九条规定情形之一的，应当在2小时内向所在地县级人民政府卫生行政主管部门报告；接到报告的卫生行政主管部门应当在2小时内向本级人民政府报告，并同时向上级人民政府卫生行政主管部门和国务院卫生行政主管部门报告。

县级人民政府应当在接到报告后2小时内向设区的市级人民政府或者上一级人民政府报告；设区的市级人民政府应当在接到报告后2小时内向省、自治区、直辖市人民政府报告。

第二十一条　任何单位和个人对突发事件，不得隐瞒、缓报、谎报或者授意他人隐瞒、缓报、谎报。

第二十二条　接到报告的地方人民政府、卫生行政主管部门依照本条例规定报告的同时，应当立即组织力量对报告事项调查核实、确证，采取必要的控制措施，并及时报告调查情况。

第二十三条　国务院卫生行政主管部门应当根据发生突发事件的情况，及时向国务院有关部门和各省、自治区、直辖市人民政府卫生行政主管部门以及军队有关部门通报。

突发事件发生地的省、自治区、直辖市人民政府卫生行政主管部门，应当及时向毗邻省、自治区、直辖市人民政府卫生行政主管部门通报。

接到通报的省、自治区、直辖市人民政府卫生行政主管部门，必要时应当及时通知本行政区域内的医疗卫生机构。

县级以上地方人民政府有关部门，已经发生或者发现可能引起突发事件的情形时，应当及时向同级人民政府卫生行政主管部门通报。

第二十四条 国家建立突发事件举报制度，公布统一的突发事件报告、举报电话。

任何单位和个人有权向人民政府及其有关部门报告突发事件隐患，有权向上级人民政府及其有关部门举报地方人民政府及其有关部门不履行突发事件应急处理职责，或者不按照规定履行职责的情况。接到报告、举报的有关人民政府及其有关部门，应当立即组织对突发事件隐患、不履行或者不按照规定履行突发事件应急处理职责的情况进行调查处理。

对举报突发事件有功的单位和个人，县级以上各级人民政府及其有关部门应当予以奖励。

第二十五条 国家建立突发事件的信息发布制度。

国务院卫生行政主管部门负责向社会发布突发事件的信息。必要时，可以授权省、自治区、直辖市人民政府卫生行政主管部门向社会发布本行政区域内突发事件的信息。

信息发布应当及时、准确、全面。

第四章 应急处理

第二十六条 突发事件发生后，卫生行政主管部门应当组织专家对突发事件进行综合评估，初步判断突发事件的类型，提出是否启动突发事件应急预案的建议。

第二十七条 在全国范围内或者跨省、自治区、直辖市范围内启动全国突发事件应急预案，由国务院卫生行政主管部门报国务院批准后实施。省、自治区、直辖市启动突发事件应急预案，由省、自治区、直辖市人民政府决定，并向国务院报告。

第二十八条 全国突发事件应急处理指挥部对突发事件应急处理工作进行督察和指导，地方各级人民政府及其有关部门应当予以配合。

省、自治区、直辖市突发事件应急处理指挥部对本行政区域内突发事件应急处理工作进行督察和指导。

第二十九条 省级以上人民政府卫生行政主管部门或者其他有关部门指定的突发事件应急处理专业技术机构，负责突发事件的技术调查、确证、处置、控制和评价工作。

第三十条 国务院卫生行政主管部门对新发现的突发传染病，根据危害程度、流行强度，依照《中华人民共和国传染病防治法》的规定及时宣布为法定传染病；宣布为甲类传染病的，由国务院决定。

第三十一条 应急预案启动前，县级以上各级人民政府有关部门应当根据突发事件的实际情况，做好应急处理准备，采取必要的应急措施。

应急预案启动后，突发事件发生地的人民政府有关部门，应当根据预案规定的职责要求，服从突发事件应急处理指挥部的统一指挥，立即到达规定岗位，采取有关的控制措施。

医疗卫生机构、监测机构和科学研究机构，应当服从突发事件应急处理指挥部的统一指挥，相互配合、协作，集中力量开展相关的科学研究工作。

第三十二条　突发事件发生后，国务院有关部门和县级以上地方人民政府及其有关部门，应当保证突发事件应急处理所需的医疗救护设备、救治药品、医疗器械等物资的生产、供应；铁路、交通、民用航空行政主管部门应当保证及时运送。

第三十三条　根据突发事件应急处理的需要，突发事件应急处理指挥部有权紧急调集人员、储备的物资、交通工具以及相关设施、设备；必要时，对人员进行疏散或者隔离，并可以依法对传染病疫区实行封锁。

第三十四条　突发事件应急处理指挥部根据突发事件应急处理的需要，可以对食物和水源采取控制措施。

县级以上地方人民政府卫生行政主管部门应当对突发事件现场等采取控制措施，宣传突发事件防治知识，及时对易受感染的人群和其他易受损害的人群采取应急接种、预防性投药、群体防护等措施。

第三十五条　参加突发事件应急处理的工作人员，应当按照预案的规定，采取卫生防护措施，并在专业人员的指导下进行工作。

第三十六条　国务院卫生行政主管部门或者其他有关部门指定的专业技术机构，有权进入突发事件现场进行调查、采样、技术分析和检验，对地方突发事件的应急处理工作进行技术指导，有关单位和个人应当予以配合；任何单位和个人不得以任何理由予以拒绝。

第三十七条　对新发现的突发传染病、不明原因的群体性疾病、重大食物和职业中毒事件，国务院卫生行政主管部门应当尽快组织力量制定相关的技术标准、规范和控制措施。

第三十八条　交通工具上发现根据国务院卫生行政主管部门的规定需要采取应急控制措施的传染病病人、疑似传染病病人，其负责人应当以最快的方式通知前方停靠点，并向交通工具的营运单位报告。交通工具的前方停靠点和营运单位应当立即向交通工具营运单位行政主管部门和县级以上地方人民政府卫生行政主管部门报告。卫生行政主管部门接到报告后，应当立即组织有关人员采取相应的医学处置措施。

交通工具上的传染病病人密切接触者，由交通工具停靠点的县级以上各级人民政府卫生行政主管部门或者铁路、交通、民用航空行政主管部门，根据各自的职责，依照传染病防治法律、行政法规的规定，采取控制措施。

涉及国境口岸和入出境的人员、交通工具、货物、集装箱、行李、邮包等需要采取传染病应急控制措施的，依照国境卫生检疫法律、行政法规的规定办理。

第三十九条　医疗卫生机构应当对因突发事件致病的人员提供医疗救护和现场救援，对就诊病人必须接诊治疗，并书写详细、完整的病历记录；对需要转送的病人，应当按照规定将病人及其病历记录的复印件转送至接诊的或者指定的医疗机构。

医疗卫生机构内应当采取卫生防护措施，防止交叉感染和污染。

医疗卫生机构应当对传染病病人密切接触者采取医学观察措施，传染病病人密切接触者应当予以配合。

医疗机构收治传染病病人、疑似传染病病人，应当依法报告所在地的疾病预防控制机构。接到报告的疾病预防控制机构应当立即对可能受到危害的人员进行调查，根据需要采取必要的控制措施。

第四十条 传染病暴发、流行时，街道、乡镇以及居民委员会、村民委员会应当组织力量，团结协作，群防群治，协助卫生行政主管部门和其他有关部门、医疗卫生机构做好疫情信息的收集和报告、人员的分散隔离、公共卫生措施的落实工作，向居民、村民宣传传染病防治的相关知识。

第四十一条 对传染病暴发、流行区域内流动人口，突发事件发生地的县级以上地方人民政府应当做好预防工作，落实有关卫生控制措施；对传染病病人和疑似传染病病人，应当采取就地隔离、就地观察、就地治疗的措施。对需要治疗和转诊的，应当依照本条例第三十九条第一款的规定执行。

第四十二条 有关部门、医疗卫生机构应当对传染病做到早发现、早报告、早隔离、早治疗，切断传播途径，防止扩散。

第四十三条 县级以上各级人民政府应当提供必要资金，保障因突发事件致病、致残的人员得到及时、有效的救治。具体办法由国务院财政部门、卫生行政主管部门和劳动保障行政主管部门制定。

第四十四条 在突发事件中需要接受隔离治疗、医学观察措施的病人、疑似病人和传染病病人密切接触者在卫生行政主管部门或者有关机构采取医学措施时应当予以配合；拒绝配合的，由公安机关依法协助强制执行。

第五章　法律责任

第四十五条 县级以上地方人民政府及其卫生行政主管部门未依照本条例的规定履行报告职责，对突发事件隐瞒、缓报、谎报或者授意他人隐瞒、缓报、谎报的，对政府主要领导人及其卫生行政主管部门主要负责人，依法给予降级或者撤职的行政处分；造成传染病传播、流行或者对社会公众健康造成其他严重危害后果的，依法给予开除的行政处分；构成犯罪的，依法追究刑事责任。

第四十六条 国务院有关部门、县级以上地方人民政府及其有关部门未依照本条例的规定，完成突发事件应急处理所需要的设施、设备、药品和医疗器械等物资的生产、供应、运输和储备的，对政府主要领导人和政府部门主要负责人依法给予降级或者撤职的行政处分；造成传染病传播、流行或者对社会公众健康造成其他严重危害后果的，依法给予开除的行政处分；构成犯罪的，依法追究刑事责任。

第四十七条 突发事件发生后，县级以上地方人民政府及其有关部门对上级人民政府有关部门的调查不予配合，或者采取其他方式阻碍、干涉调查的，对政府主要领导人和政府部门主要负责人依法给予降级或者撤职的行政处分；构成犯罪的，依法追究刑事责任。

第四十八条 县级以上各级人民政府卫生行政主管部门和其他有关部门在突发事件调查、控制、医疗救治工作中玩忽职守、失职、渎职的，由本级人民政府或者上级人民政府有关部门责令改正、通报批评、给予警告；对主要负责人、负有责任的主管人员和其他责任人员依法给予降级、撤职的行政处分；造成传染病传播、流行或者对社会公众健康造成其他严重危害后果的，依法给予开除的行政处分；构成犯罪的，依法追究刑事责任。

第四十九条　县级以上各级人民政府有关部门拒不履行应急处理职责的，由同级人民政府或者上级人民政府有关部门责令改正、通报批评、给予警告；对主要负责人、负有责任的主管人员和其他责任人员依法给予降级、撤职的行政处分；造成传染病传播、流行或者对社会公众健康造成其他严重危害后果的，依法给予开除的行政处分；构成犯罪的，依法追究刑事责任。

第五十条　医疗卫生机构有下列行为之一的，由卫生行政主管部门责令改正、通报批评、给予警告；情节严重的，吊销《医疗机构执业许可证》；对主要负责人、负有责任的主管人员和其他直接责任人员依法给予降级或者撤职的纪律处分；造成传染病传播、流行或者对社会公众健康造成其他严重危害后果，构成犯罪的，依法追究刑事责任：

（一）未依照本条例的规定履行报告职责，隐瞒、缓报或者谎报的；

（二）未依照本条例的规定及时采取控制措施的；

（三）未依照本条例的规定履行突发事件监测职责的；

（四）拒绝接诊病人的；

（五）拒不服从突发事件应急处理指挥部调度的。

第五十一条　在突发事件应急处理工作中，有关单位和个人未依照本条例的规定履行报告职责，隐瞒、缓报或者谎报，阻碍突发事件应急处理工作人员执行职务，拒绝国务院卫生行政主管部门或者其他有关部门指定的专业技术机构进入突发事件现场，或者不配合调查、采样、技术分析和检验的，对有关责任人员依法给予行政处分或者纪律处分；触犯《中华人民共和国治安管理处罚条例》，构成违反治安管理行为的，由公安机关依法予以处罚；构成犯罪的，依法追究刑事责任。

第五十二条　在突发事件发生期间，散布谣言、哄抬物价、欺骗消费者，扰乱社会秩序、市场秩序的，由公安机关或者工商行政管理部门依法给予行政处罚；构成犯罪的，依法追究刑事责任。

第六章　附　则

第五十三条　中国人民解放军、武装警察部队医疗卫生机构参与突发事件应急处理的，依照本条例的规定和军队的相关规定执行。

第五十四条　本条例自公布之日起施行。

（付晓波）

实训指导

实训指导说明

实训教学含两方面内容，即案例形式实训、见习形式实训。原则上以 2 学时为 1 个实训单元。现就实训环节和内容做如下说明。

一、案例形式实训

按照目的、病案设计、病案分析、评价顺序编写。

【目的】

指本次实训课学生学习的目标。

【病案设计】

教师应准备好教材所附案例或者自己编写病案发给学生预习，熟悉内容。提前分若干实训小组，并选好扮演“患者”角色的学生，确保情景教学顺利进行。

【病案分析】

课中教师引导学生讨论病例，分析患者资料，根据情境中提出的问题进行分析、整理，得出结论，完成案例分析要求的学习目标。

【评价】

各组派代表汇报讨论结果，教师在课堂进行点评。或者制订患者的护理计划，教师进行批阅。

二、临床见习形式实训

按照目的、见习过程、见习报告顺序编写。

【目的】

指本次临床见习学生学习的目标。

【见习过程】

课前教师要与教学医院联系并选定好若干病例，对选定患者的身体状况、心理素质、文化素养等进行评估看能否胜任见习教学任务，学生分组，阅读选定患者的住院病历，由带教教师讲解见习目的、见习内容、见习方法及见习要求，在带教教师的指导下，对患者进行护理评估，询问患者的健康史，进行护理体检。

【见习报告】

各见习小组组内讨论患者的病情，对收集的患者资料进行分析和整理，提出护理问题和护理计划要点，写成见习报告，任课教师批阅。

以上教学方法仅供参考。各学校可根据本地的实际情况及实践条件进行选择和调整，积极创造条件，保证实训教学任务的完成和教学目标的达成。

（侯晓丰）

实训一　传染病区护理管理和隔离消毒

【目的】

1. 熟悉传染病院或传染科的布局和管理要求，正确区分传染病院内医疗科室或传染科的清洁区、污染区及半污染区。

2. 理解隔离、消毒的概念，掌握隔离消毒技术。

【见习内容】

1. 参观病房，将传染病院内医疗科室或传染科按清洁区、污染区及半污染区进行区域划分。

2. 练习隔离技术　包括口罩的使用、手的消毒、隔离衣的穿脱。

3. 配置常用消毒液

（1）1%含氯石灰澄清液的配置　秤取含25%有效氯的含氯石灰10g放入小烧杯中加水少许调成糊状，再倒入容器中，并将烧杯内含氯石灰全部洗下一并倒入，然后加清水至1000ml搅拌均匀后即成1%含氯石灰液，静置一夜后取澄清液使用。

（2）0.5%过氧乙酸的配置　取冰醋酸30g加入96%硫酸0.9%混匀，再加3%过氧化氢溶液50g不断搅拌后静置过夜即配成5%过氧乙酸，使用时稀释成0.5%浓度。

（3）强力消毒液（84消毒液）的稀释法　临床上一般使用0.2%～0.5%的稀释液进行消毒。市售强力清毒液5ml倒入容器中，加清水1000ml即成0.5%强力消毒液。

【见习报告】

分组讨论，带教老师进行讲评、总结，完成一份见习报告。

（付晓波）

实训二　病毒性肝炎护理实训

【目的要求】

1. 能运用护理程序正确收集病毒性肝炎患者的流行病学资料、临床资料和实验室检查资料，作出护理诊断，并制定出护理措施。

2. 具有对病毒性肝炎患者及家属进行健康教育的能力，并表现出良好的职业素养。

【实训内容】

1. 病毒性肝炎患者病史询问、护理体检、查阅实验室检查资料。

2. 作出护理诊断、制定护理措施。

【实训方法】

1. 病例分析法。

2. 分组讨论法。

3. 模拟病房实训法。

【实训步骤】

1. 步骤一　演示病例，提出任务

男性，23 岁，全身乏力、恶心、食欲减退，右上腹痛 6 天，近 3 天来发现尿如浓茶色而入院。体检：体温 36.5℃，一般情况好，皮肤、巩膜黄染，心肺（-），肝肋下 2cm，脾侧位肋下刚及。实验室资料：血红蛋白 130g/L，WBC 5.2×10^9/L，中性粒细胞 0.48，淋巴细胞 0.52，血清总胆红素 124.8μmol/L，ALT 480U/L，抗-HAVIgM（-），HBsAg（+），HBeAg（+），HBV-DNA（+）。初步诊断为急性乙型病毒性肝炎。

（1）提出任务：运用整体化护理程序对该患者进行护理。

（2）项目任务分析

①病毒性肝炎患者的护理评估（任务一）—护理问题（任务二）—护理计划（任务三）。

②病毒性肝炎患者的健康教育（任务四）。

2. 步骤二　任务一：对肝炎患者进行护理评估。

（1）学生结合病例讨论该患者护理评估要点。

（2）老师归纳总结补充病毒性肝炎的护理评估要点。

★支撑知识：病毒性肝炎的流行病学资料，临床表现，实验室及其他辅助检查。

（3）实训护士分组，由一人扮演患者，模拟对肝炎患者的护理评估。

3. 步骤三　任务二：提出该病例所示患者的护理问题。

（1）学生讨论。

（2）老师总结。

4. 步骤四 任务三：针对该患者制订护理计划。

★学生分3组讨论。

（1）该患者的观察重点。

（2）该患者的一般护理要点。

（3）该患者的药物护理。

★分组讨论后，每组派代表讲述要点，其他组补充，老师归纳。

★支撑知识：病毒性肝炎的治疗要点和护理措施。

（4）模拟病房实训：对病毒性肝炎患者进行隔离。

★支撑知识：病毒性肝炎流行病学知识。

5. 步骤五 演示病例：以上病例经过治疗，黄疸消失，食欲好转，无乏力、恶心，血清总胆红素、转氨酶降至正常。HBsAg（+），HBeAg（-），HBV-DNA（-）。准予出院。

任务四：请予以出院健康教育

（1）让学生说出可采取哪些措施预防病毒性肝炎。

（2）老师根据病毒性肝炎的流行特点总结补充病毒性肝炎的预防宣传教育措施。

（3）角色扮演：学生模拟对患者及家属进行出院前健康教育。

（4）老师总结点评。

★支撑知识：病毒性肝炎的流行特点，预防措施。

练习题

1. 学生分组模拟练习对病毒性肝炎患者的护理评估，制订护理计划，提出护理措施。

2. 学生分组模拟练习对病毒性肝炎患者的出院健康教育。

（侯晓丰）

实训三　获得性免疫缺陷综合征健康教育

【目的】

1. 熟悉住院患者健康教育的主要内容。
2. 掌握住院患者健康教育的方法步骤。
3. 能够对艾滋病患者及其家属进行健康教育。

【病案设计】

某男，45岁，工人，因发热、乏力、消瘦3个月于2020年5月8日入院。

患者近3个月来无明显诱因出现发热，体温不超过38℃，伴有全身乏力、肌肉酸痛、夜间盗汗、食欲减退、消瘦等症状，近2个月出现顽固性腹泻，每日近10次稀便，体重明显下降达 10kg。

患者平素体健，无慢性病史，2 年前有不洁性交史，无输血手术史，家有 1 妻 1 女，均体健。

查体：体温 37.8℃，脉搏 90 次/分，呼吸 20 次/分，血压 120/85mmHg。两侧颌下、腋下及腹股沟淋巴结均增大，无压痛，能活动。口腔黏膜多处溃疡，心肺听诊无异常，腹部平软，肝脾刚可触及，质软。

实验室检查：血白细胞 3.5×10^9/L，血清抗 - HIV（ + ）。

临床诊断：艾滋病（艾滋病期）

【病案分析】

问题：

1. 对该患者及其家属的健康教育包括哪些步骤？（评估、计划、实施、评价等）

2. 对该患者及其家属的入院健康教育主要有哪些内容？（评估什么，重点做哪些介绍和指导）

3. 对该患者及其家属的住院健康教育主要有哪些内容？（目标是什么，重点做哪些知识宣传和技能指导）

4. 对该患者及其家属的出院健康教育主要有哪些内容？（目标是什么，重点做哪些知识宣传和技能指导）

【实习报告】

写出对该患者及其家属的健康教育计划。

（侯晓丰）

目标检测参考答案

第一篇

第二章

1. C　2. D　3. B　4. D　5. D　6. A　7. B　8. B　9. A　10. E

第二篇

第三章

1. B　2. D　3. E　4. C

第四章

1. A　2. A　3. E

第五章

1. D　2. A　3. C　4. A　5. E

第六章

1. D　2. A　3. B　4. D　5. A

第七章

1. D　2. B　3. A　4. A

第八章

1. A　2. C　3. E

第九章

1. D　2. E　3. B　4. C　5. C

第十章

1. A　2. B　3. B　4. D　5. B

第十一章

1. B　2. D　3. E　4. C　5. D

第十二章

1. B　2. E　3. E　4. D　5. B

第十三章

1. E2. B3. E4. C5. D6. D

第十四章

1. B　2. E　3. D

第十五章

1. A　2. A　3. D　4. D　5. A

第十六章

1. B　2. E　3. B

第三篇

第十七章

1. A　2. B　3. A　4. E　5. C

第十八章

1. B　2. C　3. C

第十九章

1. B　2. A　3. E

第二十章

1. B　2. C　3. A　4. E　5. E

第二十一章

1. D　2. D　3. D　4. A　5. C

第二十二章

1. C　　2. B　3. C

第二十三章

1. A　2. C　3. E

第四篇

第二十四章

1. A　2. D

第二十五章

1. A　2. C

第二十六章

1. C　2. B

第二十七章

1. A　2. B　3. D　4. E

第二十八章

1. B　2. D　3. A　4. E

第二十九章

1. C　2. C　3. D　4. A

第三十章

1. A　2. B　3. A　4. D　5. C

参考文献

［1］符阳春．传染病学基础．北京：高等教育出版社，2005.

［2］杨绍基，任红．传染病学．7版．北京：人民卫生出版社，2008.

［3］尤黎明，吴瑛．内科护理学．4版．北京：人民卫生出版社，2008.

［4］金中杰，林梅英．内科护理．2版．北京：人民卫生出版社，2008.

［5］陆再英，钟南山．内科学．7版．北京：人民卫生出版社，2009.

［6］张来平．内科护理学．西安：第四军医大学出版社，2011.

［7］陈璇．传染病护理学．北京：人民卫生出版社，2012.

［8］曾志励，石海兰．传染病护理．3版．北京：科学出版社，2013.

［9］李大权，刘忠立．传染病护理．北京：中国医药科技出版社，2013.

［10］黄力毅，张玉兰．儿科护理学．2版．北京．人民卫生出版社，2015.

［11］张小来．传染病护理．北京：人民卫生出版社，2016.

［12］李兰娟，任红．传染病学．北京：人民卫生出版社，2018.

［13］吴卓洁，冷静．儿科护理．2版．北京：人民卫生出版社，2020.